Parietale Osteopathie

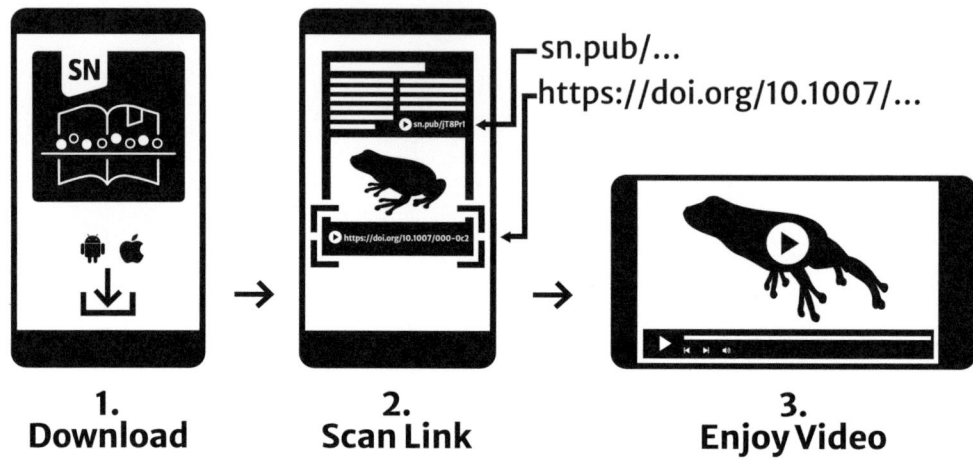

Clemens Ziesenitz

Parietale Osteopathie

Über 60 Übungen für Automobilisation und Kräftigung

Unter Mitarbeit von Hubertus K. Kursawe

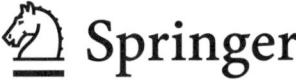

Clemens Ziesenitz
Berlin, Deutschland

Die Online-Version des Buches enthält digitales Zusatzmaterial, das berechtigten Nutzern durch Anklicken der mit einem „Playbutton" versehenen Abbildungen zur Verfügung steht. Alternativ kann dieses Zusatzmaterial von Lesern des gedruckten Buches mittels der kostenlosen Springer Nature „More Media" App angesehen werden. Die App ist in den relevanten App-Stores erhältlich und ermöglicht es, das entsprechend gekennzeichnete Zusatzmaterial mit einem mobilen Endgerät zu öffnen.

ISBN 978-3-662-65021-9   ISBN 978-3-662-65022-6 (eBook)
https://doi.org/10.1007/978-3-662-65022-6

Die Deutsche Nationalbibliothek verzeichnet diese Publikation in der Deutschen Nationalbibliografie; detaillierte bibliografische Daten sind im Internet über http://dnb.d-nb.de abrufbar.

© Der/die Herausgeber bzw. der/die Autor(en), exklusiv lizenziert an Springer-Verlag GmbH, DE, ein Teil von Springer Nature 2022
Das Werk einschließlich aller seiner Teile ist urheberrechtlich geschützt. Jede Verwertung, die nicht ausdrücklich vom Urheberrechtsgesetz zugelassen ist, bedarf der vorherigen Zustimmung des Verlags. Das gilt insbesondere für Vervielfältigungen, Bearbeitungen, Übersetzungen, Mikroverfilmungen und die Einspeicherung und Verarbeitung in elektronischen Systemen.
Die Wiedergabe von allgemein beschreibenden Bezeichnungen, Marken, Unternehmensnamen etc. in diesem Werk bedeutet nicht, dass diese frei durch jedermann benutzt werden dürfen. Die Berechtigung zur Benutzung unterliegt, auch ohne gesonderten Hinweis hierzu, den Regeln des Markenrechts. Die Rechte des jeweiligen Zeicheninhabers sind zu beachten.
Der Verlag, die Autoren und die Herausgeber gehen davon aus, dass die Angaben und Informationen in diesem Werk zum Zeitpunkt der Veröffentlichung vollständig und korrekt sind. Weder der Verlag, noch die Autoren oder die Herausgeber übernehmen, ausdrücklich oder implizit, Gewähr für den Inhalt des Werkes, etwaige Fehler oder Äußerungen. Der Verlag bleibt im Hinblick auf geografische Zuordnungen und Gebietsbezeichnungen in veröffentlichten Karten und Institutionsadressen neutral.

Planung: Eva-Maria Kania

Springer ist ein Imprint der eingetragenen Gesellschaft Springer-Verlag GmbH, DE und ist ein Teil von Springer Nature.
Die Anschrift der Gesellschaft ist: Heidelberger Platz 3, 14197 Berlin, Germany

Für Julia

Vorwort

Dieses Buch entstand aus dem Bedürfnis, die Betreuung von Patienten mit chronischen oder rezidivierenden Beschwerden zu verbessern. In meiner therapeutischen Arbeit fiel mir immer wieder auf, dass sich Schmerzen deutlich verringern liessen, wenn Patienten bereits bei der ersten Behandlung eine Übung mit gegeben wurde. Dabei tauchte regelmässig die Frage auf, welche Übung im vorliegenden Fall die effektivste sei. Des weiteren trat wiederholt das Problem auf, Übungsprogramme so kurz wie möglich und so wirkungsvoll wie nötig zu gestalten. Hierbei zeigte sich ein Missverhältnis zwischen der grossen Auswahl von Behandlungstechniken für Gelenkdysfunktionen im Gegensatz zu nur wenigen mir bekannten Automobilisationstechniken. Zugleich schien hier die Lösung des Problems zu liegen. Wie wäre es, wenn ein Übungsprogramm nur Selbstmobilisationen für die zwei oder drei wichtigsten Gelenkdysfunktionen enthielte und dazu eine stabilisierende Übung für die Muskulatur, die gleichzeitig die vorgefundenen Dysbalancen behandelt? Dadurch könnte das Programm einerseits verkürzt werden und andererseits trotzdem ausreichend wirksam sein.

Das vorliegende Buch behandelt Übungen für Patienten zur Selbstmobilisation des Achsenskeletts, also für das Becken, die gesamte Wirbelsäule und die Rippen. Ergänzend zu den Mobilisationen sind anschließend stabilisierende Übungen aufgeführt, die als isometrische Anspannung des gesamten Körpers ausgeführt werden.

Die hier vorgestellten Techniken zur Automobilisation beruhen zum Teil auf den Arbeiten von F. L. Mitchell senior, F. L. Mitchell junior und K.G. Mitchell, sowie den Veröffentlichungen von P. E. Greenman. Einige Techniken habe ich ohne Änderung übernommen, andere wurden von mir modifiziert, z. B. um mehr Bewegungsgrade des Gelenks zu beeinflussen. Ein anderer Teil der Eigenübungen zur Gelenkmobilisation stammt von Prof. Dr. Karl Lewit oder Lehrern der ÄMM (Ärztegesellschaft Manuelle Medizin Berlin, e.V.).

Die Herkunft der Techniken ist im Buch gekennzeichnet. Alle Automobilisationen ohne namentliche Nennung eines Urhebers sind von mir auf der Basis von osteopathischen Behandlungstechniken entwickelt worden, ebenso die Stabilisationsübungen. Eine Ausnahme bildet die Automobilisation der ersten Rippe mithilfe der Scalenusmuskeln. Diese wurde dem Buch „Wirbelsäule – Manuelle Untersuchung und Mobilisationsbehandlung" von Sachse/Schildt-Rudloff entnommen.

Dieses Buch wäre ohne die Hilfe von vielen Seiten nicht zustande gekommen. Ich danke zuallererst Herrn Prof. Dr. Kursawe für die Verfassung des einleitenden Kapitels zur Schmerzphysiologie und für die Vermittlung des Kontakts zum Springer Verlag. Frau Eva-Maria Kania und Frau Barton vom Verlagshaus Springer Nature danke ich für die freundliche und kompetente Betreuung bei der Verwirklichung des Buchprojekts.

Mein ganz besonderer Dank gilt Julia Kursawe für ihre Ausdauer und Geduld in der Tätigkeit als Modell für die Foto- und Videoaufnahmen. Ich danke Elisabeth Kursawe und Peter Theis für die Erstellung der Fotos und Videos zu diesem Buch, Marta Szczepańska für die Bildbearbeitung und Jan von Holleben für die fachkundige Beratung.

Benjamin Kursawe hat die Abbildungen aus Kap. 1 angefertigt und den Bild- und Tonschnitt für die Videos ausgeführt, herzlichen Dank dafür.

Weiterhin möchte ich mich bei allen bedanken, die mir in meiner beruflichen Entwicklung als Lehrer zur Seite standen. Frau Gisela Coburger unterrichtete mich in der Physiotherapie Ausbildung und später bei der Weiterbildung zum Manualtherapeuten, Alfred Stollenwerk, Gerd Beierling und Susanne Goerke waren meine wichtigsten Lehrer in der Ausbildung zum Osteopathen.

Schliesslich möchte ich mich bei allen Patienten bedanken, die sich in den 25 Jahren meiner bisherigen beruflichen Tätigkeit vertrauensvoll in meine Hände begeben haben und durch die ich täglich Neues lernen kann.

Ich hoffe, dass dieses Buch unter meinen Kolleginnen und Kollegen weite Verbreitung findet und die hier vorgestellten Übungen eine gern genutzte Ergänzung des therapeutischen Werkzeugs werden.

Hinweis

Für die in diesem Buch aufgeführten Gelenkdysfunktionen wurde einheitlich die osteopathische Nomenklatur verwendet, d. h. es ist immer die Position des Gelenks beschrieben (bei Wirbeldysfunktionen ist das die Position des kranialen Wirbels in Bezug auf den kaudalen Wirbel des betroffenen Bewegungssegments). Dies entspricht der freien Bewegungsrichtung. In der Fachliteratur zur Manuellen Therapie ist es genau umgekehrt: dort wird die blockierte Bewegungsrichtung des Gelenks zur Beschreibung der Dysfunktion verwendet.

Frühjahr 2022   Clemens Ziesenitz

Inhaltsverzeichnis

1	**Einführung in die Schmerzphysiologie**	**1**
	Literatur	8
2	**Vorüberlegungen**	**9**
	2.1 Übungsprogramme in der Physiotherapie – Leid und Nutzen	9
	2.2 Selbstübungen im Rahmen osteopathischer Behandlungen	12
	2.3 Indikationen und Kontraindikationen von Selbstübungen	13
	2.4 Anforderungen an Selbstübungen	15
	2.5 Grundlagen der Automobilisationstechniken	18
	2.6 Mobilisation und Stabilisation – Gegensätze oder Einheit?	19
	Literatur	21
3	**Automobilisationen**	**23**
	3.1 Beckendysfunktionen	24
	3.1.1 Sacrumdysfunktionen	24
	3.1.2 Iliumdysfunktionen	37
	3.1.3 Dysfunktionen der Symphyse	44
	3.2 Segmentale Dysfunktionen der Wirbelsäule	45
	3.2.1 LWS	45
	3.2.2 BWS	51
	3.2.3 HWS	62
	3.3 Gruppendysfunktionen	76
	3.3.1 LWS/BWS	77
	3.3.2 CTÜ	80
	3.4 Rippendysfunktionen	81
	3.4.1 Strukturelle Rippendysfunktionen	82
	3.4.2 Respiratorische Rippendysfunktionen	95
	Literatur	105

4 Integration und Stabilisation durch Muskelübungen **107**
    4.1   Zielsetzung und Ausführung der Übungen 107
    4.2   Entscheidungshilfe zur Übungsauswahl 109
    4.3   Beispiele. 110
            4.3.1   Spannungsmuster: LWS in Linksseitneige, BWS
                      in Rechtsseitneige, 1. Rippe links in Inspirationsstellung,
                      Th1 in FRS rechts 110
            4.3.2   Spannungsmuster: Becken in Rechtsrotation, Thorax
                      in Linksrotation, HWS in Rechtsseitneige, Hüftbeuger
                      und Adduktoren rechts fest, dorsale Muskelkette
                      am linken Bein fest 114
            4.3.3   Spannungsmuster: LWS in Hyperlordose, BWS
                      in Hyperkyphose, Kopf im Vorschub, Hüftbeuger verspannt 118

5 Kurzbeschreibung aller Automobilisationen und Stabilisationsübungen ... **125**

Über den Autor

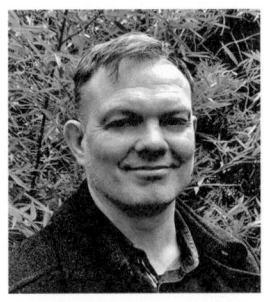

Clemens Ziesenitz geb.1971, ist Osteopath, Heilpraktiker und Physiotherapeut. Die Ausbildung zum staatl. anerkannten Physiotherapeuten (1993–96) erfolgte an der Charité Berlin. Die Heilpraktikerprüfung absolvierte er 2017. Nach Weiterbildungen in Manueller Therapie, Bobath-Konzept und Shiatsu entschied er sich für die Ausbildung zum Osteopathen.

Seit 2012 ist Clemens Ziesenitz neben der therapeutischen Arbeit als Dozent tätig, für verschiedene Anbieter unterrichtete er funktionelle Anatomie des Bewegungssystems. Er konzipierte die Weiterbildung „Osteopathy Related Exercises", die seit 2019 an unterschiedlichen Standorten angeboten wird. Zusammen mit Julia Kursawe gibt er Kurse für Musikphysiologie und ist Leiter der interdisziplinären Ausbildungsreihe „Fachtherapeut für Musikermedizin" am MFZ Hannover.

Clemens Ziesenitz ist Vater von zwei Kindern, er lebt und arbeitet in Berlin.

Abkürzungen

AA	Atlanto-Axialgelenk, auch die Abkürzung C1/2 ist geläufig.
a.-p.	anterior-posterior
CTÜ	Cerviko-thorakaler Übergang, damit ist die ganze Region von C6 – Th3 gemeint.
ERS	Segmentale, nicht-neutrale Wirbeldysfunktion: bezeichnet wird die Position des kranialen Wirbels des betroffenen Bewegungssegments. Bei ERS rechts von Th4 steht Th4 im Vergleich zu Th5 in Extension und Rotation rechts, sowie Seitneigung rechts. Flexion, Linksrotation und Linksseitneige von Th4 sind eingeschränkt.
FRS	Segmentale, nicht-neutrale Wirbeldysfunktion: bezeichnet wird die Position des kranialen Wirbels des betroffenen Bewegungssegments. Bei FRS links von Th4 steht Th4 im Vergleich zu Th5 in Flexion und Rotation links sowie Seitneige links. Die Extension, Rechtsrotation und Rechtsseitneige sind eingeschränkt.
ILA	Inferiorer lateraler Angulus des Sacrums, gebräuchlich ist auch AIL (Angulus inferior lateralis).
ISG	Iliosakralgelenk
L/L	Dysfunktion des Sakrums (sakro-iliacale Dysfunktion): das Sacrum steht in Linksrotation um die linke obere Achse, d. h. einer Achse, die vom linken oberen ISG zum rechten ILA läuft.
LSÜ	lumbo-sakraler Übergang, oft auch als L5/S1 bezeichnet
NSRl	Neutrale Wirbeldysfunktion: bezeichnet wird die Position des kranialen Wirbels des betroffenen Bewegungssegments. Bei NSRl von Th4 steht Th4 im Vergleich zu Th5 in Seitneige rechts und Rotation links. Die Richtung der Seitneige muss nicht angegeben werden, da bei der neutralen Dysfunktion Rotation und Seitneige immer entgegengesetzt sind. Flexion oder Extension sind kaum eingeschränkt und werden deshalb nicht mit aufgeführt. Neutrale Wirbeldysfunktionen sind Gruppendysfunktionen.
NSRr	Neutrale Wirbeldysfunktion: bezeichnet wird die Position des kranialen Wirbels des betroffenen Bewegungssegments. Bei NSRr von Th4 steht Th4

	im Vergleich zu Th5 in Seitneige links und Rotation rechts. Die Richtung der Seitneige muss nicht angegeben werden, da bei der neutralen Dysfunktion Rotation und Seitneige immer entgegengesetzt sind. Flexion oder Extension sind kaum eingeschränkt und werden deshalb nicht mit aufgeführt. Neutrale Wirbeldysfunktionen sind Gruppendysfunktionen.
OA	Gelenk zwischen Occiput und Atlas, dies wird auch häufig mit C0/1 oder CO/1 abgekürzt.
OA ESlRr	Segmentale Gelenkdysfunktion im oberen Kopfgelenk. Occiput steht in Extension, Seitneige links und Rotation rechts. Die Flexion, Rechtsseitneige und Linksrotation sind eingeschränkt. Die gegenläufige Extensionsdysfunktion wird als OA ESrRl bezeichnet.
OA FSlRr	Segmentale Gelenkdysfunktion im oberen Kopfgelenk. Occiput steht in Flexion, Seitneige links und Rotation rechts. Die Extension, Rechtsseitneige und Linksrotation sind eingeschränkt. Die gegenläufige Flexionsdysfunktion wird als OA FSrRl bezeichnet.
R/L	Dysfunktion des Sakrums (sakro-iliacale Dysfunktion): das Sacrum steht in Rechtsrotation um die linke obere Achse, d. h. einer Achse, die vom linken oberen ISG zum rechten unteren ISG läuft.
TLÜ	thorako-lumbaler Übergang, im engeren Sinn Th12/L1, im weiteren Sinn die Region Th11-L2

Einführung in die Schmerzphysiologie

1

Inhaltsverzeichnis

Literatur 8

Entsprechend der **Definition** der Weltschmerzorganisation IASP (= International Association for the Study of Pain) ist Schmerz ein unangenehmes Sinnes- und Gefühlserlebnis, das mit einer tatsächlichen oder drohenden Gewebeschädigung verknüpft ist oder mit Begriffen einer solchen Schädigung beschrieben wird. Die Qualität des Schmerzes, z. B. brennend, stechend, bohrend oder reißend, und seine Stärke wird mit dem Begriff „Sinneserlebnis" umschrieben. Auf den emotionalen Teil weist der Begriff „Gefühlserlebnis" hin.

Die Schmerzproblematik war in der Geschichte der Menschheit stets von großer Bedeutung. Allerdings spielte die Unterscheidung von Nerven und Sehnen bei den hippokratischen Ärzten Griechenlands keine Rolle und findet erst beim römischen Arzt Galen eine Bestätigung. So übernahm er die Unterscheidung von harten, d. h. motorischen und weichen, d. h. sensiblen Nerven und erkannte den Zusammenhang von Gehirn, Rückenmark und peripheren Nerven. Er sah sie durch einen Spiritus animalis verbunden, der durch feinste Röhren das Gehirn erreicht. Erst im 18. Jahrhundert wurde diese Auffassung bei physiologischen Experimenten mit elektrischem Strom, den sog. Froschschenkelversuchen des italienischen Arztes Galvani, überwunden. Eine Neurophysiologie im engeren Sinne entstand erst mit der Messung der Nervenleitgeschwindigkeit im folgenden Jahrhundert (Mumenthaler et al. 2003).

Schmerz ist nicht nur eines der häufigsten sondern auch wahrscheinlich das wichtigste allgemeine Krankheitssymptom. Dadurch dass es als eines der frühesten Zeichen von Krankheit gilt, wird seine Bedeutung in der Krankheitserkennung (Diagnose)

© Der/die Autor(en), exklusiv lizenziert an Springer-Verlag GmbH, DE, ein Teil von Springer Nature 2022
C. Ziesenitz, *Parietale Osteopathie*, https://doi.org/10.1007/978-3-662-65022-6_1

und -behandlung (Therapie) besonders unterstrichen. Jedem Arzt und Therapeuten sind Erfahrungen mit schmerzgeplagten Patienten und ihre Probleme bei der Beseitigung der Störungen geläufig. Umso mehr gilt es, so früh und so gezielt wie möglich in den Schmerzprozess einzugreifen. Dazu bedarf es allerdings eines exakten Wissens von den Vorgängen im Körper sowie auch von der Dynamik der Schmerzentwicklung. Während einerseits auf der Grundlage anatomischer und physiologischer Kenntnisse die Schmerzursache gut analysierbar ist, gilt es andererseits zu erkennen, dass das beobachte Schmerzgeschehen verschiedenen nicht physiologischen Einflüssen unterliegt.

Neurophysiologisch exakt definiert bezeichnet **Schmerz** eine komplexe Sinnesempfindung, die von Nozizeptoren, d. h. eigenen Schmerzrezeptoren des peripheren Nervensystems, ausgelöst und dann im ZNS verarbeitet und analysiert wird. Letzteres geschieht auf Grund von engen Wechselwirkungen zwischen Schmerzwahrnehmung und psychischer Interpretation.

Hilfreich ist dabei zwischen **akutem und chronischem Schmerz** zu unterscheiden: Akute Schmerzen treten im Regelfall plötzlich auf und klingen ab, wenn das schmerzauslösende Agens beseitigt oder verschwunden ist. Hier trifft in besondere Weise die schon oben angedeutete Warnfunktion des Schmerzes zu, die über eine drohende oder gerade einsetzende Gewebeschädigung und möglicherweise ihren Ursprungsort informiert. Als chronisch werden Schmerzen bezeichnet, wenn sie über einen normalen Heilungsverlauf von etwa drei Monaten hinaus andauern oder immer wiederkehren. Sie können sich dabei auch auf Nachbarregionen ausdehnen. Es ist besonders bei chronischen Schmerzpatienten häufig zu beobachten, dass die anatomische Basis des Geschehens relativ gering ist oder lange zurückliegt, so dass eine klare Zuordnung zur Struktur und Physiologie nicht gelingt oder durch Überlagerungen mehrerer Prozesse vernebelt wird. Zusätzlich ist es dabei wichtig, psychologische, soziologische und biographische Konstellationen zu erkennen und in die Schmerzanalyse einzubeziehen. In Einzelfällen kann der Schmerz seine Funktion als Krankheitszeichen verlieren oder dahingehend ändern, dass er als ein Mittel zur Erfüllung spezieller Wünsche, z. B. nach besonderen Medikamenten oder Prozeduren oder sozialen Vorteilen, angesehen werden kann. Eine möglichst genaue Differenzierung dieses im ersten Anschein unübersichtlichen Feldes ist besonders dann vonnöten, wenn psychiatrische Komorbiditäten vorherrschen.

Obwohl Schmerz sehr unterschiedlich empfunden wird, ist der Versuch der Quantifizierung doch hilfreich, um am Behandlungsbeginn entscheiden zu können, ob eine Therapie überhaupt nötig ist und im Verlauf die vorgenommenen Maßnahmen und Prozeduren schmerzlindernd waren.

Dazu kommen verschiedene **Schmerzskalen** zur Anwendung:

- Die **numerische Rating-Skala** gibt die Schmerzstärke in einem Zahlenwert von „0" (= kein Schmerz) bis „10" (= stärkster vorstellbarer Schmerz an).
- Die **visuelle Analogskala** stellt die Schmerzstärken auf einer Linie mit persönlichen Empfindungen vom leichten zum unerträglichsten Schmerz dar.
- Die **verbale Rating-Skala** stellt dar, ob kein Schmerz oder ein leichter, mittlerer, starker oder extremer Schmerz vorliegt.

1 Einführung in die Schmerzphysiologie

Darüber hinaus haben sich die sogenannten W-Fragen im täglichen Kontakt zwischen Therapeuten und Patienten bewährt.

> **Übersicht**
> - **Wo** liegt der Schmerz?
> - **Wann** und bei welcher Gelegenheit haben die Schmerzen begonnen und wann treten sie auf?
> - **Wie** lässt sich der Schmerz charakterisieren?
> - **Wie lange** dauern die Schmerzen an?
> - **Wodurch** lassen sie sich beeinflussen?

Zur weiteren Qualifizierung und Differenzierung der Schmerzen von ähnlichen Empfindungen werden bei der ärztlichen Diagnosefindung folgende Begrifflichkeiten verwendet:

Grundsätzlich unterscheiden wir zwischen einem **neuropathischen**, d. h. durch eine primäre Funktionsstörung des Nervensystems verursachten Schmerz und einem **zentralen Schmerz**, bei dem nur das zentrale Nervensystem involviert ist. Der neuropathische Schmerz entsteht bei einer direkten Stimulation peripherer oder zentraler Nervengewebe wie z. B. bei Trigeminusneuralgie, Herpes zoster, traumatischen Läsionen oder Diabetes. Dabei sind Ursprünge in peripheren Nerven weitaus häufiger als im Rückenmark, Hirnstamm, Thalamus oder Großhirn. Kennzeichnende Charakteristika sind hierbei die Persistenz und das schlechte Ansprechen auf Schmerzmedikamente sowie ihre brennende, quälende, häufig einschießende Qualität.

Die **Wahrnehmung von Schmerzen** wird durch die Schmerzschwelle und die Schmerztoleranz bestimmt. Dabei definieren wir die **Schmerzschwelle** als den niedrigsten Stimulus, der als Schmerz wahrgenommen wird, und die **Schmerztoleranz** als höchste schmerzhafte Reizschwelle, die der Betroffene aushalten kann. Die Schmerzschwelle ist grundsätzlich bei allen Personen gleich. Sie wird durch Entzündung erniedrigt und kann durch Lokalanästhetika, Läsionen des Nervensystems und zentral wirkende Analgetika erhöht werden. Eine Beeinflussung der Schmerztoleranz lässt sich immer wieder bei psychischen Krankheiten und abnormen persönlichen Entwicklungen verzeichnen. So zeigt sich vor allem ein Zusammenhang von depressiver Symptomatik und Schmerzempfindung dahingehend, dass depressive Patienten häufig Schmerzen als dominantes Symptom angeben und Schmerzpatienten mit Depression reagieren. Wie man diese Überschneidung von Schmerz und Depression klären kann und welches Syndrom das vorherrschende oder primäre ist, lässt sich im Einzelfall nur äußerst schwer bestimmen. Noch schwieriger zu differenzieren ist ein chronischer, die Toleranz erheblich herabsetzender Schmerzzustand, der sich im Verlauf von Kopfschmerzsyndromen, Nacken- und Kreuzschmerzen einstellt und ausgehend von Klagen über Schwäche und Erschöpfung, allgemeiner Reizbarkeit und Schlaflosigkeit zu Arbeitsrechtsstreitigkeiten, Schadensersatzforderungen zu Persönlichkeitsänderungen und schließlich zu wahnhaften Beziehungsgedanken führen kann. Als extreme Ausprägung einer vergleichbaren Entwicklung ist auch das sog. Münchhausen-Syndrom zu erwähnen, bei dem der Patienten auf der Grundlage von primär existenten und später psychisch ausgebauten Schmerzen zu häufig wechselnden Krankenhausbehandlungen gelangt und sogar Operationen einfordert.

Eine entgegengesetzte Facette besitzt der sog. Placebo-Effekt, bei dem durch offensichtlich unwirksame Medikamente ein scheinbar die Schmerzschwellen anhebender Effekt registriert wird, der bei bis zu 30 % der Betroffenen vorhanden ist.

Parästhesien stellen im eigentlichen Sinn keine Schmerzen dar, werden aber häufig mit ihnen verwechselt. Es handelt sich um ein sensibles Reizphänomen, welches sich als „Kribbeln", „Ameisenlaufen" oder „Taubheitsgefühl" wie nach einer Injektion vor der Zahnbehandlung beschreiben lässt. Sie folgen handschuh- oder strumpfförmig meist den Versorgungsgebieten einzelner Nerven und zeigen eine Übererregbarkeit peripherer sensibler Rezeptoren oder auch Bahnen (hier die sog. Hinterstrangbahn) an.

Neuralgien bezeichnen den eigentlichen neuralgischen Schmerz, der auf Läsionen in einzelnen peripheren Nerven, Nervenplexus oder -wurzeln zurückzuführen ist. Er kann durch seine beschriebene Begrenzung auf das entsprechende Versorgungsgebiet gute Hinweise auf die Lokalisation des Geschehens geben. Der Schmerz tritt typischerweise in Attacken oder Wellen auf und wird als reißend, ziehend und brennend klassifiziert.

Hyperpathie bezeichnet einen äußerst unangenehmen, brennenden Schmerz auf einen wiederholten leichten, sensiblen Reiz hin, der sich über die Reizdauer hinaus auf benachbarte Areale ausdehnt und mit verminderter Berührungsempfindlichkeit einhergeht.

Dysästhesie ist eine unangenehme, qualitativ andersartige Empfindung (eine Fehlempfindung wie z. B. Schmerz bei Kälte), die sowohl spontan als auch durch Reiz ausgelöst auftritt.

Kausalgie wird als anhaltendes, dumpfes schmerzhaftes Brennen beschrieben, welches häufig durch eine unvollständige periphere Nervenläsion ausgelöst wird.

Allodynie kennzeichnet eine Schmerzempfindung auf Grund eines Reizes, der gewöhnlich keinen Schmerz auslöst.

Hyperästhesie ist eine generelle übertriebene Empfindlichkeit auf einen Reiz, insbesondere eine Hautsensitivität.

Hyperalgesie bezieht sich auf eine überschießende Reaktion auf einen üblichen Schmerzreiz dar und damit auf eine herabgesetzte Schmerzschwelle.

1 Einführung in die Schmerzphysiologie

Neurophysiologische Grundlagen

Die Schmerzwahrnehmung beginnt in den Rezeptoren in der Haut, in den Muskeln sowie den Sehnen und Gelenken. Hier fügen sich die Nervenendigungen zu peripheren Nerven zusammen, die über die Hinterwurzeln das Rückenmark erreichen und dort in zwei große sensible Leitungssysteme eintreten, den Hinterstrang und den Vorderseitenstrang, so bezeichnet nach der Lage des Bahnsystems im Rückenmark. Die **Hinterstrangbahn** (Abb. 1.1) führt dann ohne weitere Umschaltung zu den sensiblen Hinterstrangkernen im verlängerten Mark und dann nach Kreuzung auf die Gegenseite in der medialen Schleife zu den sensiblen Kernen des Thalamus. Hier beginnt der dritte Abschnitt der Bahn, welcher zu

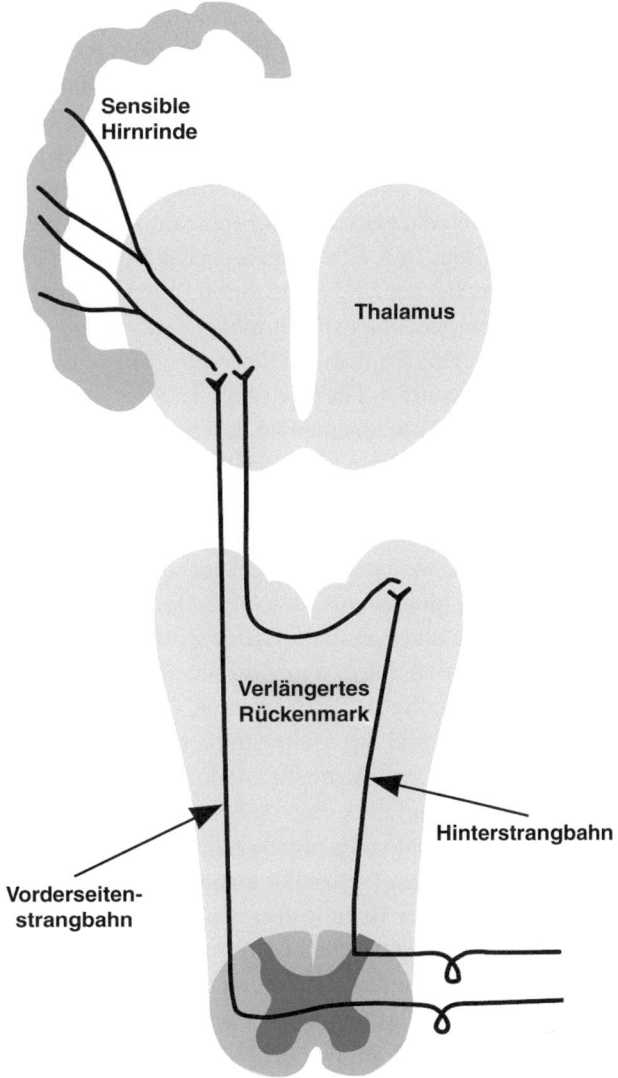

Abb. 1.1 Verlauf der sensiblen Bahnen im Rückenmark

den sensiblen Projektionsfeldern im Gehirn führt und dort in einem sensiblen Homunculus endet. Letzterer zeigt dann eine typische somatotopische Gliederung, aus der sich ein Rückschluss auf den betroffenen Gliedmaßen führen lässt. Die Hinterstrangbahn enthält vorwiegend Informationen über die sog. feine Sensibilität wie den Lage- und Bewegungssinn, das Vibrationsempfinden und die Diskrimination. Das zweite Bahnsystem, welches für das Empfinden von Temperatur und Schmerz, die sog. grobe oder protopathische Sensibilität verantwortlich ist, kreuzt auf der Eintrittsebene im Rückenmark auf die Gegenseite und führt über die **Vorderseitenstrangbahn** (Abb. 1.1) zum verlängerten Mark und dann über eine Umschaltung im Thalamus, die über andere Kerne als die der Hinterstrangbahn erfolgt, zum Gehirn. In seinem gesamten Verlauf werden diese sensiblen Systeme durch eine Fülle von Kollateralen zu verschiedenen Regulationszentren im Rückenmark, dem verlängerten Mark und weiteren Hirnstammkernen ergänzt, so dass sensible Impulse auch zu unspezifischen Zentren für vegetative Regulation und motorische Steuerung gelangen, die eine zentralnervöse Reaktion auf sensible Reize ermöglichen. Darüber hinaus modifizieren hemmende oder fördernde Reize aus zentralen Strukturen die eingehende Erregung dergestalt, dass der Einstrom sensibler Reize gebahnt oder gedrosselt wird. Wir haben es also nicht mit einem einfachen Schema von Reiz-Erregung-Weiterleitung-Empfindung zu tun, bei dem jeder Reiz einer zugeordneten typischen Empfindung entspricht, sondern mit einem System, bei dem die Reize durch Erfahrung, Aufmerksamkeit, emotionale Situation und kognitiven Bedeutungsinhalt modifiziert werden (Poeck und Hacke 2001).

Speziell zur Erklärung des Schmerzmechanismus entwickelten Melzack und Wall 1965 ihre sog. **Gate control-Theorie** (Abb. 1.2) des Schmerzes: Sie beobachteten bei elektrophysiologischen Experimenten an dezerebrierten Katzen eine Beeinflussung der Potenziale in den Hinterwurzeln des Rückenmarks und postulierten, dass diese Potenziale die Aktivität sekundärer Transmitterneurone (Torzellen) modulieren und diese Modulation über inhibitorische I-Zellen erfolgt. Sie fanden heraus, dass großkalibrige Fasern die I-Zellen erregen, welche dann ihrerseits zu einer Hemmung der Torzellen führen. Auf der anderen Seite inhibieren die kleinen Schmerzafferenzen die I-Zellen und versetzen somit die Torzellen in einen exzitatorischen Zustand. Selbstverständlich untersteht dieser Prozess einer Kontrolle durch vom Zentrum absteigende Fasern (Adams et al. 1997).

Mit dieser Theorie ließ sich erklären, dass man Schmerzen lindern könnte, wenn man periphere Nerven und den Hinterstrang mit ihren großen myelinisierten Fasern mit einer geringen anhaltenden Elektrostimulation reizen würde und diese dann mittels der I-Zelle den Schmerzeingang über die Tor-Zelle schließen könnten. Klinisch gesehen würde dies eine Schmerzerleichterung bedeuten und die erfolgreiche Anwendung von Elektrostimulation, Akupunktur und spezieller manueller Verfahren erklären helfen. Zusammenfassend wirkt das System der Torzelle also wie ein Schleusenverband, der je nach Reiz und Situation mehr oder weniger Schmerzinformation zum Gehirn gelangen lässt.

Eine besondere Bedeutung kommt auch der zerebralen Reizverarbeitung im Gehirn zu, die letztendlich für das Schmerzerleben zuständig ist. So wurden drei Systeme postuliert, die schließlich für das auf den Schmerz folgende spezifische Verhalten des Menschen, vor allem sein Bewegungsverhalten verantwortlich sind:

1 Einführung in die Schmerzphysiologie

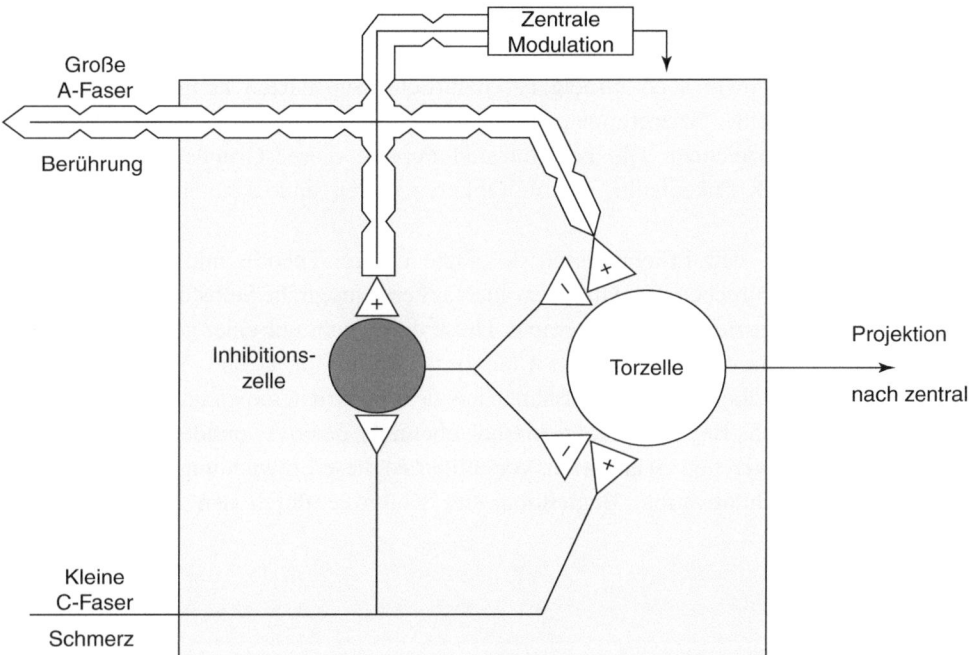

Abb. 1.2 Die „Gate control"-Theorie von Melzack und Wall: Bei der Applikation eines leichten Stimulus überwiegt der Input der großen A-Fasern, was zu einer Erregung des inhibitorischen Interneurons und zur Hemmung der Torzelle führt. Wenn der Reiz groß ist, überwiegt der Input kleinerer C-Fasern, wodurch das inhibitorische Neuron abgeschaltet ist, was über die Tor-Zelle zu einer Weiterleitung der Erregung und damit zu einer Schmerzempfindung führt. Der Prozess steht unter zentraler Kontrolle

- Das sensorisch-diskriminative System analysiert die ankommenden nozizeptiven Reize hinsichtlich ihres Ausmaßes, ihres Herkunftsortes und ihrer Raum-Zeit-Besonderheiten.
- Das Motivations- und Affektsystem entscheidet z. B. über Flucht- oder Angriffsverhalten. Schmerzen und Gefühle sind somit untrennbar verbunden, wofür der limbische Cortex im Temporalhirn verantwortlich ist. So können traurige Lebensereignisse nicht nur schmerzverstärkend, sondern auch -auslösend wirken.
- Das kognitive System bewertet die Bedeutung der Information für das Individuum und vergleicht sie mit vorherigen Ereignissen und Erfahrungen. So kann ein wiederholt auftretender Schmerz das ganze Bahnsystem dahingehend sensibilisieren, dass sogar geringere Schmerzreize Reaktionen auslösen.

In Erweiterung dieser theoretischen Erwägungen wurde später die Rolle der vom Zentrum absteigenden, die Schmerzentwicklung im Rückenmark modulierenden Fasern zur Schmerzerleichterung mehr betont als die Gate control-Theorie. Aber auch verstärkende Einflüsse z. B. auf Grund negativer emotionaler Reaktionen sind so denkbar. Die zentrale Empfindung eines schmerzvollen Zustands wird also unter anderem von vielen auf- und absteigenden Systemen mit ihren unterschiedlichen Transmittern bestimmt.

Ein zusätzliches Verständnis vom Schmerz entstand durch die Entdeckung eines neuronalen Analgesie Systems, welches durch die Verabreichung von Opiaten aktiviert werden kann. Diese sowie auch hirneigene, natürliche Substanzen können aufsteigende Schmerzimpulse beider Fasergruppen unterdrücken. Diese endogenen Substanzen werden als Endorphine bezeichnet. Die bekanntesten Peptide dieser Gruppe sind das Beta-Endorphin und das Enkephalin, die an Opiatrezeptoren andocken und schmerzhemmend wirken.

Ausgehend von den Erkenntnissen der Gate control-Theorie und der neuronalen Schmerzhemmung ergeben sich Hinweise auch auf eine mögliche Selbstbeeinflussung der Schmerzen durch gezielte Übungstherapie. Diese dient nicht nur einer generellen Selbstkonditionierung durch Regelung eines Übungsablaufs im Tages- und Wochenrhythmus, sondern kann auch über absteigende Bahnen aus dem Gehirn hemmenden Einfluss auf die Schmerzen ausüben. Ergänzend sind hierbei ebenfalls positive, antidepressive Effekte durch die Selbstmotivation zu erwarten. Vorstellbar ist diese Entwicklung aber nur auf der Basis einer Fremdmotivation, Begleitung und Kontrolle durch den erfahrenen Therapeuten.

Literatur

Adams RA, Victor M, Ropper AH (1997) Prinzipien der Neurologie, 6. Aufl. McGraw-Hill, New York

Mumenthaler M, Stöhr M, Müller-Vahl H (2003) Läsion peripherer Nerven und radikuläre Syndrome, 8. Aufl. Thieme, Stuttgart

Poeck K, Hacke W (2001) Neurologie, 11. Aufl. Springer, Heidelberg

Vorüberlegungen

2

Inhaltsverzeichnis

2.1 Übungsprogramme in der Physiotherapie – Leid und Nutzen 9
2.2 Selbstübungen im Rahmen osteopathischer Behandlungen 12
2.3 Indikationen und Kontraindikationen von Selbstübungen 13
2.4 Anforderungen an Selbstübungen 15
2.5 Grundlagen der Automobilisationstechniken 18
2.6 Mobilisation und Stabilisation – Gegensätze oder Einheit? 19
Literatur 21

2.1 Übungsprogramme in der Physiotherapie – Leid und Nutzen

Das Thema Eigenübungen ist im Berufsleben von Physiotherapeuten täglich präsent und nicht selten konfliktbeladen. Dabei spielen Erwartungen der Patienten eine Rolle (z. B. Physiotherapie ist eine Behandlungsform, die keine aktive Mitarbeit vom Patienten erfordert), Fehlinterpretationen der Therapeuten (z. B. das Nichtausführen von Eigenübungen impliziert eine geringe Wertschätzung der Physiotherapeutin) und organisatorische Zwänge (kurze Behandlungszeiten).

Vielerorts wurde versucht, die Vermittlung von Selbstübungen zu vereinfachen, indem den Patienten vorgefertigte Bögen mitgegeben wurden, auf denen ein komplettes Übungsprogramm dargestellt war. Manchmal wurden im Rahmen der physiotherapeutischen Behandlung oder der Reha-Maßnahme diese Übungen auch vorher angeleitet, oft war dies nicht der Fall. Auch orthopädische und hausärztliche Praxen haben großzügig solche Programme in gut gemeinter Absicht an ihre Patienten verteilt, nicht immer zugleich mit einer Verordnung von Physiotherapie. Diese Varianten waren leider in den wenigsten Fällen erfolgreich.

Aber auch Übungen, die zuvor angeleitet wurden, werden von Patienten nicht in jedem Fall regelmäßig ausgeführt. Nach meiner Erfahrung lohnt es sich immer, die Gründe bei den Patienten zu erfragen. Am häufigsten werden dabei folgende genannt:

- die Ausführung der Übung konnte nicht erinnert werden
- es wurden Details vergessen, zur Vermeidung von Schäden wurden keine Wiederholungen ausgeführt
- es war kein Erfolg zu spüren
- das Ziel der Übung war nicht klar, dadurch war die Motivation nicht ausreichend
- eine regelmäßige Ausführung konnte nicht in den Alltag integriert werden
- die Beschwerden waren bereits abgeklungen

Nur selten ist es so, dass eine Patientin offen zugibt, dass sie einfach zu faul ist und es auch so meint. In diesem Fall ist das Thema Selbstübungen erledigt, aber die Behandlung kann trotzdem erfolgreich sein.

Ein nicht zu unterschätzender Faktor sind auch negative Vorerfahrungen mit Eigenübungen. Hier sind die kommunikativen Fähigkeiten der Therapeutin gefragt. Eine geschickte Übungsauswahl mit einer klaren Anleitung kann meist Abhilfe schaffen. Wenn der Patient erlebt, dass er die Wirkung der Übung steuern kann, indem er Kraftaufwand, Tempo, Länge des Intervalls und Pausenlänge selbst bestimmt, gewinnt er Vertrauen in die eigenen Fähigkeiten und zugleich in die Fachkompetenz der Therapeutin.

Was sind die Gründe für die nicht erfolgreiche Vermittlung von Selbstübungen? Vieles ergibt sich schon aus dem, was Patienten selbst anführen (s.o). Offenbar wollen sich Patienten sicher fühlen, wenn sie zuhause trainieren, sie brauchen eine Zielvorstellung um genügend Motivation zu entwickeln, sie brauchen ein Mittel zur Erfolgskontrolle und sie brauchen eine zuverlässige Möglichkeit, um den Ablauf der Übung zu erinnern.

Da Patienten nicht nur in ihren körperlichen Voraussetzungen individuell sind, sondern auch in ihren Lernmustern, ist eine schematische Vermittlung von Selbstübungen nicht zielführend. Mit der Vergabe von Übungsprogrammen auf Papier werden nur jene Patienten erreicht, die visuelles Lernen bevorzugen und unter denen auch nur die, die Abbildungen leicht in Bewegung umsetzen können. Doch auch das Lernen über den auditiven Kanal, über das Sehen von Bewegungen oder über den kinästhetischen Sinn sind wichtige Lernformen. Bei der Anleitung von Patienten sollte dies immer beachtet werden.

Wenn jemand die Beschreibung der Übung nicht versteht, könnte es daran liegen, dass der angesprochene Sinneskanal nicht der vom Patienten bevorzugte ist. Andere Fehlerquellen können sein: der Patient hat eine bestimmte Idee, wie die Übung ausgeführt werden sollte, ohne dass sich dies mit der Anleitung deckt, der Patient spürt nicht ausreichend, ob die Bewegungsausführung mit der Anweisung übereinstimmt, Schmerzen oder Bewegungseinschränkung behindern die Bewegung usw.

Hier wird deutlich, dass eine erfolgreiche Unterweisung Zeit braucht und gute kommunikative Fähigkeiten von Seiten der Behandler. Ein Therapeutenwechsel innerhalb einer Behandlungsserie wirkt erschwerend für den Aufbau einer vertrauensvollen Beziehung, dabei gibt es Extremfälle, bei denen zu jedem Behandlungstermin ein anderer Therapeut anwesend ist. Dies ist i. d. R. ein organisatorisches Problem der Einrichtung. Eine andere Schwierigkeit stellt der enge Zeitrahmen für die einzelne Behandlung dar, zumindest bei der Therapie von Kassenpatienten.

Zusammenfassend sollen noch einmal Faktoren genannt werden, die das erfolgreiche Anleiten von Selbstübungen erschweren:

- das Ziel der Übung wurde nicht erklärt
- eine Erfolgskontrolle wurde nicht vermittelt
- es wurde keine passende Erinnerungshilfe gestellt
- der Ablauf der Übung konnte nicht verständlich gemacht werden
- keine Nachkontrolle der Ausführung
- häufiger Therapeutenwechsel
- Zeitmangel beim Erlernen
- falsche Übungsauswahl.

Wenn es allerdings gelingt, die Patienten zur regelmäßigen Ausführung von Eigenübungen zu motivieren, kann dies mehrere positive Effekte haben. Im Rahmen einer postoperativen Rehabilitation oder der Behandlung akuter Beschwerden wird der Behandlungserfolg deutlich früher einsetzen. Nach meinen Erfahrungen hat der Einsatz einer Selbstübung bereits in der ersten Behandlung eine große Wirkung.

Wurde keine Eigenübung angeleitet, sanken die Schmerzen trotz erfolgreicher Behandlung oft nur auf 70 % oder maximal 50 %. Bei Einsatz einer Selbstübung jedoch konnten Schmerzen regelmäßig auf 30 % reduziert werden. Mit solchen Behandlungsergebnissen ist es deutlich leichter, das Vertrauen der Patienten zu erwerben, denn für viele ist der Schmerz das störendste und am meisten Angst auslösende Symptom.

Selbstübungen können nicht nur bei akutem Schmerz eine große Hilfe sein, sie können auch die Schmerzchronifizierung verhindern oder bei chronischem Schmerz den Weg zur Beschwerdefreiheit ebnen.

Wenn die Übungen im Anschluss an eine Behandlungsserie weiter durchgeführt werden, verringert das deutlich die Gefahr von Rezidiven. In manchen Fällen sind sie sogar der Anstoss für die Aufnahme neuer sportlicher Freizeitaktivitäten.

Physiotherapeuten können meist auf ein grosses Repertoire an Muskelübungen zurückgreifen, sowohl für Dehnung, als auch für Kräftigung und Koordination. Automobilisationstechniken für Gelenke hingegen sind weniger bekannt. Manualtherapeuten nutzen mehrere Techniken zur Automobilisation, allerdings nur wenige Übungen mit segmentaler Einstellung oder es wird nur in einer Bewegungsebene mobilisiert. Auch bei den Selbstübungen zur Rippenmobilisation wird häufig nicht zwischen den verschiedenen Rippendysfunktionen unterschieden (Schildt-Rudloff und Sachse 1997; Schildt-Rudloff und Harke 2016).

Im Interesse der Patienten sollten wir daran arbeiten, nicht nur unsere Behandlungstechniken, sondern auch die nachfolgende Betreuung immer weiter zu verbessern. Dazu gehören neben ergonomischer Beratung und Sportempfehlungen auch wirkungsvolle und befundgerecht eingesetzte Eigenübungen. Es ist ein wichtiges Anliegen dieses Buches, diesen Bereich der therapeutischen Arbeit wieder mehr in den Fokus zu rücken.

Für die Selbstübungen zur Mobilisation der Extremitätengelenke gibt es ein klar strukturiertes und leicht verständliches Buch von Dr. Jürgen Rohde (2003), das ich jedem interessierten Therapeuten empfehlen kann. Aus diesem Grunde wird auf diesen Bereich hier nicht weiter eingegangen. Selbstübungen für die Gelenke des Achsenskeletts sind in der Fachliteratur zu finden, allerdings nicht in einer zusammenfassenden Darstellung. Greenman (2003) sowie Mitchell und Mitchell (2004, 2005a, 2005b) haben Selbstübungen für Dysfunktionen von Becken und Wirbelsäule veröffentlicht, aber keine Eigenübungen für die Rippen. Zudem sind die Bücher vergriffen und nur antiquarisch zu hohen Preisen erhältlich. Lewit hat in seinem Buch zur Manuellen Medizin mehrere Selbstübungen zur Behandlung von Gelenkdysfunktionen aufgeführt (1984, 2007), aber nur wenige davon sind segmentspezifisch. Für das ISG ist dort nur eine einzige Technik aufgeführt, die Automobilisation nach Sachse (Lewit et al. 1984; Lewit 2007).

Mit dieser Arbeit soll der Versuch unternommen werden, bereits veröffentlichte Übungen wieder einer breiten Leserschaft zugänglich zu machen und eine Reihe von selbst entwickelten Eigenübungen vorzustellen. Damit hoffe ich auch, einen fachlichen Dialog anzustossen. Ich begrüsse ausdrücklich Feedback zu den hier vorgestellten Übungsvarianten und freue mich auf Erfahrungsberichte und Verbesserungsvorschläge.

2.2 Selbstübungen im Rahmen osteopathischer Behandlungen

Eigenübungen scheinen in der täglichen Praxis von Osteopathen nur eine untergeordnete Rolle zu spielen. Das fällt vor allem bei Kollegen auf, die vor ihrer Tätigkeit als Heilpraktiker nicht physiotherapeutisch tätig waren. Im Ausbildungsprogramm deutscher Osteopathieschulen sind Selbstübungen ebenfalls nicht aufgeführt.

Das ist verwunderlich, da bereits in den 40er- und 50er-Jahren des 20. Jhd. Methoden entwickelt wurden, die sowohl in der Behandlung als auch für das weitere Training zuhause gut einsetzbar sind. T.J. Ruddy D.O., Osteopath und Augenarzt, entwickelte in dieser Zeit seine „resistive duction therapy". Ursprünglich hatte er diese zur Behandlung der Augenmuskeln eingesetzt, die Anwendung für den restlichen Körper war v. a. auf eine Verbesserung der arteriellen Gewebeversorgung und zum Abbau venöser und lymphatischer Staus gedacht (AAO Journal 2012). Heute ist seine Technik als gepulste Muskel Energie Technik bekannt.

Fred L. Mitchell, Sr. D.O. entwickelte die Methode weiter, wobei er auf verschiedene Quellen zurückgriff, und nannte sie „muscle energy technique" (MET). 1958 hat er diese erstmals öffentlich in einem Artikel vorgestellt (AAO Yearbook). Vor allem Beckendysfunktionen wurden von ihm mit MET behandelt. Sein Sohn, Fred L. Mitchell, Jr. D.O., erweiterte später die Anwendung auf Wirbelsäule und Rippen.

Im Lauf der Zeit wurde eine Vielzahl von Varianten der MET entwickelt, mit denen sowohl Gelenke als Muskeln behandelt werden können. Die Methode ist therapeutisch und präventiv einsetzbar. Einen guten Überblick dazu bietet die Veröffentlichung von Leon Chaitow (2008).

Parallel zu der Entwicklung der MET und teilweise im Austausch der Fachleute sind PNF (propriozeptive neuromuskuläre Fazilitation) und PIR (postisometrische Relaxation) entstanden. Auch die PIR lässt sich gut für Selbstübungen einsetzen, sie ist in hierzulande v. a. unter Physiotherapeuten bekannt.

In den deutschsprachigen Veröffentlichungen von Greenman (2003) sowie Mitchell und Mitchell (2004, 2005a, 2005b) sind Eigenübungen für Gelenkdysfunktionen und Muskeldehnungen vorgestellt worden. Auch Lewit hat bereits in den 80er-Jahren des letzten Jhd. Automobilisationstechniken veröffentlicht (Lewit et al. 1984)

Da MET und die Manuelle Therapie in der Osteopathieausbildung grundsätzlich zum Lehrplan gehören, wäre es von hier nur ein kurzer Schritt zur Vermittlung der Anwendung als Selbstübungen. Ich bin überzeugt, dass sowohl Patienten als auch Behandlerinnen von dem Einsatz der Eigenübungen in der täglichen Praxis profitieren würden.

2.3 Indikationen und Kontraindikationen von Selbstübungen

Grundsätzlich lässt sich dazu sagen, dass bei nahezu jedem Patienten, der eine osteopathische Behandlung bekommt, Selbstübungen indiziert sind. Fast alle diese Patienten haben bereits eine längere Krankheitsgeschichte hinter sich, mit verschiedenen Ärzten, Diagnoseverfahren und Therapieversuchen, bis sie am Ende eine osteopathische Praxis aufsuchen. Die Störung besteht also in der Regel bereits einige Zeit und lässt sich darum nicht mit einer kurzen Intervention beheben. Handelt es sich allerdings um eine bereits als chronisch oder chronisch rezidivierend einzustufende Schmerzsymptomatik, ist die Indikation für Selbstübungen auf jeden Fall gegeben. Die Gründe hierfür wurden im einleitenden Kapitel erläutert.

In diesem Buch geht es um die Behandlung Erwachsener. Natürlich können Selbstübungen auch in der osteopathischen Arbeit mit Kindern eingesetzt werden. Hier ist jedoch häufig eine Abwandlung in spielerische und leicht verständliche Varianten nötig, häufig unter Einbeziehung der Eltern. Selbst in der perinatalen Osteopathie ist es sinnvoll, die Behandlung im Alltag zu unterstützen, dabei geht es jedoch im Wesentlichen ums Handling, um Lagerung des Säuglings und die Gestaltung der Umgebung.

Kontraindikationen
Bei den Kontraindikationen muss zwischen absoluten und relativen Kontraindikationen unterschieden werden.

Absolute Kontraindikationen Eine absolute Kontraindikation für Selbstübungen ist gegeben, wenn jegliche Tätigkeit dieser Art eine Schädigung hervorrufen kann oder wenn der Patient aus irgendwelchen Gründen nicht in der Lage ist, die Selbstübungen korrekt auszuführen. Hierunter fallen:

- akute fieberhafte Erkrankungen
- akute Verletzungen des Bewegungsapparats, wie Frakturen, Distorsionen, Muskelzerrungen oder Rupturen
- aktivierte Arthrose oder rheumatischer Schub im betroffenen Gelenk
- akute Verletzungen des Nervensystems, sowohl zentral als auch peripher
- Phlebothrombose
- Tumorerkrankungen (in Stadien bei denen Stoffwechselaktivierung vermieden werden soll)
- Erkrankungen des ZNS, die die Steuerung der Muskulatur betreffen (Hemiplegie, Chorea …)
- psychische Erkrankungen, die das Verständnis der Übungen, die Einsicht in die Notwendigkeit oder die Selbststrukturierung des Alltags erschweren (Psychosen, Borderline Syndrom, Angststörung …)
- kognitive Störungen (Demenz, nach Apoplex – je nach Ausprägung sind teilweise Eigenübungen möglich)
- Störungen der Vigilanz (z. B. nach Apoplex …)

Relative Kontraindikationen betreffen nur einzelne Übungen oder nur bestimmte Gelenke. In diesem Falle muss eine andere Übungsvariante gefunden werden oder der Bereich muss durch allgemeine körperliche bzw. sportliche Aktivität unterstützt werden.

Es gibt auch Systemerkrankungen, die nur bei starker Ausprägung eine Kontraindikation darstellen, weshalb sie unter den relativen Kontraindikationen aufgelistet sind. Zu solchen relativen Kontraindikationen sind zu zählen:

- Gelenkendoprothesen: Hüfte (keine Adduktion, Innenrotation, keine Flexion über 90°), Knie (keine Flexion über 90°)
- akuter oder subakuter Bandscheibenvorfall (keine Flexion der Wirbelsäule in dem Bereich)
- Spondylolisthesis (keine Extension üben)
- verminderter Durchfluss der Arteria vertebralis: keine Übungen für die HWS im Überhang
- operativ versteifte Wirbelsäulenabschnitte (Vorsicht mit der Mobilisierung der benachbarten Gelenke, da diese meist hypermobil sind)
- Zustand nach Morbus Scheuermann (betroffene Abschnitte können oft nur sehr vorsichtig in Richtung Extension mobilisiert werden, sonst reagiert der Körper mit Schmerzen und Schutzspannung)

- Osteoporose (je nach Grad und Art der Übung: starke Erschütterungen, plötzliche bzw. endgradige Bewegungen sowie plötzliche oder starke Muskelanspannung können bei ausgeprägter Osteoporose zu Frakturen führen)
- Morbus Parkinson (zu Beginn der Erkrankung oder bei guter Wirksamkeit der Medikamente sind Selbstübungen noch ausführbar und durchaus sinnvoll)

2.4 Anforderungen an Selbstübungen

Neben den vorgenannten Zielen der Selbstübungen und den bereits erwähnten Kontraindikationen gibt es bei der Auswahl der Übungen noch einiges zu beachten.

Als Therapeut muss man sich darüber im Klaren sein, dass Patienten gedanklich viel weniger Zeit mit dem Fach verbringen als man selbst. Das Bild vom menschlichen Körper, von seiner Funktion und seinen Fähigkeiten ist in den meisten Fällen begrenzter und gröber und das Interesse an einem Training um ein Vielfaches geringer.

Die Eigenübungen müssen also möglichst einfach zu verstehen sein und sie sollten nicht zu viel Zeit in Anspruch nehmen. Dies kann durch die Gestaltung der Übungen erreicht werden, aber auch durch die Limitierung der Anzahl. Drei bis fünf verschiedene Selbstübungen sind in der Regel eine machbare Menge.

Ist das Programm zu umfangreich, treten üblicherweise zwei Probleme auf: Die Patienten verlieren den Überblick und können sich die Details der einzelnen Übungen nicht gut merken. Häufig werden dann ähnliche Aufgaben gemischt und es entstehen neue, oft wirkungslose Varianten. Die Patienten wollen das Programm selbständig kürzen, wissen aber nicht, welche Übungen die wichtigsten sind. Entweder treffen sie dann eine willkürliche Auswahl oder sie lassen das Training ganz weg, um keinen Fehler zu machen.

Aus diesem Grund sollte man sich bei der Zusammenstellung des Programms auf die wichtigsten Dysfunktionen beschränken. Diese Auswahl trifft jeder Therapeut ja bereits in seiner Behandlung, wenn er entscheidet, welche Dysfunktionen innerhalb einer Sitzung bearbeitet werden sollen. Hierbei gibt es verschiedene Modelle, nach denen die Auswahl getroffen werden kann: Behandlung der Zone der größten Restriktion, Behandlung der Pivot-Wirbel, Behandlung der Endwirbel und Übergangswirbel bei Gruppendysfunktionen usw.

Ich würde mich dabei allerdings nicht auf ein Modell festlegen, sondern immer darauf achten, welche Dysfunktionen im aktuellen Fall am wichtigsten sind. Das heißt, durch die Behandlung welcher Dysfunktionen hat der Patient gerade die deutlichste Besserung? Diese sollten dann auch durch Selbstübungen weiter behandelt werden.

Eine weitere Anforderung an die Eigenübungen betrifft die Wirksamkeit. Das bedeutet, die Übung muss spezifisch genug sein, um genau das betroffene Segment mit seiner Dysfunktion zu erreichen, am besten auch in allen drei betroffenen Raumebenen.

Wir Therapeuten müssen uns allerdings vor Augen halten, dass Spezifizität der Übung und Praktikabilität für den Patienten einen Kompromiss eingehen müssen. Es ist schön, wenn ein Patient das Wirbelsegment in allen drei Raumebenen einstellen kann. Sollte aber das Körpergefühl bei einem anderen Patienten nicht ausreichend sein, kann die Übung auch abgewandelt und z. B. bei einem FRS die Positionierung so gewählt werden, dass das Gelenk zumindest in Richtung Extension mobilisiert wird. Gemäß der Regel nach Fryette wird dies auch die Beweglichkeit in den anderen Richtungen verbessern. Bei Typ-II-Dysfunktionen ist die Einschränkung in Richtung Extension (bei FRS) bzw. Flexion (bei ERS) am größten. Bei Typ-I-Dysfunktionen ist die Seitneige am meisten eingeschränkt, wenn hier die Einstellung der Raumebenen reduziert wird, sollte unbedingt die Einstellung der Seitneige erhalten bleiben.

Es ist wichtig, den Patienten das Ziel jeder einzelnen Übung klar zu erläutern. Damit wird einerseits die Motivation für das Heimtraining gesteigert und andererseits können die Patienten ein Gespür dafür entwickeln, wann das Üben erfolgreich ist.

Ein hilfreiches Mittel zur Erfolgskontrolle sind Tests. Hier empfiehlt es sich, für jede Automobilisation eine Testbewegung mit der Patientin einzuüben, die jeweils vor und nach der Übung ausgeführt wird. Dadurch wird der Erfolg messbar. Da sich die Testbewegung an der Gelenkdysfunktion orientiert, kann jede Therapeutin hierfür ihre eigenen Tests entwickeln.

Zur Praktikabilität gehört auch, dass die Selbstübungen ohne weitere Hilfsmittel als nur Gegenstände des Alltags und übliche Möbel ausführbar sind, also Decken, Handtücher, Kissen, Sessel und Sofas.

Die Eigenübungen müssen auch nach dem aktuellen Stand der Therapie ausgewählt werden. Ändert sich der Befund, wie es häufig innerhalb einer Behandlungsserie vorkommt, sollte sich sowohl die weitere Behandlung als auch das Übungsprogramm daran orientieren.

Im Zustand akuter Schmerzen hat die Schmerzlinderung oberste Priorität. Auch wenn bei der Befundung eventuell bereits Verkettungen von Dysfunktionen gefunden wurden oder fasziale Gurtungen aufgefallen sind, die voraussichtlich behandelt werden müssen, oder wenn eine auffallende Problematik in der Statik zu sehen war, sollten für den akuten Zustand die Selbstübungen im Hinblick auf Schmerzlinderung ausgewählt werden. Man sollte für die weitergehende Planung im Auge behalten, dass zumindest ein Teil dieser Übungen später durch andere ersetzt werden muss, nämlich dann, wenn die akuten Beschwerden verschwunden sind. Zum einen, weil die Wirkung nachlassen wird, zum anderen, damit das Übungsprogramm möglichst kompakt bleibt.

Oft treten im Verlauf der Behandlung Befunde zutage, die sich am Anfang der Behandlungsserie nicht erahnen ließen, die aber wesentlich für die Gesamtproblematik sind. Wenn wir den Behandlungserfolg erhalten wollen, müssen wir bei der Auswahl der Selbstübungen auch auf diese Befunde eingehen.

Hier muss der Therapeut nun entscheiden, welche Dysfunktionen er als die wesentlichen für die individuelle Problematik des Patienten ansieht. Für diese Dysfunktionen sollte der Patient Eigenübungen erhalten.

2.4 Anforderungen an Selbstübungen

Beispiel
Eine 43-jährige Patientin stellte sich mit einem chronischen Schulterschmerz links vor. Sie habe das Problem seit über einem Jahr und hätte nun wirklich alles probiert: 3 Serien Physiotherapie, sogar beim Osteopathen sei sie schon gewesen, aber nichts hätte geholfen. Zu mir sei sie nur gekommen, weil ich ihr empfohlen worden sei. Auf die Frage, was denn die Physiotherapeuten und der Osteopath behandelt hätten, sagte sie: „Die Schulter". Auf erneutes Nachfragen, ob der Osteopath nicht auch woanders am Körper gearbeitet hätte, kam ein eindeutiges „Nein".

Die Anamnese ergab keine nennenswerten Verletzungen, keine OP's, die störende Narben hinterlassen hätten und keine funktionellen Organstörungen mit Bezug zur linken Schulter. In der Bewegungsüberprüfung war die Abduktion bei 80° schmerzhaft begrenzt, die Elevation bei 150°. Innen- und Außenrotation waren normbeweglich, die isometrischen Widerstandstests ohne Befund. In der Inspektion im Stand aber fiel auf, dass die Patientin ihr Gewicht zu 70 % auf dem linken Bein trug und auf Höhe TLÜ in Linksseitneige positioniert war. Ich ließ sie ausprobieren, ob das Gewicht zu 50 %, 70 % und 100 % auf dem rechten Bein gehalten werden konnte. Der Einbeinstand war wackelig, aber völlig schmerzfrei möglich. Auf die Frage, warum sie denn nicht auch den rechten Fuß beim Stehen benutzen würde, fiel ihr wieder ein, dass sie sich vor 8 Jahren dort 2 Mittelfußknochen gebrochen hätte.

In der Behandlung wurden Mittelfuß, Fußwurzel, Tibiofibulargelenke rechts, TLÜ sowie die Rippen 9–12 links mobilisiert. Der Musculus bizeps femoris, der Musculus piriformis und der Musculus tensor fasciae latae mussten rechts relaxiert werden, außerdem der Musculus quadratus lumborum links. Für das rechte Bein wurde der kurze Fuß nach Janda eingeübt, danach die Aktivität der Bauchmuskeln schrittweise hinzugenommen, bis der Einbeinstand auf rechts deutlich besser ging.

In der anschließenden Untersuchung der linken Schulter (mit einer gleichmässigen Verteilung des Körpergewichts auf beide Beine) war die Abduktion schmerzfrei bis 180° möglich, die Elevation war ebenfalls voll beweglich. Eine zweite Behandlung war nicht nötig, da die Patientin ihre Übungen für die Stabilität des rechten Beines, der Mobilisierung des TLÜ und der Dehnung für die verspannten Muskeln an Rumpf und unterer Extremität regelmäßig zuhause ausgeführt hat. Eine gründliche Untersuchung beim ersten Therapeuten hätte ihre Krankheitsgeschichte deutlich verkürzt.

Ein weiteres wichtiges Thema ist die Wahl der Erinnerungshilfe. Wie weiter oben ausgeführt, vergessen Patienten häufig Details oder ganze Übungen, aus dem einfachen Grunde, weil ihr Gehirn auf diese Art Gedächtnisleistung nicht trainiert ist. Die Lösung, standardisierte Schablonen (Übungsblätter) zur Darstellung von Selbstübungen einzusetzen, hat sich aus meiner Sicht als Sackgasse erwiesen.

Um die Frustration auf beiden Seiten möglichst gering zu halten, brauchen Therapeuten Geduld und Kreativität. Geduld dafür, dass die Eigenübungen eventuell mehrmals kontrolliert und korrigiert werden müssen, bis die Patientin sie fehlerfrei ausführen kann und Kreativität in der Erstellung einer passenden Merkhilfe. Die Erfahrung hat gezeigt, dass Patienten am besten direkt nach der Anleitung die Übung selbst schriftlich oder in anderer Form festhalten. Dabei werden ganz unterschiedliche Methoden benutzt: einige schreiben immer in ganzen Sätzen, andere machen Skizzen, die nur minimal beschriftet werden. Ich erinnere mich an einen Patienten, der nur Fotos haben wollte, auf denen er die Übung ausführt, und ein anderer liess sich am liebsten mit seinem Handy filmen. Was immer in der Behandlungssituation und vom Zeitaufwand her möglich ist, sollte erlaubt sein, damit das Erinnern der Übungen so leicht wie möglich gelingt.

Am Ende dieses Buches sind in Kap. 5 alle Übungen noch einmal als Bild mit einer Kurzbeschreibung zu finden. Das ist vor allem als ein Katalog für die Therapeuten gedacht, weniger als Merkblatt für Patientinnen. Natürlich soll die hier beschriebene Variante der Merkhilfen kein Dogma sein. Wer gute Erfahrungen mit Abbildungen und vorgefertigten Kurzbeschreibungen gemacht hat, kann dies natürlich weiterverwenden. Auf den Seiten wurde am Ende absichtlich Platz gelassen für eigene Anmerkungen der Patienten, Skizzen usw.

Zusammenfassung der Anforderungen an Eigenübungen. Übungen müssen:
- wirksam und praktikabel sein
- ein klar definiertes Ziel haben
- einen Test zur Erfolgskontrolle beinhalten
- befundgerecht ausgewählt sein
- in ein kurzes Programm passen
- in einer leicht abrufbaren Form gespeichert sein.

2.5 Grundlagen der Automobilisationstechniken

Direkte Mobilisation
Manuelle Mobilisationstechniken wirken als Behandlungstechnik durch die genaue Einstellung des Gelenks an die aktuelle Barriere heran, durch die Verriegelung der umliegenden Gelenke und wiederholten, sanften Druck auf das Gelenk in Richtung der eingeschränkten Bewegungsrichtung.

Als Selbstmobilisation müssen diese Techniken so abgewandelt werden, dass die Körperposition die Einstellung des Gelenks und (soweit möglich) die Verriegelung der Nachbargelenke bewirkt. Die Mobilisation kann nicht durch die Hände des Patienten erfolgen, sondern über die Nutzung eines Fulcrums und der Eigenschwere.

Direkte Mobilisationen lassen sich auch gut mit Muscle Energy kombinieren.

Muscle Energy
Muskel Energie Techniken werden als Behandlungsform sowohl zur Behandlung von Gelenken als auch von Muskeln angewendet. Die Handhabung ist relativ einfach, wenn die präzise Einstellung, die Dosierung und Zeitdauer der Muskelanspannung beachtet werden und wenn der neue Bewegungsausschlag erst nach dem Release eingenommen wird.

Es ist für die meisten Patienten nicht so schwierig die Richtung, Stärke und Dauer der Muskelspannung zu erlernen. Mehr Probleme bereiten die Einstellung des Gelenks und das Erspüren des neuen Freiraums im Release. Durch eine geduldige und klare Anleitung ist es aber durchaus möglich, Patienten auch dahin zu führen.

2.6 Mobilisation und Stabilisation – Gegensätze oder Einheit?

Unter Therapeuten besteht häufig eine geteilte Meinung zum Einsatz von Dehnungen oder Mobilisationen im Vergleich zu Kräftigungsübungen. Manchmal beruht dieser Dissens auf persönlichen Vorlieben, manchmal auf fachlichen Spezialisierungen.

Dennoch sollten alle Entscheidungen für oder gegen therapeutische Techniken daran orientiert sein, wie den Patienten am besten geholfen werden kann. Dem entsprechend ist es nur der Befund, von dem wir uns leiten lassen sollten.

Liegt z. B. eine generalisierte Hypermobilität vor, weil sie konstitutionell angelegt ist, wird man allein mit Mobilisationstechniken keinen Erfolg haben. Gelenkblockierungen können in diesem Fall durchaus vorkommen, aber vermutlich sind sie dann als Schutzmechanismus des Körpers gegen eine zunehmende lokale Hypermobilität entstanden.

Auch bei normbeweglichen Patienten können hypomobile und hypermobile Gelenke in enger Nachbarschaft zu finden sein. Nicht immer sind es die eingeschränkten Gelenke, welche die Beschwerden verursachen, häufig sind es die hypermobilen. Das Modell, nach dem die Hypermobilitäten verschwinden, sobald die blockierten Gelenke mobilisiert worden sind, bestätigt sich leider nur dann, wenn Kompensation die Ursache der Hypermobilität war. Aber auch Traumata, Haltungsgewohnheiten und reflektorisch inhibierte Muskeln kommen als Ursache von hypermobilen Gelenken in Frage.

Finden wir also überbewegliche Gelenke, die nach Behandlung der Hypomobilitäten weiter bestehen, müssen sie muskulär stabilisiert werden. Dies sollte in der Behandlung und weiterführend als Selbstübung ausgeführt werden.

Die Frage, ob mobilisierende Behandlungstechniken nicht weggelassen werden können, wenn nur ausreichend gekräftigt wird, lässt sich leicht beantworten. Schon in der Definition der Gelenkblockierung wird geklärt, dass die mechanische Barriere im Gelenk selbst besteht. Muskuläre Kräfte können da noch so sehr bemüht werden: sie werden trotzdem nur die benachbarten Gelenke bewegen oder den Druck im blockierten Gelenk steigern. Ein Lösen der Gelenkblockade wird dadurch nicht erreicht.

Wie schon oben ausgeführt, sind i. d. R. bei jedem Patienten sowohl hyper- als auch hypomobile Gelenke vorhanden. Fast alle Patienten werden also sowohl mobilisierende als auch stabilisierende Techniken in der Behandlung benötigen. Zum Erhalt des Behandlungserfolgs wird dementsprechend auch Mobilisation und Stabilisation nötig sein.

Aber auch in Fällen, in denen wir keine hypermobilen Gelenke finden, kann muskuläre Stabilisation im Anschluss ein wichtiges Mittel zur Rezidivprophylaxe sein. Gelenkdysfunktionen bestehen nicht für sich allein, sondern sie sind in ein myofasziales Spannungsmuster eingebunden, das sich aus den individuellen körperlichen Voraussetzungen, der

Krankheitsgeschichte und den spezifischen Anforderungen des täglichen Lebens entwickelt hat. Lokale Muskelreaktionen auf eine Gelenkblockierung verschwinden nach der Mobilisation, vorausgesetzt, die Störung bestand nicht zu lange. Das globale Spannungsmuster jedoch wird sich ohne eine Behandlung von Muskulatur und Faszien kaum verändern. Die Belastungen des Alltags und die Mechanismen der Anpassung daran können nicht durch ein paar Gelenkmobilisationen verändert werden. Dem muss auch die Auswahl der Eigenübungen Rechnung tragen.

Mobilisierende und stabilisierende Techniken ergänzen einander in der Behandlung. Ebenso können sie sich in der Zusammenstellung von Selbstübungen ergänzen. Es hat sich bewährt, die Mobilisationen zuerst ausführen zu lassen und im Anschluss daran die stabilisierenden Übungen.

Beispiel
Ein 31 Jahre alter Patient kam mit Beschwerden im Bereich L5, rechtsseitig, die bereits seit mehreren Wochen bestanden. In der Freizeit Triathlet, hatte er in den letzten Monaten weniger Zeit und aufgrund der Corona Beschränkungen auch weniger Gelegenheit seinen Sport auszuüben. Joggen war noch möglich, Radfahren nur selten. Auch die neue Position in der Firma verlangte zeitlich mehr Einsatz, dabei v. a. sitzende Tätigkeit und Reisen. Die Schmerzen begannen jedoch schon nach 30 min im Zug oder Auto. Auch nach dem Joggen waren die Schmerzen nun zu spüren, weshalb er dies minimiert hatte. Zusätzlich hatte er dauerhafte Verspannungen im Nacken, die Ursache sah er bei der Computerarbeit.

Der Befund zeigte einen guten Muskelstatus bei steil gestellter Wirbelsäule und verspannten Hüftbeugern, Ischiocruralen und Adduktoren. L5 war in Dysfunktion ERS links, die Testergebnisse für die Sacrumdysfunktionen waren nicht eindeutig. Zusätzlich waren zu finden: je eine kurze Kyphose bei TLÜ und CTÜ, mit steil gestellter BWS dazwischen und FRS Dysfunktionen bei Th1, Th2, Th10 und Th11. Passend zu den Blockierungen im CTÜ und den Symptomen fanden sich beidseitig verspannte obere Schulterblattfixatoren, wobei der Musculus levator scapulae die grösste Schmerzhaftigkeit zeigte.

In der ersten Behandlung wurde L5 mobilisiert und Musculus psoas major, Musculus tensor fasciae latae, Adduktoren und ischiocrurale Muskulatur beidseits behandelt. Der Patient erhielt eine Automobilisation für L5 dazu. Das Dehnungsprogramm, das er bisher zuhause ausgeführt hatte, wurde bezüglich des Musculus psoas major effektiver gestaltet.

Zur zweiten Behandlung waren die Beschwerden zwar geringer in der Intensität, aber beim Sitzen tauchte der Lumbalschmerz immer noch genauso schnell auf. BWS und CTÜ sowie L5 wurden mobilisiert, der Tractus iliotibialis und die Myofaszien der ischiocruralen Muskulatur wurden mit Faszientechniken behandelt, ebenso der Musculus erector spinae. Für die schrägen Bauchmuskeln wurde eine Übung mit Betonung der exzentrischen Muskelarbeit erarbeitet.

Bei der dritten Behandlung wurde berichtet, dass das Joggen nun problemlos möglich sei, das Sitzen bereite nach ca.1 Stunde immer noch Schmerzen. Beim Befund fiel auf, dass die artikuläre Einschränkung von L5 nur noch minimal vorhanden war, aber die Verspannung des lumbalen Erector spinae sowie der Ischiocruralen kaum nachgelassen hatte.

Daraufhin wurde dem Patienten eine intensive Dehnung der dorsalen Kette beigebracht, die auch auf einen Ausgleich der Seitendifferenz abzielte.

Die vierte Behandlung fand erst 3 Wochen später statt, da der Patient beruflich unterwegs war. Voller Freude konnte er berichten, dass er eine 4-stündige Flugreise ohne jegliche Schmerzen überstanden hatte. Die Kombination aus Automobilisation, Dehnung und Kräftigung hatte diesen Patienten zu seiner alten Leistungsfähigkeit zurückgeführt. Sportliche und berufliche Anforderungen konnten nun problemlos erfüllt werden.

Literatur

Chaitow L (2008) Muskel Energie Techniken, 2. Aufl. Elsevier, München
Greenman PE (2003) Lehrbuch der osteopathischen Medizin. Haug, Stuttgart
Lewit K (2007) Manuelle Medizin bei Funktionsstörungen des Bewegungsapparats, 8. Aufl. Elsevier, München
Lewit K et al (1984) Manuelle Medizin im Rahmen der medizinischen Rehabilitation, 4. Aufl. Urban & Schwarzenberg, München-Wien-Baltimore
Mitchell FL, Mitchell PKG (2004) Handbuch der Muskel Energie Techniken. Band 1, Grundlagen der MET, Diagnostik und Therapie der HWS. Hippokrates, Stuttgart
Mitchell FL, Mitchell PKG (2005a) Handbuch der Muskel Energie Techniken. Band 2, Brustkorb, Brust- und Lendenwirbelsäule. Hippokrates, Stuttgart
Mitchell FL, Mitchell PKG (2005b) Handbuch der Muskel Energie Techniken. Band 3, Becken und Sakrum. Hippokrates, Stuttgart
Rohde J (2003) Automobilisation der Extremitätengelenke. Urban und Fischer, München und Jena
Schildt-Rudloff K, Sachse, J, Harke G (2016) Wirbelsäule: Manuelle Untersuchung und Mobilisationsbehandlung für Ärzte und Physiotherapeuten, 6. Aufl. Elsevier, München
Schildt-Rudloff K, Sachse J (1997) Wirbelsäule: Manuelle Untersuchung und Mobilisationsbehandlung für Ärzte und Physiotherapeuten, 3. Aufl. Ullstein Mosby, Berlin

Automobilisationen

3

Inhaltsverzeichnis

3.1 Beckendysfunktionen 24
    3.1.1 Sacrumdysfunktionen 24
    3.1.2 Iliumdysfunktionen 37
    3.1.3 Dysfunktionen der Symphyse 44
3.2 Segmentale Dysfunktionen der Wirbelsäule 45
    3.2.1 LWS 45
    3.2.2 BWS 51
    3.2.3 HWS 62
3.3 Gruppendysfunktionen 76
    3.3.1 LWS/BWS 77
    3.3.2 CTÜ 80
3.4 Rippendysfunktionen 81
    3.4.1 Strukturelle Rippendysfunktionen 82
    3.4.2 Respiratorische Rippendysfunktionen 95
Literatur 105

Ergänzende Information Die elektronische Version dieses Kapitels enthält Zusatzmaterial, auf das über folgenden Link zugegriffen werden kann [https://doi.org/10.1007/978-3-662-65022-6_3]. Die Videos lassen sich durch Anklicken des DOI Links in der Legende einer entsprechenden Abbildung abspielen, oder indem Sie diesen Link mit der SN More Media App scannen.

© Der/die Autor(en), exklusiv lizenziert an Springer-Verlag GmbH, DE, ein Teil von Springer Nature 2022
C. Ziesenitz, *Parietale Osteopathie*, https://doi.org/10.1007/978-3-662-65022-6_3

3.1 Beckendysfunktionen

3.1.1 Sacrumdysfunktionen

Sacrum bilateral anterior („Depressed Sacrum")
Positionierung

Die Patientin liegt in Stufenlagerung, die Hüftgelenke sind in 90° Flexion oder etwas mehr, in Abhängigkeit vom Ausmaß der Lendenlordose. Die Position der Beine soll die LWS möglichst in Neutralstellung bringen. Ein kleines Handtuch liegt als Rolle quer unter der Sacrumspitze (Abb. 3.1b). Die Hände legen sich von lateral an die Beckenschaufeln, Handwurzeln in der Nähe der SIAS, Fingerspitzen zeigen zueinander.

Ausführung

Beim Einatmen wird die Lordose minimal durch Muskelaktivität verstärkt. Dafür kann entweder der untere Rücken von der Unterlage abgehoben werden, während das Kreuzbein auf der Rolle bleibt, oder die Sacrumspitze drückt auf die Handtuchrolle. Beim Ausatmen wird die Anspannung in die Lordose aufgegeben, der Musculus transversus abdominis wird angespannt, die Hände geben von außen Druck auf die Beckenschaufeln, als wollten sich die Fingerspitzen im Raum über der Bauchdecke treffen. Während der nächsten Einatmung wird die Spannung der Bauchmuskulatur und der Druck der Hände gehalten, die Atembewegung wird bewusst in den unteren Rücken gelenkt, bis zum lumbosakralen Übergang.

Mit der nächsten Ausatmung werden die Hände abgelegt und alle beteiligten Muskeln wieder entspannt.

Es sollten mindestens 5–7 Wiederholungen pro Übungseinheit durchgeführt werden um eine ausreichende Wirkung zu erzielen.

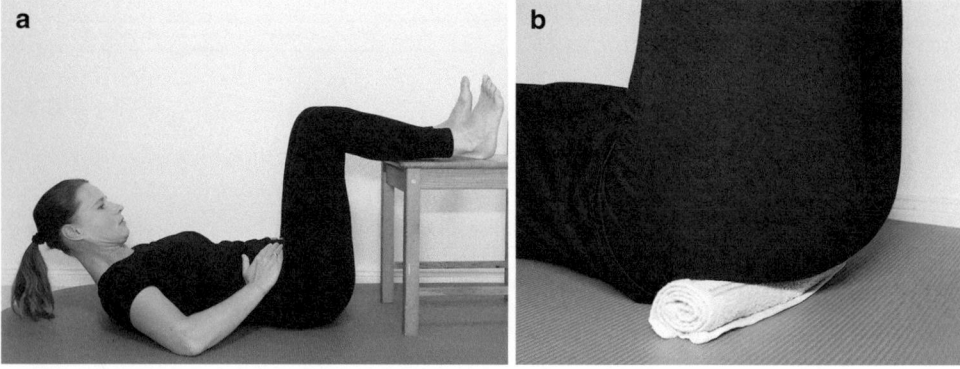

Abb. 3.1 a,b Mobilisationsphase in der Steigerung mit Curl up. (**a**) Die Kombination aus Rumpfhebung, Schub der Hände, Druck der kleinen Rolle (b) und die Atembewegung des Sacrums mobilisieren die Kreuzbeinbasis nach posterior. (**b**) Detaildarstellung: Position der kleinen Rolle quer unter dem kaudalen Ende des Sacrums

Steigerungsmöglichkeiten
- In der Mobilisierungsphase werden Bauchspannung und der Druck der Hände mehrere Atemzüge lang gehalten.
- Zusätzlich zur Bauchmuskelspannung und der tiefen Einatmung wird der Rumpf angehoben (Curl up), bis die Flexionsbewegung der Wirbelsäule den lumbosacralen Übergang erreicht (Abb. 3.1a). ERS Dysfunktionen in der LWS können allerdings diese Bewegung behindern und müssten dann vorab mobilisiert werden.

Wirkung
Das Wirkprinzip ist Muscle Energy. Verstärkt wird die Mobilisation durch den Druck der Hände an den Beckenschaufeln, welcher die ISGs öffnet. Die Lenkung der Einatmung zum LSÜ unterstützt die Atembewegung des Sacrums (Basis bewegt sich nach posterior), bei der aktiven Rumpfbeuge wird die biomechanische Kopplung von Flexion L5 mit Kontranutation des Sacrums genutzt. Die Rolle unter dem Kreuzbein wirkt als Fulcrum.

> **Praxistipp**
> Eine Alternative stellt die Automobilisation im Sitz für eine Sacrumdysfunktion unilateral anterior nach Mitchell dar (s. Abb. 3.7).

Sacrum bilateral posterior
Positionierung
Die Patientin stützt sich aus der Bauchlage in die Sphinx-Position. Dabei kann mit einem Unterarmstütz begonnen werden, wenn das Stützen mit gestreckten oder semiflektierten Armen zu schmerzhaft ist. Wichtig ist hierbei, dass für jede Patientin die Position gefunden wird, in der die Extensionsbewegung auch den LSÜ erreicht. Mit zunehmender Beweglichkeit muss die Armposition angepasst werden.

Ausführung
Tiefe Atemzüge in der mobilisierenden Position mit Atemlenkung in den unteren Rücken. Mit der Ausatmung die Symphyse zur Unterlage sinken lassen und die Rückenmuskeln dabei entspannen (Abb. 3.2). Die Position sollte für 5–7 Atemzüge gehalten werden, 3–5 Wiederholungen sind für die Wirksamkeit der Übung notwendig.

Steigerung
Während der Ausatmung den Musculus transversus abdominis anspannen, diese Spannung wird für die gesamte Phase der Mobilisation gehalten. In den Pausen sollen Bauch- und Armmuskeln ausruhen.

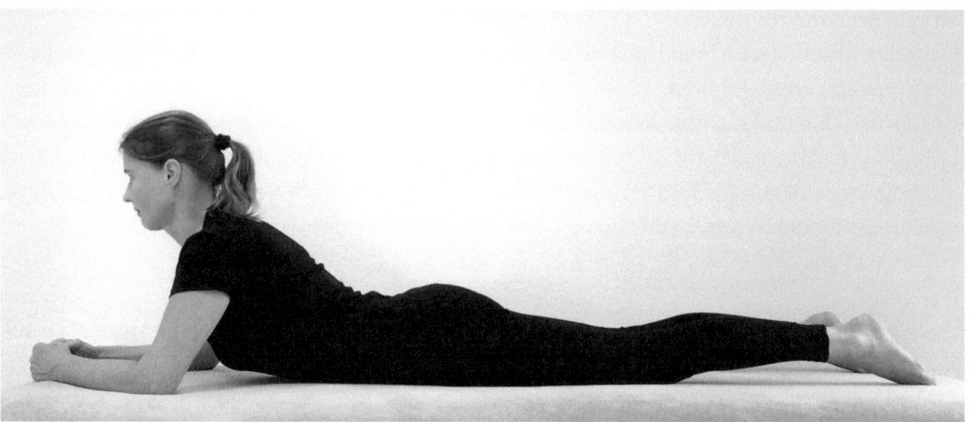

Abb. 3.2 Automobilisation im Unterarmstütz. Je nach Beweglichkeit der LWS muss die Beugung in den Ellenbogengelenken angepasst werden, damit die Bewegung das Sacrum erreicht

Wirkung
Das Wirkprinzip ist hier eine direkte Mobilisation. Durch die Positionierung wird das Sacrum in Richtung Nutation geführt, die Extension von L5 initiiert die Bewegung der Sacrumbasis nach anterior. Die Betonung der Ausatmung unterstützt dies durch die Atembewegung des Sacrums, bei gleichzeitiger Entspannung der Rückenmuskeln kann die Schwerkraft hier auch helfend wirken.

> **Wichtig**
> Eine FRS Dysfunktion von L5 kann diese Übung erschweren oder unmöglich machen, da die Position nur unter Schmerzen eingenommen werden kann. In diesem Fall muss L5 zunächst behandelt werden. Nach Greenman sind die Dysfunktionen Sacrum bilateral posterior und FRS von L5 häufig gekoppelt. Die Automobilisationen unterscheiden sich aber lediglich durch die Lenkung der Aufmerksamkeit voneinander.

Sacrum unilateral posterior
- Variante 1: Greenman Technik am Bankrand

Positionierung
Die Patientin bringt sich in die Sphinx-Position, je nach aktueller Beweglichkeit im Unterarmstütz, im Stütz mit semiflektierten Armen oder mit gestreckten Armen. Wichtig ist hierbei, dass die Extension der LWS bis zum LSÜ reicht. Das Bein der betroffenen Seite liegt in Hüftextension auf der Bank, in leichter Abduktion und Außenrotation, dadurch wird das ISG etwas geöffnet. Das andere Bein ist auf dem Boden aufgestellt, dabei muss eine Flexion im Hüftgelenk erfolgen. Dadurch ist das Becken gut fixiert.

3.1 Beckendysfunktionen

Abb 3.3 Mobilisation einer Dysfunktion Sacrum unilateral posterior rechts. Die Abduktion und Außenrotation im rechten Hüftgelenk schaffen eine leichte Öffnung im homolateralen ISG

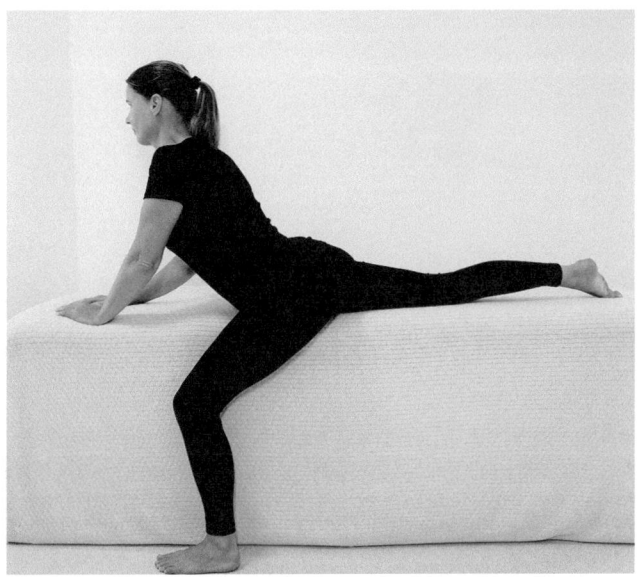

Ausführung
Der Rumpf wird aus der Bauchlage langsam in den Stütz geführt, Schmerzen in der LWS sollen vermieden werden. Wenn die Bewegung am LSÜ angekommen ist, wird die Position gehalten, tiefe Atemzüge unterstützen die Mobilisation (Abb. 3.3). Beim Ausatmen soll der Rücken entspannt werden und der Bauch zur Unterlage durchhängen, 5–7 Atemzüge für eine Wiederholung. Insgesamt sollten 3–5 Wiederholungen pro Übungseinheit durchgeführt werden.

Wirkung
Es handelt sich um eine direkte Mobilisation. Die Schwerkraft kann durch die eingenommene Position und durch das Entspannen der Rückenmuskeln bei der Mobilisierung helfen, die Ausatmung unterstützt die Bewegung der Sacrumbasis nach anterior.

Sacrum unilateral posterior
- Variante 2: Sphinxposition auf ebener Unterlage

Anmerkung
Die Variante von Greenman scheitert oft am häuslichen Mobiliar. Betten sind zu tief oder haben eine zu weiche Matratze, Tische sind zu hoch oder nicht stabil genug für das Gewicht einer erwachsenen Person. Die nachfolgende Variante kann auf einer festen Matratze oder auf dem gepolsterten Fußboden ausgeführt werden.

Positionierung
Die Beckenschaufel auf der betroffenen Seite wird mit einer weichen Rolle im Bereich der SIAS unterlagert. Die Beine sind zur betroffenen Seite hin verschoben, wodurch eine Seitneige in der unteren LWS erzeugt wird.

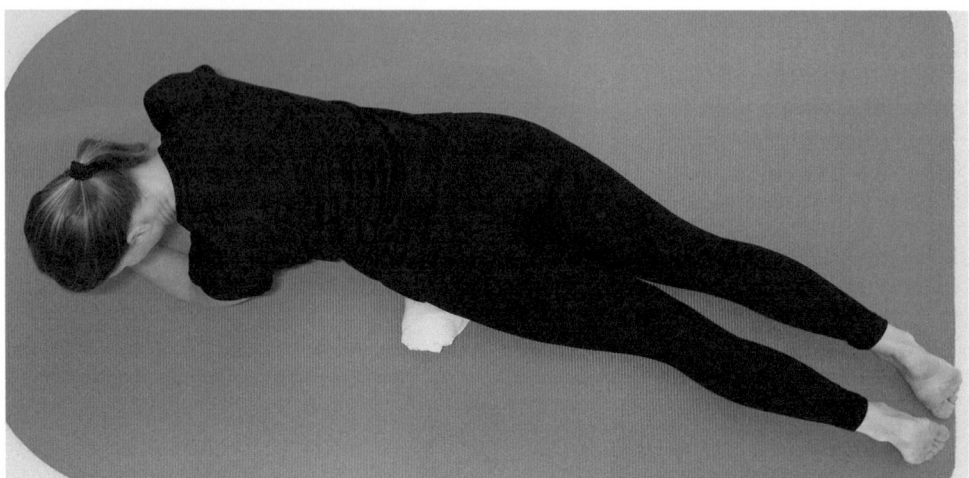

Abb 3.4 Automobilisation bei Dysfunktion Sacrum unilateral posterior links

Ausführung

Aufrichten in den Stütz, eventuell zusätzliche aktive Seitneige des Rumpfes. Tiefe Atemzüge mit Fokus der Atembewegung auf den LSÜ. Entspannen und Durchhängen des Unterbauchs beim Ausatmen (Abb. 3.4). Jeweils 5–7 Atemzüge pro Wiederholung machen und 3–5 Wiederholungen ausführen.

Wirkung

Es handelt sich um eine direkte Mobilisation durch Positionierung, Atemführung und Muskelentspannung. Die Unterlagerung am Becken wirkt als Fulcrum. Sie bringt das Ilium in die Rotation nach posterior, also in eine Relativbewegung zum Sacrum, das einer Nutation entspricht. Dadurch wird die Mobilisation der Sacrumbasis auf dieser Seite unterstützt. Die Lagerung der Beine, eventuell zusammen mit der Seitneige von kranial her, fokussiert die Wirkung auf die Seite der Lateralflexion. Die tiefe Ausatmung mit gleichzeitiger Entspannung der Rückenmuskeln verstärkt die Sacrumbewegung zusätzlich.

Sacrum unilateral anterior

- Variante 1: Stufenlagerung

Positionierung

Die Patientin liegt in Stufenlagerung, die Hüftgelenke sind in 90° Flexion oder etwas mehr, in Abhängigkeit vom Ausmass der Lendenlordose. Die Position der Beine soll die LWS möglichst in Neutralstellung bringen. Die Hände legen sich von lateral an die Beckenschaufeln, Handwurzeln in der Nähe der SIAS, Fingerspitzen zeigen zueinander. Bis hierher ist die Vorbereitung genau wie bei der Selbstmobilisation eines Sacrums in der Dysfunktion bilateral anterior („Depressed Sacrum").

3.1 Beckendysfunktionen

Die kleine Handtuchrolle wird hier aber nicht quer gelegt, sondern parallel zur Mittelachse des Sacrums unter die betroffene Seite, dabei soll die Rolle nur unter der kaudalen Hälfte des Kreuzbeins liegen.

Ausführung

Einatmen, die Bauchdecke soll sich heben. Beim Ausatmen wird das Abflachen der Bauchdecke aktiv unterstützt, dadurch wird der Musculus transversus abdominis angespannt. Die Hände geben von außen Druck auf die Beckenschaufeln, als wollten sich die Fingerspitzen im Raum über der Bauchdecke treffen. Einatmen. Während der nächsten Ausatmung wird die Spannung der Bauchmuskulatur und der Druck der Hände gehalten, der Rumpf rollt vom Kopf her in die Flexion, bis die Bewegung im LSÜ ankommt. Bei der folgenden Einatmung wird die Atembewegung bewusst in den unteren Rücken gelenkt, bis zum lumbosakralen Übergang. Mit der nächsten Ausatmung wird der Oberkörper wieder abgelegt, alle beteiligten Muskeln sollen wieder entspannen.

Es müssen mindestens 5–7 Wiederholungen pro Übungseinheit durchgeführt werden um eine Wirkung zu erzielen.

Wirkung

Die Mobilisation erfolgt durch die Positionierung, die Atemführung, die Wirkung der Schwerkraft und den Einsatz der Handtuchrolle als Fulcrum.

Video

Zu dieser Übung gibt es ein Video, in dem die Übung gezeigt wird (Abb. 3.5, **Video 1**).

Sacrum unilateral anterior
- Variante 2: Mobilisation mit Hüftextension

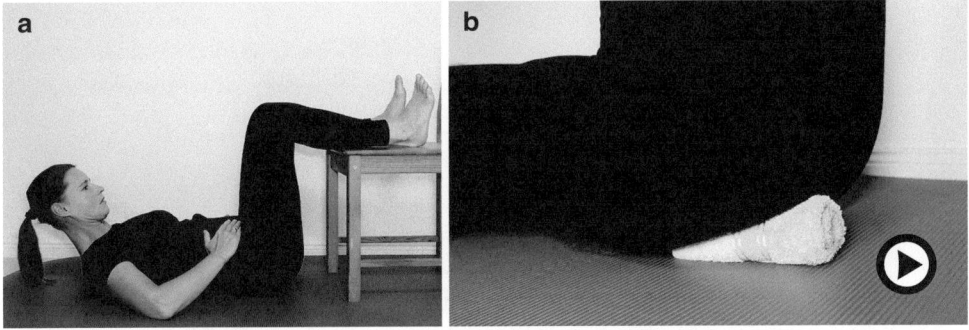

Abb. 3.5 a,b Stufenlagerung. (**a**) Die Positionierung und Ausführung bei dieser Übung ist dieselbe wie für die Dysfunktion Sacrum bilateral anterior (s. Abb. 3.1). Der Unterschied liegt lediglich in der Lagerung des Kreuzbeins auf der Rolle (b). (**b**) Unterlagerung des Kreuzbeins bei einer Dysfunktion Sacrum unilateral anterior rechts. In **Video 1** wird diese Übung demonstriert (▶ https://doi.org/10.1007/000-7d1)

Positionierung

Anstelle der Stufenlagerung wird nur das Bein auf der nicht betroffenen Seite im Thomas' Handgriff fixiert. Das Bein auf der betroffenen Seite ist aufgestellt (Abb. 3.6a). Die Unterlagerung des Sacrums zur Mobilisation erfolgt wie in Variante 1 in der Stufenlagerung.

Ausführung

Einatmen, die Bauchdecke soll sich heben. Beim Ausatmen wird das Abflachen der Bauchdecke aktiv unterstützt, dadurch wird der Musculus transversus abdominis angespannt. Da

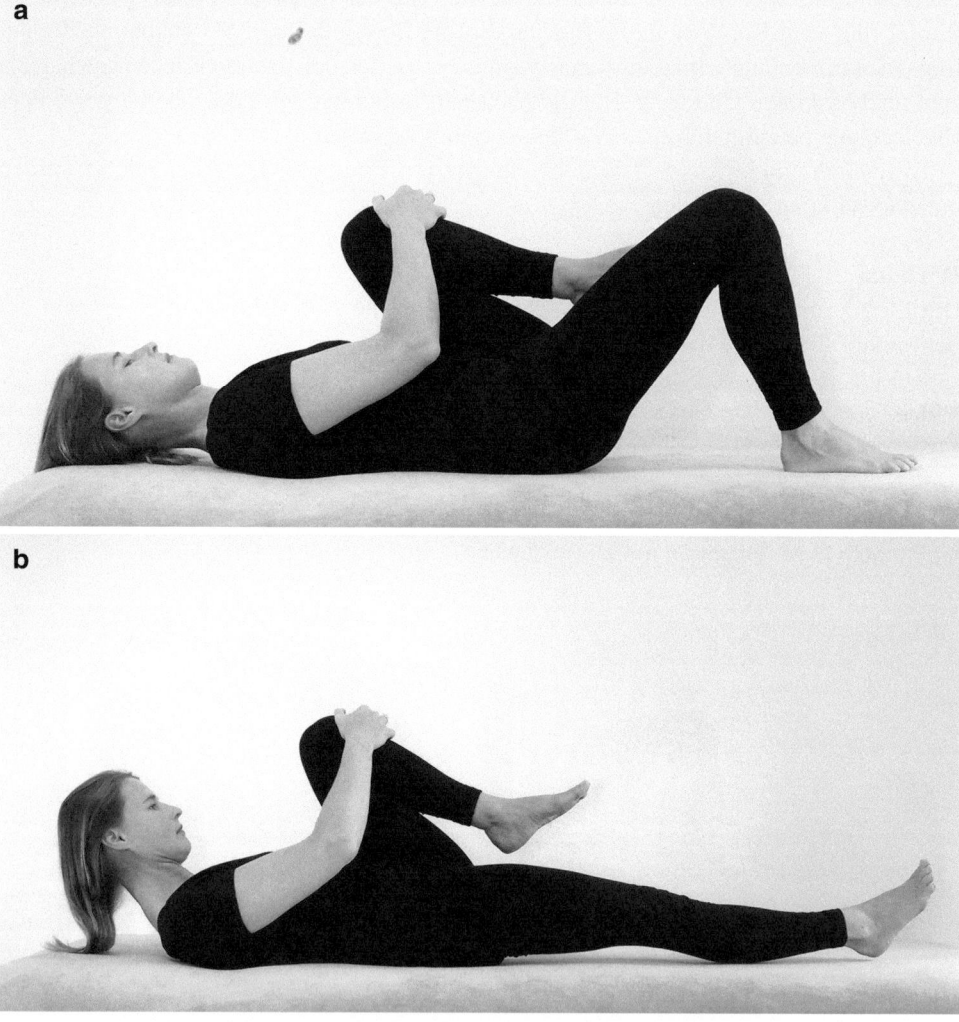

Abb. 3.6 a,b Mobilisation mit Hüftextension. (**a**) Startposition für Automobilisation bei Sacrum unilateral anterior rechts. (**b**) Mobilisationsphase: aktive Streckung des rechten Hüftgelenks ohne Verschieben des Beckens

bei dieser Variante die Hände nicht für den Druck auf die Beckenschaufeln verwendet werden können, ist die Anspannung besonders wichtig. Vor allem der Teil des Muskels unterhalb des Bauchnabels kann eine leichte Öffnung an den ISG auslösen.

Einatmen. Während der nächsten Ausatmung geht der Rumpf in die Curl up Position, während die Bauchspannung gehalten wird. Ruhige tiefe Atemzüge folgen. Während einer Ausatemphase wird das Bein der betroffenen Seite in die Hüftextension geführt, eventuell kann das durch einen aktiven Schub des Beines nach distal verstärkt werden. Dabei darf das Becken nicht aus seiner Position bewegt werden, die Fixierung auf der Gegenseite muss erhalten bleiben. Das Gewicht des Beines bringt das Ilium auf dieser Seite in eine Rotation nach anterior, was in dem ISG die Relativbewegung zur Kontranutation darstellt (Abb. 3.6b).

Eine anschließende tiefe Einatmung in den unteren Rücken verstärkt die Kontranutation des Sacrums.

Wirkung
Die Mobilisation erfolgt durch die Positionierung, die Atemführung, die Wirkung der Schwerkraft, das Gewicht des Beines und den Einsatz der Handtuchrolle als Fulcrum.

Sacrum unilateral anterior
- Variante im Sitz nach F.L. Mitchell, Jr.

Positionierung
Die Startposition ist der Sitz auf einem Stuhl oder Hocker, der ein bequemes Abstellen der Beine ermöglicht (Sitzfläche nicht zu hoch). Die Knie müssen so weit auseinander gestellt werden, dass die Schultern zwischen ihnen hindurch passen, die Füße stehen senkrecht unter den Knien.

Ausführung
Die Arme werden in 90° Ellenbogenflexion vor den Körper geführt und der Rumpf beugt sich nach vorn, soweit dies durch Entspannen möglich ist. Mit tiefen Atemzügen wird die Dehnung des Musculus erector spinae verstärkt, bei jeder Ausatmung versuchen die Ellenbogen, sich dem Fußboden mehr zu nähern (Abb. 3.7). Jeweils 3–5 Atemzüge lang in der Position verharren, dann wieder aufrichten. 5–7 Wiederholungen sollten pro Übungseinheit durchgeführt werden.

Eine mögliche Steigerung ist das Umfassen der Stuhlbeine, das einen Zug des Rumpfes in die Dehnung ermöglicht.

Wirkung
Die Hyperflexion in L5 bewirkt eine Kontranutation des Sacrums und kann so der Dysfunktion entgegen wirken. Die Entspannung des lumbalen Anteils der Rückenstrecker Muskeln vermindert zusätzlich die Gefahr von Rezidiven.

Abb. 3.7 Automobilisation für die Dysfunktion Sacrum unilateral anterior rechts oder links sowie Sacrum bilateral anterior

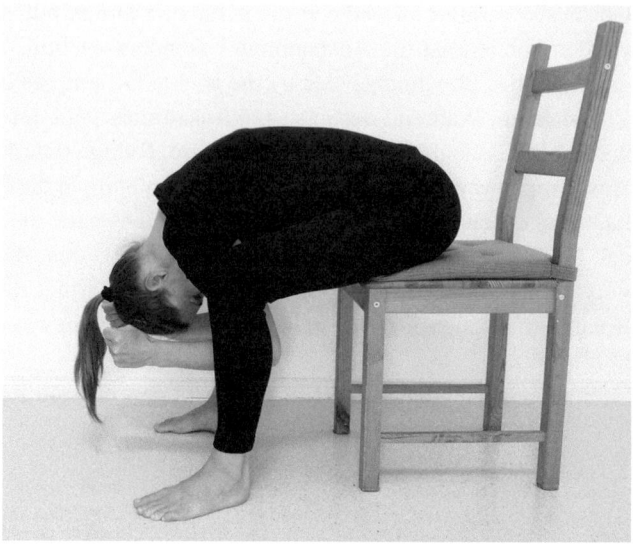

> **Praxistipp**
> Diese Übung ist auch als Selbstübung bei einer Dysfunktion Sacrum bilateral anterior („Depressed Sacrum") einsetzbar.

Sacrum R/L
- Variante flach liegend

Positionierung
Die Patientin befindet sich in Bauchlage. Das Ilium der betroffenen Seite ist im Bereich der SIAS unterlagert. (Bei einer Torsionsdysfunktion R/L ist die rechte Seite der Sacrumbasis dorsal fixiert, also erfolgt die Unterlagerung auf dieser Seite.) Die gestreckten Beine werden aus der Mittelposition geführt, das linke in Abduktion, das rechte in Adduktion, dabei bleibt das Becken neutral. Damit wird eine Öffnung des rechten ISG in der kranialen Hälfte und im linken ISG in der kaudalen Hälfte erreicht. Der Arm der betroffenen Seite legt sich gestreckt neben den Kopf, der andere stützt sich mit der Handfläche im Bereich der Schulter ab.

Ausführung
Einatmen. Mit der Ausatmung den Musculus transversus abdominis unter Spannung bringen. Einatmen und den Arm der betroffenen Seite zum Kopfende heraus schieben, bis die Intercostalräume sich öffnen und die unteren Rippen sich vom Beckenkamm entfernen. Diesen Schub und die Bauchspannung für die nächsten Atemzüge halten.

Ausatmen und mit der Hand der nicht betroffenen Seite auf die Unterlage stützen, während der Angulus inferior scapulae sich in Richtung TLÜ bewegt. Die Rotation soll bis

3.1 Beckendysfunktionen

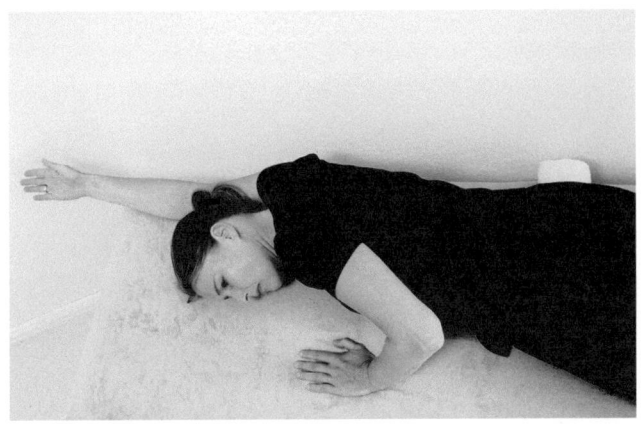

Abb. 3.8 Automobilisation für eine Dysfunktion Sacrum R/L. Bei einer L/R Dysfunktion erfolgen Lagerung und Ausführung der Übung entsprechend seitenverkehrt

zum Sacrum durchlaufen. Wenn das Becken sich mitbewegen will, wird die Rotation gestoppt (Abb. 3.8).

Die Übung sollte 5–7 Mal wiederholt werden.

Wirkung

Die Rotation vom Kopfende her soll das Sacrum aus der Rechtsrotation zurück zur Mitte bringen. Der Schub des Armes nach kranial hilft dabei eventuelle Widerstände in den Wirbelgelenken zu minimieren. Die Unterlagerung des Iliums und die Öffnung der ISG unterstützten das Absinken der Sacrumbasis nach anterior, ebenso die tiefe Ausatmung in der letzten Phase der Mobilisation.

Sacrum R/L

- Variante Sphinx mit Rotation

Positionierung

Die Patientin befindet sich in Bauchlage. Das Ilium der betroffenen Seite ist im Bereich der SIAS unterlagert. (Bei einer Torsionsdysfunktion R/L ist die rechte Seite der Sacrumbasis dorsal fixiert, also erfolgt die Unterlagerung auf dieser Seite.) Die gestreckten Beine werden aus der Mittelposition geführt, das linke in Abduktion, das rechte in Adduktion, dabei bleibt das Becken neutral. Damit wird eine Öffnung des rechten ISG in der kranialen Hälfte und im linken ISG in der kaudalen Hälfte erreicht.

Der Kopf ist zunächst noch auf den Händen abgelegt, die Ellenbogen liegen seitlich neben dem Kopf.

Ausführung

Einatmen. Ausatmen und den Musculus transversus abdominis dabei unter Spannung bringen. Einatmen und in die Sphinxposition gehen, bis die Bewegung am Sacrum angekommen ist. Mit einer tiefen Ausatmung vom Kopf her in eine Rotation zur nicht betrof-

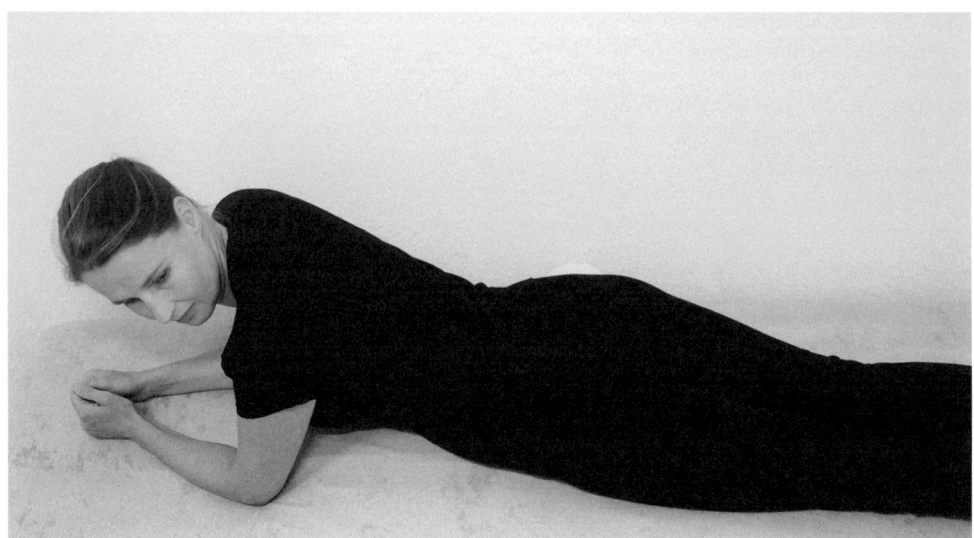

Abb. 3.9 Automobilisation für eine R/L Dysfunktion des Sacrums. Die Unterlagerung der rechten Beckenschaufel ist in der Abbildung nicht sichtbar. Die Kopfhaltung hängt sowohl von der Fähigkeit zur Streckung im Bereich BWS und HWS ab, als auch von der Fähigkeit zur Rotation. Bei einer L/R Dysfunktion müssen Lagerung und Rotation entsprechend seitenverkehrt ausgeführt werden

fenen Seite gehen, die Bewegung soll bis zum Kreuzbein durch laufen, aber das Becken darf seine Position nicht verlassen (Abb. 3.9). Bei der Ausatmung soll die Symphyse zur Unterlage sinken, ohne dass dabei die Spannung der Bauchmuskeln nachlässt.

Wirkung
Die Drehung ist in der Sphinx nicht so gut möglich wie beim flachen Liegen. Bei dieser Variante wird die Bewegung der betroffenen Sacrumbasis nach anterior mehr unterstützt als die Rotation. Die Unterlagerung der Beckenschaufel, die Position der Beine und die Atembewegung des Sacrums unterstützen die Wirkung der Schwerkraft.

Sacrum L/L
- Variante nach F.L. Mitchell, Jr. im Sitz

Positionierung
Die Patientin sitzt auf einem stabilen Hocker oder Stuhl, die Füße müssen bequem den Boden erreichen, Fußinnenseiten und Knie berühren sich. Durch Zusammensinken soll die Lendenlordose aufgehoben werden, die BWS darf dabei nicht in die Flexion gehen. Die Hände legen sich bei gestreckten Armen seitlich neben den Oberschenkel, auf der Seite der beteiligten Schrägachse (linker Oberschenkel bei L/L).

3.1 Beckendysfunktionen

Ausführung

- Der Arm der Gegenseite schiebt zum Fußboden, während die Fixierung gehalten wird. Dadurch kommt es zu einer Rumpfrotation ohne Flexion in der BWS. Einatmen. Ausatmen und die Hand zum Fußboden schieben. Die nach drei Atemzügen erreichte Position wird für den Rest der Übung gehalten.
- Die Knie werden von diesem Arm zur Seite gedrückt, bis zum Auftauchen einer Spannung am LSÜ, die Füße bleiben am selben Ort, wo sie eine seitliche Kippbewegung ausführen.
- Die Knie geben einen Druck von ca. 5 kg gegen den ausgestreckten Arm für ca. 2 Sekunden.
- Mit dem Entspannen können die Knie weiter zur Seite sinken. An der neuen Barriere werden die Knie wieder gegen den Arm gedrückt.

Es sind 3–5 Wiederholungen nötig, um eine ausreichende Wirkung zu erzielen (Abb. 3.10a, b).

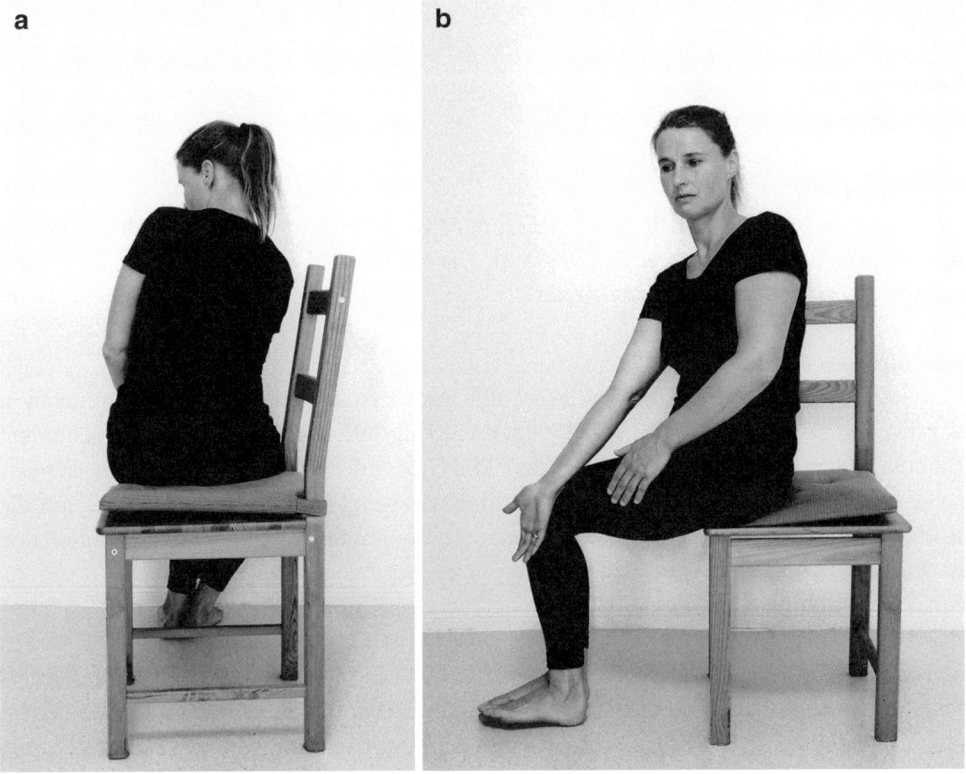

Abb. 3.10 a,b Mobilisation einer L/L Dysfunktion nach Mitchell. (**a**) In der Ansicht von hinten ist die Rotation der Wirbelsäule hier gut sichtbar. (**b**) Die Lendenlordose ist aufgehoben, wobei die BWS in der Aufrichtung bleibt

Wirkung

Es handelt sich um eine Muskel Energie Technik. Durch die Positionierung wird die Anspannung auf das Segment L5/S1 gelenkt, welches an die aktuelle Barriere seiner Beweglichkeit gebracht wurde. Die Anspannung geht in die freie Richtung, in der Entspannung wird die Rotation zwischen L5 und S1 verstärkt.

> **Wichtig**
>
> Diese Übung beruht auf dem Modell der gekoppelten neutralen Bewegung zwischen L5 und S1. Das bedeutet, bei einer Torsion L/L ist das Sacrum nach links gedreht, deshalb ist L5 nach rechts gedreht und nach links geneigt. Die Technik zielt darauf ab L5 im Vergleich zum Sacrum wieder zurück zu drehen. Deshalb wird der Oberkörper in Linksrotation eingestellt. Die Anspannung von den Beinen her initiiert eine Rotation des Kreuzbeins nach links, in der Entspannungsphase dreht es dann nach rechts (was einer Linksrotation von L5 auf S1 entspricht). Für eine Dysfunktion des Sacrums in R/R ist die Übung in seitenverkehrter Positionierung ebenfalls möglich.

Sacrum R/R
- Variante in Rückenlage

Positionierung

Die Patientin befindet sich in Stufenlagerung. Eine kleine Rolle liegt auf der Seite der betroffenen Achse längs unter dem Sacrum. Die Hände sind im Nacken verschränkt, die Ellenbogen zeigen schräg zu den Knien.

Ausführung

Einatmen. Ausatmen und dabei den Musculus transversus abdominis anspannen, dann in der zweiten Hälfte der Ausatmung in einen Curl up mit Rotation in die eingeschränkte Richtung gehen (bei R/R in Rotation links). Die Grösse der Flexion und der Rotation muss so gestaltet werden, dass die Bewegung beim Kreuzbein ankommt und der Druck auf die Rolle verstärkt wird. In dieser Position eine tiefe Einatmung ausführen, mit Atemlenkung in den LSÜ (Abb. 3.11). Dann den Oberkörper wieder ablegen und entspannen. Es werden 5–7 Wiederholungen empfohlen.

Variante

Falls in der Stufenlagerung nicht ausreichend Druck auf die Rolle gelenkt werden kann, soll folgendes versucht werden. Auf der Seite der Unterlagerung wird das Bein zu Beginn der Übung aufgestellt, das andere Bein bleibt in Stufenlagerung. Wenn die Bauchspannung aufgebaut wurde, wird das aufgestellte Bein gestreckt auf den Boden gelegt. Danach erfolgt der Curl up mit tiefer Einatmung am Ende der Bewegung.

3.1 Beckendysfunktionen

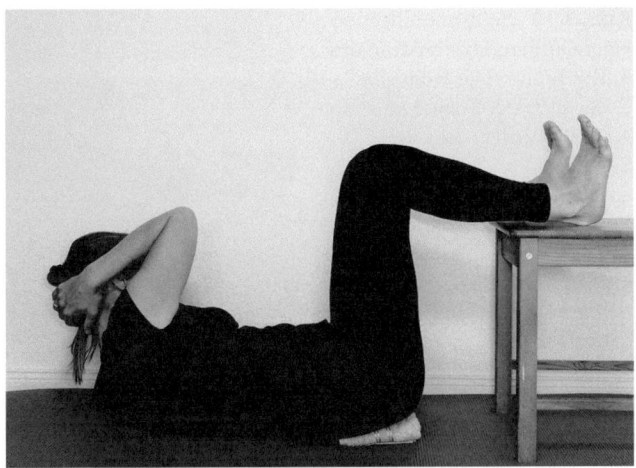

Abb. 3.11 Automobilisation einer R/R Dysfunktion. Die Hüftflexion muss so eingestellt werden, dass die Hauptlast des Beckens auf der Rolle am kaudalen Ende des Sacrums zu liegen kommt. Beim Curl up soll die Bewegung das Segment L5/S1 erreichen, darf aber nicht den Druck von der Rolle lösen. Diese Übung ist mit entsprechender Anpassung auch für eine L/L Dysfunktion verwendbar

Wirkung

Es handelt sich um eine direkte Mobilisation, die ein Fulcrum und die Atembewegung des Sacrums benutzt.

3.1.2 Iliumdysfunktionen

Ilium Outflare
Positionierung

Die Patientin nimmt eine Seitenlage am Rand eines Bettes oder einer Couch ein. Die Unterlage muss so fest sein, dass der Körper nur wenig einsinkt. Dennoch sollten LWS und Kopf unterlagert werden, damit die Wirbelsäule möglichst horizontal ausgerichtet ist. Die betroffene Seite liegt oben, die Hand derselben Seite ruht mit der Handwurzel auf dem Beckenkamm. Das Bein befindet sich in ca. 90° Hüftflexion und hängt über die Kante in der Luft. Dabei sollten die Beinmuskeln entspannt sein, das Gewicht des Beines ist dann spürbar, aber das Becken darf davon nicht in eine Rotation gezogen werden (Abb. 3.12).

Ausführung

Das Bein wird einige Zentimeter angehoben, dafür soll nur die absolut notwendige Kraft aufgewendet werden. Diese Anspannung wird für 7–10 Sekunden halten. Dann den Bauch zeitgleich mit einer Ausatmung flach werden lassen, dadurch spannt sich der Musculus transversus abdominis an. Diese Spannung halten, während die Beinmuskeln locker lassen und das Bein wieder Richtung Fußboden sinkt. Die Hand am Beckenkamm übt einen Druck in Richtung ventral-medial-kranial aus um das Ilium in Richtung Inflare zu mobilisieren. Die Übung wird 5–7 Mal wiederholt.

Abb. 3.12 Selbstmobilisation einer Outflare-Dysfunktion des linken Iliums. Die Höhe der Rolle unter der Flanke muss so gewählt werden, dass die Seitneige der LWS ausgeglichen wird. Die Spannung der Bauchmuskeln soll einer Rotation des Beckens nach anterior entgegen wirken und die Öffnung des betroffenen ISG unterstützen

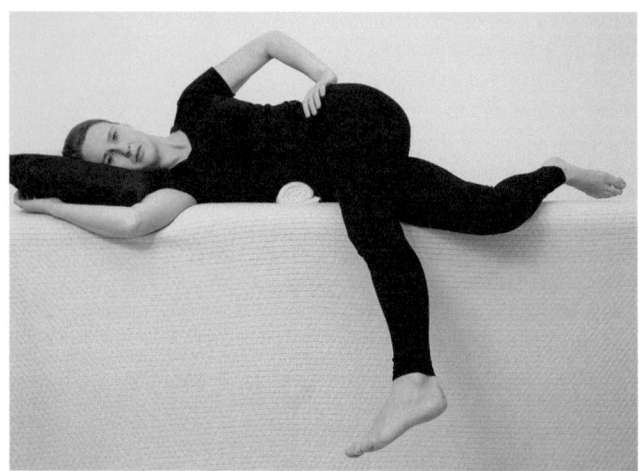

Wirkung
Das Gewicht des Beines und der manuell ausgeübte Druck mobilisieren die Beckenschaufel nachdem eine isometrische Anspannung in die Gegenrichtung ausgeführt wurde. Es handelt sich hier um eine Mischform aus direkter Mobilisation und Muskel Energie Technik.

Ilium Inflare
Positionierung
Die Startposition ist eine Rückenlage, das Bein der betroffenen Seite ist aufgestellt, das andere Bein liegt gestreckt. Die Hand auf der betroffenen Seite liegt unter dem Kopf, die andere Hand ist frei.

Ausführung
Für die Anspannungsphase wird das aufgestellte Bein angehoben, bis es in 90° Hüftflexion in der Luft schwebt, der Unterschenkel hängt locker herunter. Die freie Hand soll sich an die Innenfläche des Kniegelenks legen. Um das Knie gut zu erreichen, wird der Oberkörper angehoben, dabei hilft die Hand unter dem Kopf. Nun soll das Knie mit mittlerer Kraft gegen die Hand drücken, die dem Druck einen ebenso starken Widerstand entgegen setzt. Die Anspannung wird ca. 5 Sekunden gehalten (Abb. 3.13a).

Für die Mobilisation wird das Bein in Abduktion/Außenrotation mit gebeugtem Knie abgelegt. Die Fußsohle sollte dabei ungefähr auf einer Höhe mit dem Kniegelenk des gestreckten Beines sein. Rumpf und Arme können in dieser Zeit ebenfalls ausruhen (Abb. 3.13b). Die Position für die Mobilisation sollte 7–10 Sekunden gehalten werden. Insgesamt 5–7 Wiederholungen sind innerhalb einer Übungsrunde sinnvoll.

3.1 Beckendysfunktionen

Abb. 3.13 a,b Automobilisation einer Dysfunktion Ilium Inflare links. (**a**) Anspannungsphase. (**b**) Mobilisationsphase

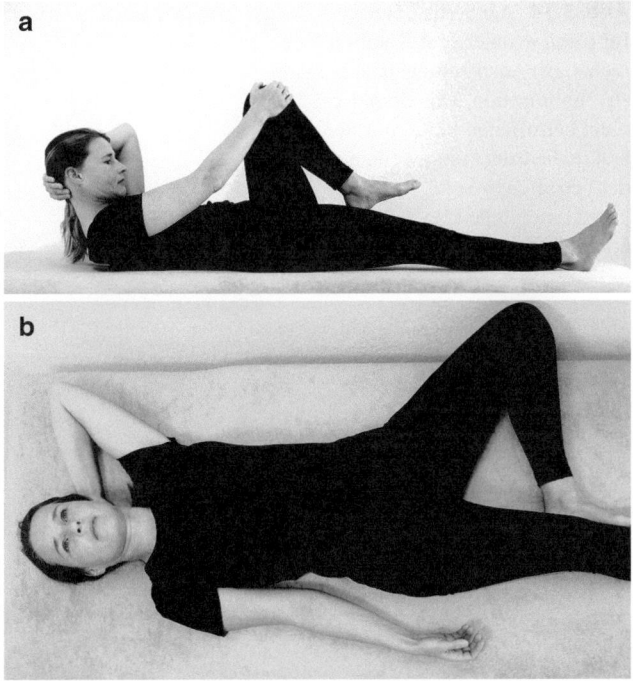

Wirkung
Das Gewicht des Beines in Außenrotation zieht das Ilium in Richtung Outflare. Die vorherige isometrische Anspannung der Adduktoren verbessert deren Dehnfähigkeit und erleichtert damit die Mobilisation. Es handelt sich um eine Muskel Energie Technik.

Ilium in anteriorer Rotation
- Variante in Rückenlage

Positionierung
Das Bein der betroffenen Seite wird entspannt in den Händen gehalten, entweder kurz unterhalb des Kniegelenks am Unterschenkel, oder bei Schmerzen im Kniegelenk auch in der Kniekehle. Das Bein der Gegenseite ist aufgestellt.

Ausführung
Das Knie wird mit minimaler Kraft gegen die Hände gedrückt, die diesem Druck einen ebenso grossen Widerstand entgegen setzen (Abb. 3.14a). Nach einer isometrischen Anspannung von 5–7 Sekunden lässt das Bein locker, danach ziehen die Hände den Oberschenkel zum Bauch, bis zum ersten Widerstand. Dort wird das Bein gehalten, während

Abb. 3.14 a,b Selbstübung für Ilium in anteriorer Rotation rechts. (**a**) Anspannungsphase. (**b**) Mobilisation. Das Bein der nicht betroffenen Seite rutscht erst in die Streckung, wenn auf der betroffenen Seite die aktuell mögliche Flexion erreicht wurde

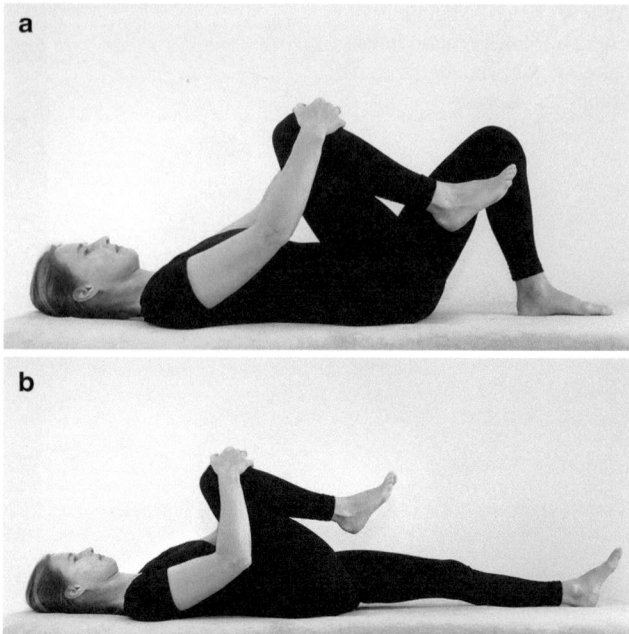

das andere Bein in die Streckung rutscht (Abb. 3.14b). Die Mobilisationsphase sollte 7–10 Sekunden dauern. Danach wird der Zug auf das gebeugte Bein soweit gelockert, dass es sich wieder etwas von der Barriere entfernen kann. Das gestreckte Bein wird wieder aufgestellt und die nächste Anspannungsphase kann beginnen. Es werden 5–7 Wiederholungen pro Übungseinheit empfohlen.

Wirkung
Bei dieser Muskel Energie Technik werden einerseits die ischiocruralen Muskeln entspannt, andererseits auch der Iliopsoas durch reziproke Hemmung. Der Zug der Hände mobilisiert das Ilium über die maximale Hüftflexion.

> **Wichtig**
> Seite der Mobilisation: Der Iliopsoas kann bei Hypertonus der passiven Hüftbeugung einen harten Widerstand entgegen setzen, welcher manchmal als eine Blockierung im Hüftgelenk fehlinterpretiert wird. In diesem Fall müssen in der Behandlung zunächst die Hüftbeuger ausreichend relaxiert werden bevor die o. g. Selbstübung möglich wird.
> Gegenseite: Das Bein der nicht betroffenen Seite soll abgelegt werden, um einen Gegenhalt am Becken zu erzeugen. Allerdings sollte es aufgestellt bleiben, bis auf der zu mobilisierenden Seite die aktuell mögliche maximale Hüftbeugung erreicht wurde. Erst danach darf das Bein in die Streckung rutschen. Andernfalls können verspannte Hüftbeuger auf dieser Seite die Flexionsbewegung der Hüfte auf der Mobilisationsseite behindern und die Bewegung geht nicht bis an die artikuläre Barriere.

3.1 Beckendysfunktionen

Ilium in anteriorer Rotation
- Variante im Stand nach F.L.Mitchell, Jr.

Mitchell nannte dies die „Schuhbindetechnik des Balletttänzers" (Mitchell und Mitchell 2005, S.188)

Positionierung
Die Übung beginnt im aufrechten Stand, das Bein der betroffenen Seite ist in leichter Abduktion auf Hocker abgestellt.

Ausführung
Nun beugt sich die Patientin nach vorn, so dass der Oberkörper an dem aufgestellten Bein vorbei geführt wird. Die Hände zielen auf die Knöchel des gestreckt stehenden Beines, als wollte sich die Patientin dort einen Schuh zubinden. Für drei tiefe Atemzüge bleibt der Körper in dieser Position, mit jeder Ausatmung wird der Rumpf entspannt, so dass die Flexion etwas weiter geführt werden kann. Das aufgestellte Bein darf seine Position dabei

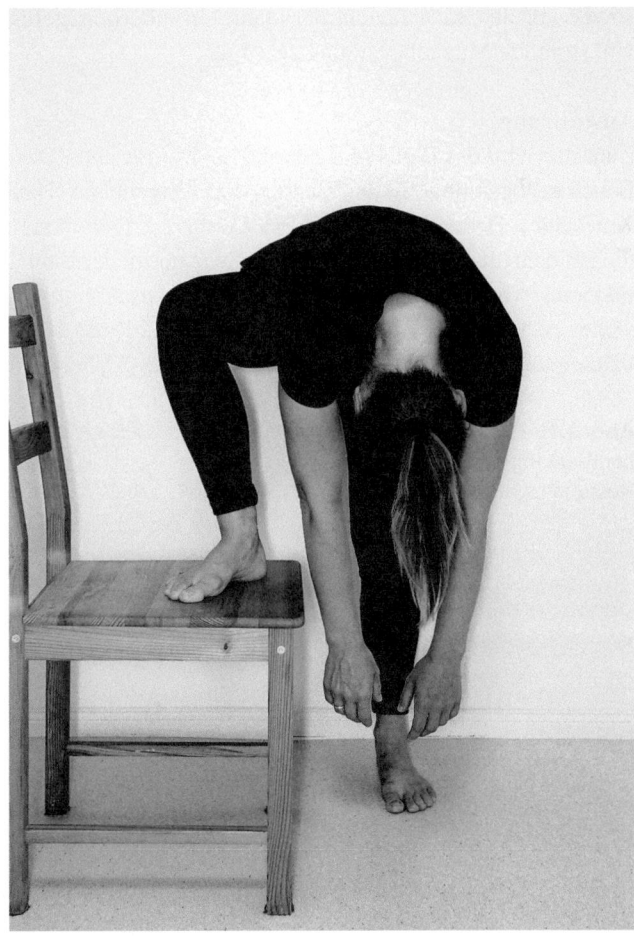

Abb. 3.15 Selbstübung zur Mobilisation einer Dysfunktion des rechten Iliums in anteriorer Rotation

nicht verlassen, das andere Knie muss die ganze Zeit gestreckt bleiben (Abb. 3.15). Die Pause wird in aufrechter Haltung verbracht, nachdem alle beteiligten Muskeln sich entspannt haben, wird erneut die Vorbeuge eingenommen. 5–7 Wiederholungen sollten pro Übungseinheit durchgeführt werden.

Wirkung
Das Ilium wird auf der Seite des aufgestellten Beines in seiner Position gehalten, während das Sacrum durch die maximale Flexion der Wirbelsäule daran vorbei in Richtung Nutation gezogen wird. Als Relativbewegung resultiert daraus eine posteriore Rotation des Iliums. Das Wirkprinzip ist eine direkte Mobilisation.

Ilium in posteriorer Rotation
- Variante Bein im Überhang nach P.E. Greenman

Positionierung
Die Patientin befindet sich in Rückenlage, etwas schräg auf der Bank, damit das Bein der betroffenen Seite neben dem Bankrand nach unten hängen kann. Der Oberkörper soll soweit auf der Bank liegen, dass kein Unsicherheitsgefühl entsteht. Dies würde sonst zu viel störende Muskelspannung erzeugen.

Ausführung
Zunächst wird das Bein am Bankrand noch aufgestellt. Das Bein der Gegenseite wird an den Bauch gezogen und mit den Händen dort festgehalten (Hände am Unterschenkel oder in der Kniekehle). Dadurch wird die LWS Lordose aufgehoben und das Becken fixiert. Nun kann die Patientin das Bein der betroffenen Seite neben der Bank herab hängen lassen. Der Gluteus maximus wird gleichzeitig mit maximaler Ausatmung angespannt, um die Hüftstreckung weiter zu verstärken (Abb. 3.16). 5–7 Kontraktionen sollen ausgeführt werden, bevor eine Pause gemacht wird. Für diese Übung sollten 5–7 Wiederholungen pro Einheit ausreichen.

Abb. 3.16 Automobilisation bei Ilium in posterior Rotation rechts

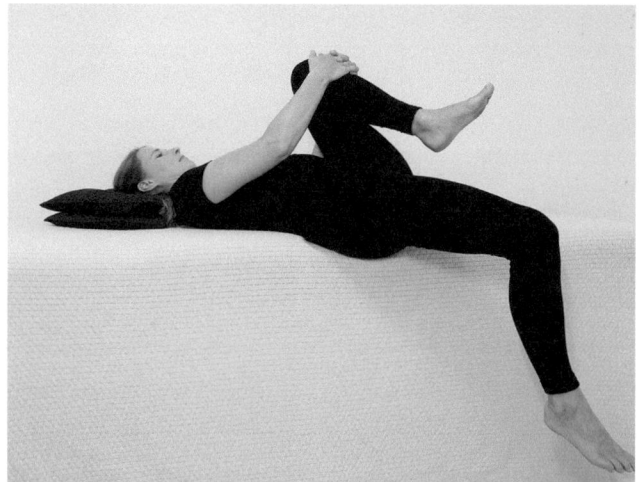

Wirkung
Die Position ermöglicht einen Zug auf das posteriorisierte Ilium durch das Gewicht des Beines, während das Sacrum durch die maximale Flexion im Hüftgelenk der Gegenseite in seiner Stellung gehalten wird. Das Ilium der betroffenen Seite kann so am Sacrum vorbei nach anterior rotieren. Die Anspannung der Glutealmuskulatur verstärkt die Wirkung der Übung, es handelt sich um eine Muskel Energie Technik.

Ilium in posteriorer Rotation
- Variante in Bauchlage auf dem Bett oder Sofa

Nur selten ermöglicht das häusliche Mobiliar die o. g. Übung mit dem Bein im Überhang. Darum stelle ich hier noch eine Variante in Bauchlage vor, die auch mit niedrigeren Möbeln funktioniert.

Positionierung
Die Patientin liegt in Bauchlage am Rand des Sofas. Das Bein der nicht betroffenen Seite ragt über den Rand hinaus und wird in maximal möglicher Hüftflexion auf dem Boden aufgestellt oder das Knie wird am Boden abgelegt. Das Bein der betroffenen Seite ist im Kniegelenk 90° gebeugt, der distale Oberschenkel ist mit einem kleinen Polster unterlagert.

Ausführung
Das Bein der betroffenen Seite wird für ca. 10 Sekunden mit minimaler Kraft auf das Polster gedrückt. In der anschließenden Pause soll das Ilium auf der betroffenen Seite zur Unterlage sinken. Tiefe Atemzüge unterstützen die Mobilisation. Die Übung soll ungefähr 5–7 Mal wiederholt werden.

Die Mobilisation kann verstärkt werden, indem in den Pausen der Gluteus maximus mehrmals angespannt wird.

Wirkung
Bei dieser Übung handelt es sich um eine PIR Technik (Postisometrische Relaxation) wenn lediglich in die Hüftflexion angespannt wird und anschließend eine Pause erfolgt. Bei Aktivierung des Gesäßmuskels spricht man von einer Muskel Energie Technik. Der Druck des Beines auf das Polster aktiviert die Hüfbeuger, in der Pause entspannen diese, bei Anspannung durch den Gluteus maximus wird das durch reziproke Hemmung noch verstärkt. Dadurch kann das Ilium in die Rotation nach anterior sinken. Das Sacrum ist durch die Hüftbeugung auf der Gegenseite fixiert, auch ein Ausweichen in die Lendenlordose wird dadurch minimiert.

Steigerung
Mit zunehmender Beweglichkeit kann auf der betroffenen Seite das Knie mehr gebeugt werden und der Unterschenkel oder Fuß wird mit der gleichseitigen Hand gegriffen (Abb. 3.17). In dieser Position kann die Anspannung entweder w.o. fortgesetzt werden oder das Bein drückt gegen den Widerstand der Hand in Richtung Knieextension.

Abb. 3.17 Selbstbehandlung einer Dysfunktion Ilium in posteriorer Rotation rechts. Zur Fixierung des Beckens wird das linke Hüftgelenk so weit wie möglich flektiert. Das Knie sollte bei harten Böden mit einem Polster unterlagert werden

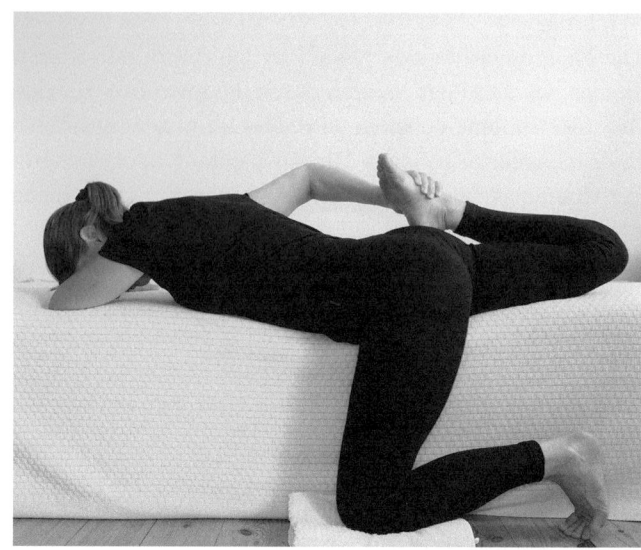

3.1.3 Dysfunktionen der Symphyse

Selbstbehandlung der Symphyse
- Technik von P.E. Greenman

Positionierung
Diese Übung wird Rückenlage mit aufgestellten Beinen ausgeführt. Zwischen den Knien soll ein festes Polster gehalten werden, das sich kaum komprimieren lässt (Abb. 3.18).

Ausführung
Die Knie werden für 5–7 Sekunden zusammen gedrückt, diese isometrische Anspannung soll 5–7 Mal wiederholt werden.

Variante
Die Knie drücken mit mittlerer Kraft rhythmisch das Polster zusammen. 8–10 Wiederholungen sollten 5–7 Mal ausgeführt werden.

Wirkung
Diese Muskel Energie Technik nutzt den Zug der Adduktoren auf die Schambeinäste.

3.2 Segmentale Dysfunktionen der Wirbelsäule

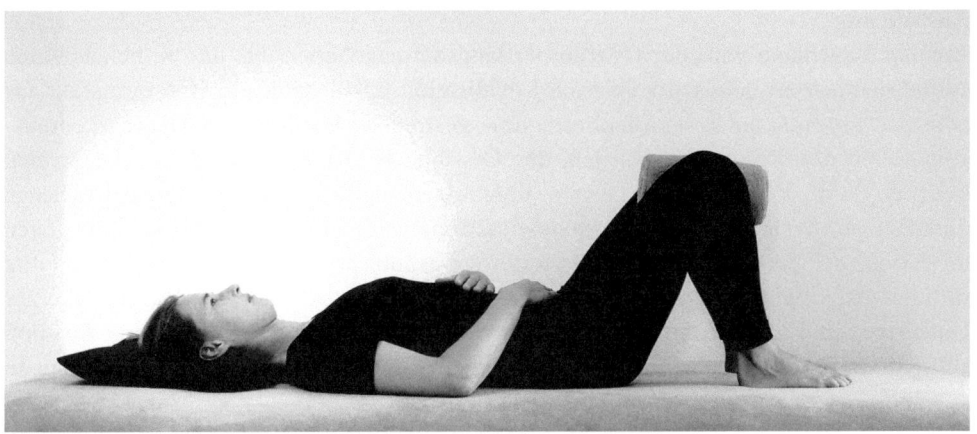

Abb. 3.18 Selbstbehandlung einer Pubis-Dysfunktion

3.2 Segmentale Dysfunktionen der Wirbelsäule

Segmentale Dysfunktionen (oder auch Typ-II-Dysfunktionen) beschreiben Wirbel mit einem nicht-neutralen Bewegungsverhalten, d. h. Rotation und Seitneige sind zur selben Seite eingeschränkt. Dabei ist auch die Flexion oder Extension eingeschränkt, und dies ist von allen drei Bewegungsebenen die am meisten betroffene Richtung. Die Dysfunktion wird beschrieben als FRS (rechts oder links), bzw ERS (rechts oder links). Mit der Reihenfolge FRS wird die Wichtigkeit der einzelnen Bewegungsrichtungen betont, die Flexion (bzw. Extension) ist am meisten eingeschränkt, gefolgt von der Rotation und schließlich der Seitneige.

Falls hier beschriebene Automobilisationsübungen für manche Patienten zu kompliziert sind, können sie vereinfacht werden, indem die Rotation oder Seitneige nicht mit behandelt wird. Die Flexions- oder Extensionskomponente dagegen muss beibehalten werden.

Bei Typ-II-Dysfunktionen ist nur ein Wirbel betroffen. Für eine erfolgreiche Behandlung muss der dysfunktionelle Wirbel genau diagnostiziert werden, für wirksame Selbstübungen muss mit den Patienten ein entsprechendes Körpergefühl erarbeitet werden, damit eine möglichst präzise Einstellung des Wirbelsegments möglich ist.

3.2.1 LWS

Technik nach P.E. Greenman in Bauchlage – FRS der LWS bis TLÜ
Positionierung
Die Übung beginnt in der Bauchlage, die Hände sind in Schulternähe auf der Unterlage abgestützt. Die Füße liegen flach, da sie nicht unterstützend eingesetzt werden sollen.

Ausführung

Aus der Bauchlage wird der Oberkörper langsam angehoben, bis das zu behandelnde Wirbelsegment erreicht wird. Je nach Lokalisation reicht dafür ein Unterarmstütz aus oder die Arme müssen in semiflektierter bzw. gestreckter Position sein. Die Rückenmuskeln sollen dabei entspannt werden, das Gewicht des Rumpfes wird von den Armen getragen (Abb. 3.19a). Bei langsamen, tiefen Atemzügen soll der Bauch zur Unterlage durchhängen. Wenn die Patientin im dysfunktionellen Segment einen Widerstand gegen die Extension spürt, so kann dies als Referenz genutzt werden – der Widerstand sollte im Lauf der Übung abnehmen. Alternativ kann auch der Abstand der Bauchdecke zur Unterlage zur Einschätzung des Übungserfolgs genutzt werden. Die Sphinx Position sollte für 5–7 Atemzüge gehalten werden, pro Übungseinheit sind 5–7 Wiederholungen sinnvoll.

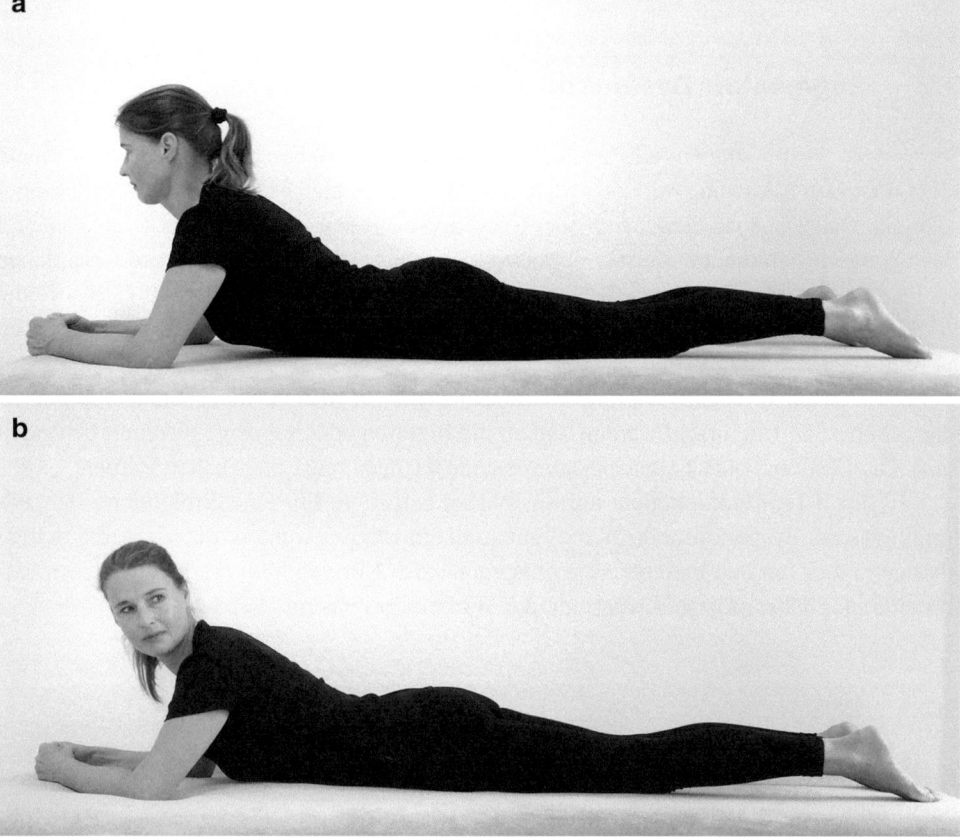

Abb. 3.19 a,b Technik nach P.E. Greenman in Bauchlage. (**a**) Automobilisation einer FRS Dysfunktion der LWS. (**b**) Abwandlung bei einem FRS rechts in der LWS. Alle drei Bewegungsgrade werden korrigiert: die Extension wird durch den Stütz mobilisiert, die Seitneige wird durch die Beinposition eingestellt, die Rotation vom Kopfende her

3.2 Segmentale Dysfunktionen der Wirbelsäule

Wirkung

Die Position der Wirbelsäule erleichtert eine Extension im betroffenen Segment. Unterstützt wird dies durch die Wirkung der Schwerkraft, eine bewusste Entspannung der Rückenmuskeln hilft bei der Mobilisation.

Abwandlung

Die Mobilisation der Seitneige kann zusätzlich erfolgen, indem die Beine in Mobilisationsrichtung verlagert werden (bei FRS rechts werden die Beine nach links gelegt). Verstärkt wird dieser Effekt durch Blick über die Schulter zur Seite der Mobilisation (Abb. 3.19b).

Technik nach P.E. Greenman im Stand – FRS der LWS bis TLÜ
Positionierung

Die Patientin steht mit dem Gesicht zur Wand, die Füße hüftbreit, die Hände auf Höhe der Schultergelenke oder etwas tiefer in Schulterbreite an der Wand abgestützt.

Ausführung

Der Bauch wird nach vorn geschoben, bis die LWS merklich in Lordose gebracht wurde (Abb. 3.20b). In dieser Stellung wird das Becken im Wechsel nach rechts und links ver-

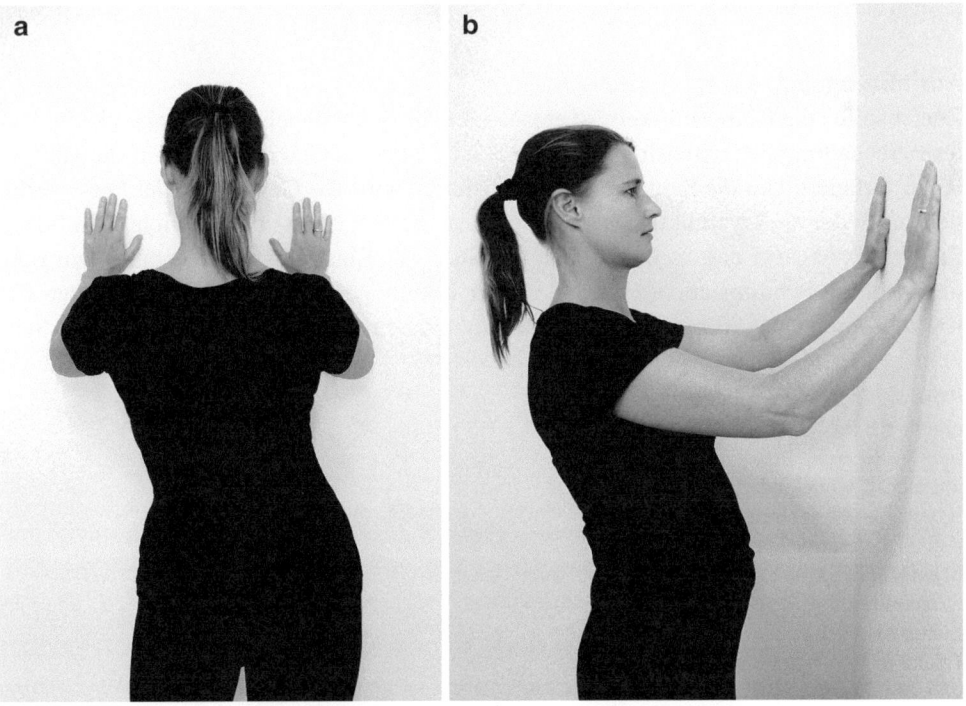

Abb. 3.20 a,b Automobilisation eines FRS in der LWS nach P.E. Greenman im Stand. (**a**) Ansicht von hinten. (**b**) In der Seitenansicht ist die Extension in der unteren LWS gut zu erkennen

schoben (Abb. 3.20a), dabei wird die Seite der Einschränkung betont. Es werden 5–7 Wiederholungen zu jeder Seite hinausgeführt.

Wirkung
Der Vorschub der LWS bringt diese in die Extension bis zum ersten Widerstand. Das horizontale Verschieben des Beckens bringt die Seitneige Komponente hinzu. Durch repetitives Bewegen wird die eingeschränkte Richtung mobilisiert.

> **Praxistipp**
> Der Bereich der Mobilisation kann noch genauer eingestellt werden, je nachdem, wie der Vorschub für die Extension ausgeführt wird. Wenn das Becken nach vorn geschoben wird, wird v. a. der Bereich L4-L5 erreicht, wenn der Bauchnabel nach vorn geschoben wird, werden bevorzugt L1-L3 in die Extension geführt.

FRS LWS bis TLÜ – abgewandelte Greenman Technik im Vierfüßlerstand
Positionierung
Die Startposition ist ein Vierfüßlerstand, in dem die Knie hüftbreit und die Hände in Schulterbreite auf der Unterlage sind. Das Gewicht wird gleichmäßig auf Arme und Beine verteilt.

Ausführung
Zuerst sollen die Rumpfmuskeln so entspannen, dass der Bauch durchhängen kann. Unter Beibehaltung der Extension in der LWS wird nun das Gewicht mehr auf die Hüftgelenke verlagert. Um die Seitneige zu mobilisieren, wird das Gewicht zu der Ferse verlagert, nach der die Dysfunktion benannt ist (also bei FRS links das Gewicht zum linken Fuß – dies bewirkt eine Seitneige nach rechts). Zur Einstellung der Rotation wird die gleichseitige Schulter abgesenkt, indem der Ellenbogen gebeugt wird (Absenken der linken Schulter bewirkt eine Rechtsrotation). Es ist dabei darauf zu achten, dass Seit-

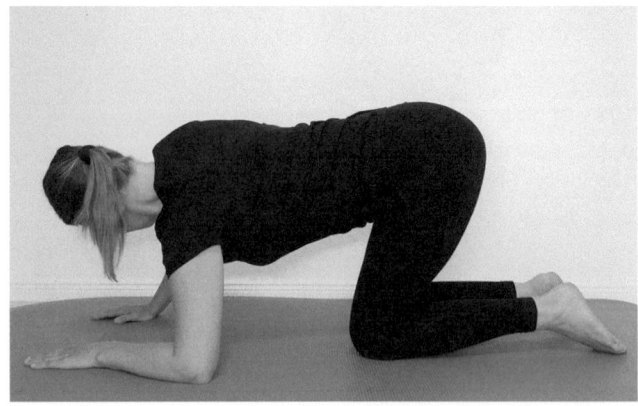

Abb. 3.21 Selbstbehandlung eines FRS links. Das Becken wird in Richtung linke Ferse abgesenkt, wobei die Extension des unteren Rückens beibehalten wird. Zur Mobilisation der eingeschränkten Rotation nach rechts wird der linke Ellenbogen gebeugt und die gleichseitige Schulter abgesenkt. Der Kopf folgt dieser Bewegung

3.2 Segmentale Dysfunktionen der Wirbelsäule

neige und Rotation das betroffene Wirbelsegment erreichen und die Extension dabei nicht aufgegeben wird. Falls nötig, kann die Rotation durch eine Drehung des Kopfes weiter verstärkt werden (Abb. 3.21).

Die Position wird 5–7 Sekunden gehalten, tiefe Atemzüge erleichtern die Mobilisation, wobei in der Ausatemphase die Entspannung in Mobilisationsrichtung betont wird. Es werden 5–7 Wiederholungen innerhalb einer Übungssequenz empfohlen.

Wirkung
Es handelt sich um eine direkte Mobilisation, bei der die Wirkung der Schwerkraft auf das betroffene Wirbelsegment genutzt wird. Der gezielte Einsatz der Atmung erleichtert das lokale Entspannen.

ERS der LWS – Abwandlung der Greenman Technik „Diagonales Hüftabsenken"
Positionierung
Die Übung beginnt im Vierfüßlerstand, die Knie sind hüftbreit und die Hände in Schulterbreite positioniert. Das Gewicht ist gleichmäßig auf Arme und Beine verteilt.

Ausführung
Zur Mobilisation wird das Gewicht mehr auf die Hüftgelenke verlagert, dabei aber schräg zu der Seite der Dysfunktion (s. Abb. 3.22: Bei ERS links erfolgt eine Gewichtsverlagerung zum linken Fuß hin, um eine Rechtsseitneige auszulösen.). Die LWS soll sich dabei entlordosieren, was bei dieser Bewegung fast automatisch passiert. Die Rotationskomponente wird durch Absenken der Schulter auf derselben Seite eingestellt (Absenken der linken Schulter bewirkt eine Rechtsrotation). Es ist dabei darauf zu achten, dass Flexion, Seitneige und Rotation das dysfunktionelle Segment erreichen. Falls nötig, kann die Rotation durch eine Drehung des Kopfes weiter verstärkt werden.

Für 5–7 Sekunden wird die Position gehalten, tiefe Atemzüge verstärken die Mobilisation. 5–7 Wiederholungen werden für eine Übungsphase empfohlen.

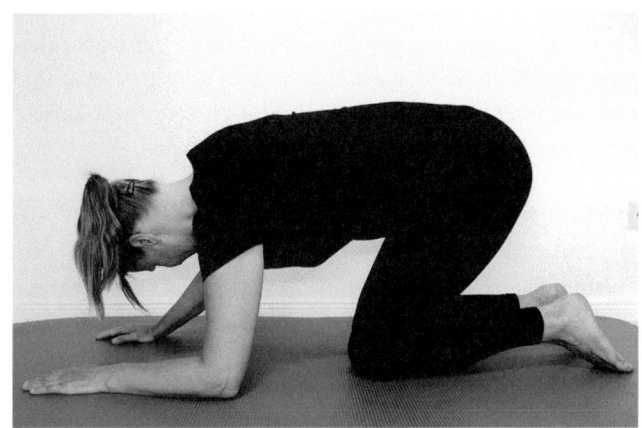

Abb. 3.22 Selbstbehandlung einer ERS Dysfunktion links in der LWS. Das Becken sinkt zur linken Ferse, wobei der untere Rücken rund gemacht wird. Dadurch werden Flexion und Seitneige mobilisiert. Das Absenken der linken Schulter führt zu einer Mobilisierung der Rechtsrotation, der Kopf folgt dieser Bewegung

Wirkung

Bei dieser Selbstübung werden die Positionierung und die Atembewegung der Wirbelsäule als mobilisierende Faktoren genutzt.

> **Praxistipp**
> P.E. Greenman hat diese Übung auch zur Selbstbehandlung einer Dysfunktion Sacrum unilateral anterior empfohlen. Auch hier unterstützen tiefe Atemzüge die Mobilisation. Da nach Greenman diese Sacrumdysfunktion häufig mit einem ERS in L5 kombiniert ist, können beide Dysfunktionen mit einer Übung behandelt werden. Eine Feineinstellung ist durch das Ausmaß der Gewichtsverlagerung, der Stärke der Rotation und durch Atemlenkung möglich.

ERS der LWS im Sitz

Positionierung

Die Patientin sitzt auf einem Stuhl oder Hocker mit fester Sitzfläche. Die Unterarme sind vor dem Körper gekreuzt, die Hände liegen vorn an den Schultern. Das Gewicht ist gleichmäßig auf beide Sitzhöcker verteilt.

Ausführung

Zur Mobilisation wird das Gewicht mehr auf eine Seite und gleichzeitig nach hinten verlagert (bei ERS rechts auf den rechten Sitzhöcker) bis das betroffene Segment erreicht wird (Abb. 3.23). Diese Position wird gehalten und der Oberkörper wird zur Gegenseite gedreht, bis auch die Rotation in dem dysfunktionellen Wirbelsegment angelangt ist. Der Kopf bleibt dabei in einer Ebene mit dem Thorax (Nase und Sternum in einer Vertikalen). Eine tiefe Einatmung in den zu mobilisierenden Bereich hinein verstärkt die Wirkung der Übung. 5–7 Wiederholungen werden für eine Übungssequenz empfohlen.

Steigerung

Die Wirkung der Übung kann noch verstärkt werden, wenn der Sitzhöcker, zu dem die Gewichtsverlagerung erfolgt, seitlich über die Kante der Sitzfläche ragt Dafür muss das Bein derselben Seite allerdings in der Hüfte gestreckt und mit den Zehen aufgestellt werden, um eine ausreichende Stabilität zu erzeugen. Zusätzlich kann die Hand der Gegenseite am Stuhl zum Festhalten genutzt werden.

Wirkung

Bei dieser Selbstübung werden die Positionierung und die Atembewegung der Wirbelsäule als mobilisierende Faktoren genutzt.

3.2 Segmentale Dysfunktionen der Wirbelsäule

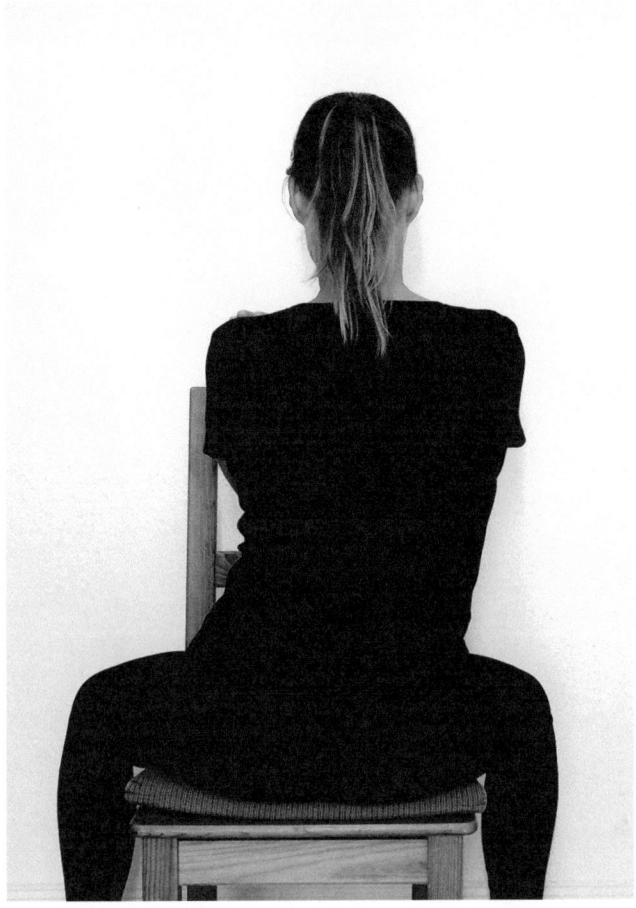

Abb. 3.23 Automobilisation eines ERS rechts in der LWS, die Flexion und Seitneige nach links sind bereits eingestellt, die Linksrotation von kranial folgt als letzte Teilbewegung

3.2.2 BWS

FRS in Höhe TLÜ – abgewandelte Greenman Technik
Positionierung
Die Patientin kniet so vor einem Stuhl, dass die Hände hinter dem Körper auf der Sitzfläche abgestützt werden und die Unterschenkel zwischen den Stuhlbeinen Platz haben. Die Knie sind hüftbreit, die Zehen aufgestellt.

Ausführung
Das Gesäß wird angespannt, das Brustbein gehoben, während die Hände durch Druck auf die Unterlage die Thoraxbewegung unterstützen (Abb. 3.24b). Es ist darauf zu achten,

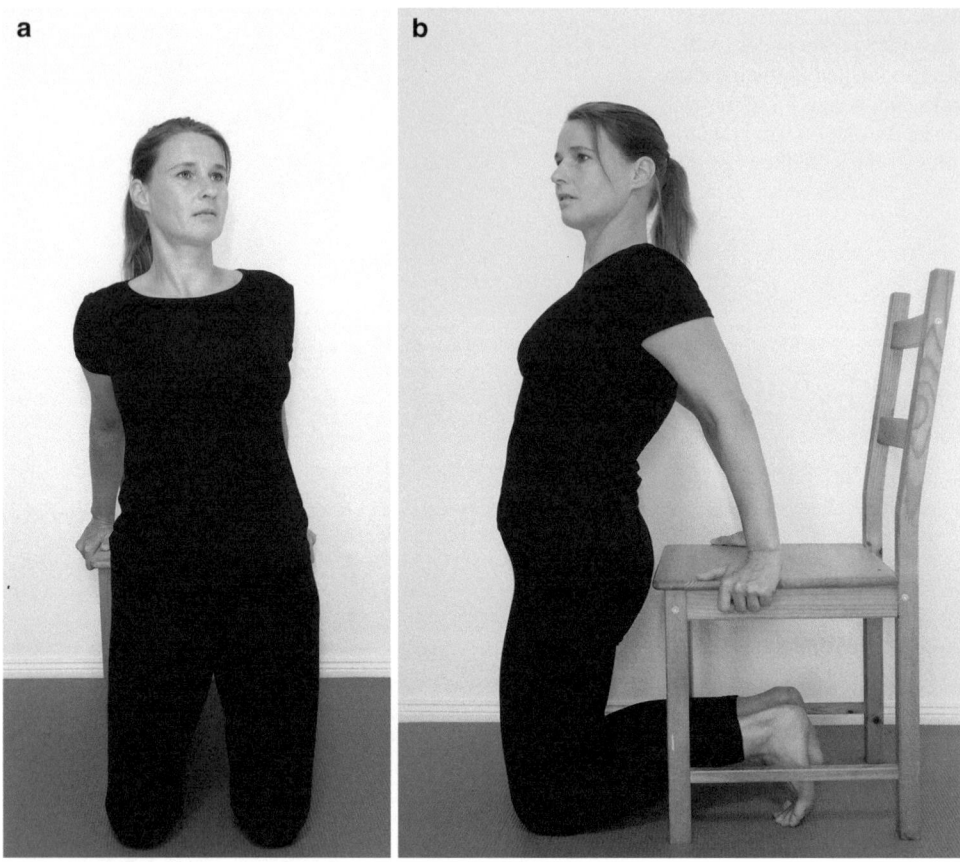

Abb. 3.24 a,b Selbstbehandlung für FRS rechts. (**a**) Das Becken ist in Rechtsrotation, der Oberkörper in Linksrotation. (**b**) Ansicht von links. Die Streckung im Bereich TLÜ ist hier gut sichtbar. Die Position der Hände am Stuhl ist abhängig von der Mobilität der Schultergelenke und sollte daher individuell gewählt werden

dass der Kopf nicht in den Nacken gelegt wird. Dann wird das Becken in Richtung der Seite der Dysfunktion gedreht, bis die Rotation auf der entsprechenden Höhe der Wirbelsäule angekommen ist (bei FRS rechts Drehung des Beckens nach rechts, als Folge ergibt sich eine Rotation nach links im betroffenen Segment, s. Abb. 3.24a). Als nächstes folgt eine Drehung vom Kopf her in die Gegenrichtung, bis sich beide Rotationsbewegungen am dysfunktionellen Segment treffen. In dieser Position wird einmal tief eingeatmet, mit der Ausatmung kehrt die Patientin in die Startposition zurück. Die Übung sollte 5–7 Mal wiederholt werden.

Wirkung
Es handelt sich um eine direkte Mobilisation. Die Gesäßspannung streckt die Hüftgelenke und hilft, die LWS neutral zu halten. Die Fixierung der Arme lenkt die Streckung in den

3.2 Segmentale Dysfunktionen der Wirbelsäule

unteren Bereich der BWS. Es ist darauf zu achten, dass bei der Kopfdrehung der Blick horizontal durch den Raum wandert. Dadurch wird eine verstärkte Extension oder Seitneige der HWS vermieden, und die Bewegung kann in die BWS weiter geleitet werden.

FRS im Bereich TLÜ und BWS – Variante im Sitz
Positionierung
Die Übung beginnt im Sitz vor einem Tisch, die Tischplatte ist mit einem Handtuch oder einer Decke abgepolstert. Die Unterarme sind dort abgelegt, die Hände liegen flach übereinander, die Stirn ist auf den Händen abgelegt. Das betroffene Segment wird in allen drei Bewegungsebenen eingestellt (Abb. 3.25).

1. Extension: Über den Abstand des Stuhls vom Tisch kann die Höhe des Segments eingestellt werden. Wenn der Rücken entspannt durchhängt, soll die größte Wirkung genau an der Stelle des betroffenen Wirbelsegments zu spüren sein.
2. Seitneige: Arme, Kopf und Rumpf werden seitlich auf dem Tisch verschoben, wobei die Bewegung parallel zur Tischkante ausgeführt werden muss. Die Bewegung wird gestoppt, sobald der obere Wirbel des betroffenen Segments erreicht wurde.

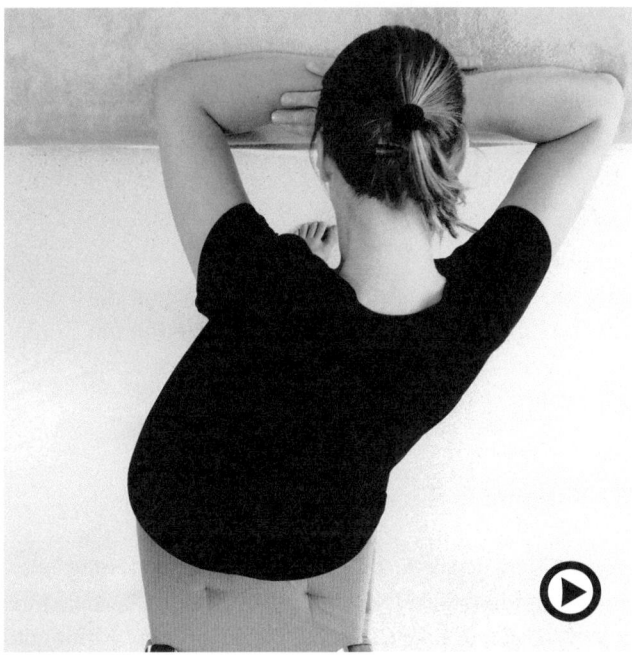

Abb. 3.25 Blick von oben auf die Automobilisation einer Dysfunktion FRS rechts im Bereich der unteren BWS. Die BWS kann bei abgelegtem Kopf gut durchhängen, durch die Verschiebung zur rechten Seite wurde die Linksseitneige eingestellt, die Drehung des Beckens nach rechts bewirkt eine Linksrotation im betroffenen Wirbelsegment. In **Video 2** wird diese Übung demonstriert (▶ https://doi.org/10.1007/000-7d0)

3. Rotation: Die Rotation wird vom Becken her eingestellt. Die Füße wandern zu derselben Seite, zu der die Seitverschiebung des Oberkörpers erfolgt ist. Dabei müssen die Knie senkrecht über den Knöcheln bleiben. Wenn die Drehung den unteren Wirbel des dysfunktionellen Segments erreicht hat, wird die Bewegung gestoppt.

Ausführung
Der Ellenbogen auf der Seite, zu der die Verschiebung erfolgt ist, drückt auf die gepolsterte Tischfläche. Die Richtung ist nach schräg unten zum Knie der Gegenseite. Die Kraft soll so dosiert werden, dass sich die Rückenmuskeln auf der Höhe des eingestellten Segments minimal anspannen. Diese Spannung 7–10 Sekunden halten, tief einatmen, dann Arm und Rücken entspannen. In der Pause eine der drei eingestellten Richtungen verstärken, also entweder mehr Durchhängen, oder die Seitverschiebung verstärken, oder die Rotation. Mit der Zeit können die Patienten spüren, in welche Richtung nach dem Entspannen mehr Freiheit besteht. 5–7 Wiederholungen pro Übungseinheit werden empfohlen.

Wirkung
Diese Muskel Energie Technik nutzt die Entspannung in die eingeschränkte Richtung nach vorheriger Anspannung in die freie Richtung. Das betroffene Segment wird korrekt eingestellt und der Druck des Ellenbogens bewirkt eine Anspannung in die Rotation der freien Richtung.

Video
Zu dieser Übung gibt es ein Video, in dem die Übung gezeigt wird (Abb. 3.25, **Video 2**).

> **Wichtig**
> Es ist darauf zu achten, dass die Verschiebung des Oberkörpers auf dem Tisch tatsächlich parallel zur Tischkante erfolgt. Patienten haben die Tendenz, wenn sie z. B. nach rechts schieben auch den rechten Ellenbogen ihrem Körper anzunähern. Die Folge ist eine Rechtsseitneige, aber bei dieser Verschiebung soll eine Linksseitneige erreicht werden.

FRS in der BWS – Variante in Rückenlage
Positionierung
Die Patientin liegt auf dem Rücken, die Beine in Stufenlagerung oder aufgestellt, die Hände im Nacken verschränkt. Dabei sollen die Hände den Nacken stützen, ohne gleichzeitig die Arteria carotis abzudrücken. Als Fulcrum liegt eine Rolle unter dem kaudalen Wirbel des betroffenen Segments. Je nach Druckempfindlichkeit kann eine etwas größere Rolle quer unter dem Wirbel liegen (Abb. 3.26), oder eine kleinere Rolle dicht neben dem Dornfortsatz auf der Seite der zu mobilisierenden Richtung (bei FRS links liegt die Rolle unter dem rechten Querfortsatz). Zur richtigen Positionierung ist die Dreieregel in der BWS zu beachten.

3.2 Segmentale Dysfunktionen der Wirbelsäule

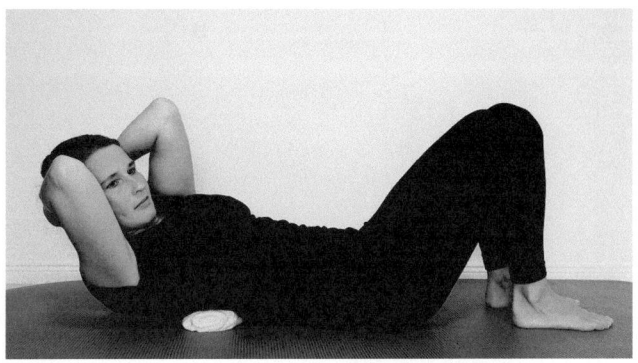

Abb. 3.26 Selbstbehandlung einer Dysfunktion FRS re in der unteren Brustwirbelsäule

Ausführung

Zum Aufbau einer Vorspannung bewegt sich die Patientin in einen Curl up in der Sagittalen, bis zur Höhe der Rolle. Die Arme dürfen helfen, aber es ist wichtig, dass die Bauchmuskeln zumindest mitarbeiten. Die Patientin verbleibt für eine tiefe Einatmung in der Position, mit der Ausatmung wird der Oberkörper wieder abgelegt.

Nach einer Serie von ca. 5 Wiederholungen wird der Curl up schräg zur freien Richtung hin ausgeführt, ohne dabei den Kontakt zu der Rolle zu verlieren. Bei der tiefen Einatmung wird die Atembewegung bewusst in das betroffene Segment gelenkt. Beim Ablegen unter Ausatmung wird die Mobilisation verstärkt, indem der Oberkörper in die eingeschränkte Rotationsrichtung gedreht wird. 5–7 Wiederholungen in der Diagonalen werden für eine Übungssequenz empfohlen.

Wirkung

Es handelt sich um eine Muskel Energie Technik mit Einsatz der Rolle als Fulcrum. Die Anspannung der Rumpfmuskeln in die freie Richtung erleichtert die anschließende Mobilisation, die Atemlenkung fazilitiert das Segment.

FRS in der BWS – abgewandelte Greenman Technik im Stand

Positionierung

Die Startposition ist der aufrechte Stand mit dem Gesicht zur Wand, der Abstand ergibt sich aus der Armlänge. Die Hände liegen auf Schulterhöhe oder etwas tiefer an der Wand, die Füße stehen hüftbreit.

Ausführung

Der Körper kippt bei gestreckten Beinen zur Wand, während die sich Arme beugen, die Bewegung soll nur in den Sprunggelenken erfolgen. Als Vorstellungsbild eignet sich „die Nase will die Wand berühren", jedoch muss ein Vorschieben des Kopfes vermieden werden (Abb. 3.27b). Gleichzeitig sollen die Schulterblätter aktiv in die posteriore Depression geführt werden. In dieser Position wird nun das Becken in Richtung der Dysfunktion gedreht, (bei FRS links dreht das Becken nach links, wie in Abb. 3.27a). Die Rotation soll bis

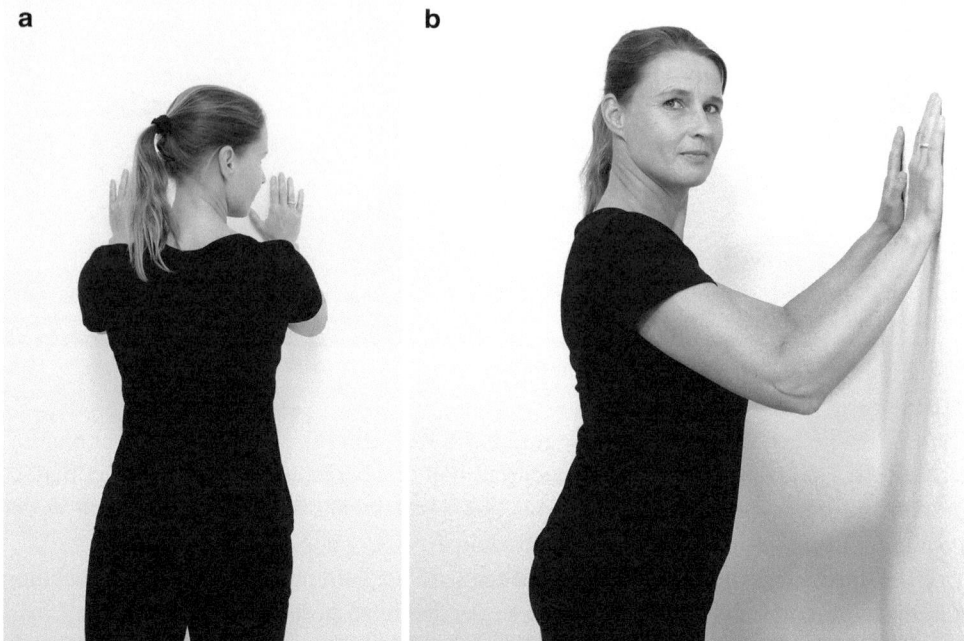

Abb. 3.27 a,b Abgewandelte Greenman Technik im Stand zur Behandlung einer FRW links in der BWS. (**a**) In der Ansicht von hinten ist die Beckendrehung nach links bei einer FRS links zu erkennen. (**b**) Seitenansicht. Der Kopf sollte nicht vorgeschoben werden

zum betroffenen Segment durchlaufen. Als nächstes dreht der Kopf in die Gegenrichtung, bis diese Rotation von kranial her das dysfunktionelle Segment erreicht. Es ist dabei darauf zu achten, dass die genannten Drehungen ohne zusätzliche Seitneige erfolgen.

Eine tiefe Einatmung fazilitiert das Segment und erleichtert so die Mobilisation. Mit der nächsten Ausatmung wird in die Startposition zurück bewegt.

Es sollten 5–7 Wiederholungen ausgeführt werden, um eine ausreichende Wirkung zu erzielen.

Wirkung
Bei dieser Übung wird die Verbesserung der Beweglichkeit durch eine direkte Mobilisation erreicht.

ERS in der BWS – Variante in Rückenlage
Positionierung
Die Patientin befindet sich in Rückenlage mit aufgestellten Beinen, die Hände sind hinter dem Kopf verschränkt (zur Selbstbehandlung der oberen BWS) oder im Nacken verschränkt (zur Selbstbehandlung der unteren BWS).

Zur Einstellung der Seitneige wandern die Beine zur Gegenseite der Dysfunktion, bis die Seitneige das betroffene Segment erreicht hat (bei ERS links wandern die Beine nach

3.2 Segmentale Dysfunktionen der Wirbelsäule

rechts). Für die Einstellung der Rotation kippen die Beine zur Seite der Dysfunktion, bis der untere Wirbel des dysfunktionellen Segments erreicht wurde (bei ERS links kippen die Beine nach links). Es kann hilfreich sein, die Knie dort zu unterlagern, damit keine zusätzliche Spannung aufgebaut wird.

Ausführung
Die Arme heben den Kopf und damit den Oberkörper an, bis die Flexion das betroffene Segment erreicht. Zunächst können ein paar Wiederholungen in der Sagittalen ausgeführt werden. Danach soll der Rumpf mit Rotation in die eingeschränkte Richtung angehoben werden. Die Bauchmuskeln sollen dabei nicht zusätzlich aktiviert werden, eine zu starke Spannung der Rumpfmuskeln erschwert die Wahrnehmung der Barriere. In der Flexionsposition an der aktuellen Barriere erfolgt eine tiefe Einatmung mit bewusster Atemlenkung in das betroffene Wirbelsegment (Abb. 3.28). Mit der Ausatmung wird der Oberkörper wieder abgelegt.

Insgesamt sollten 5–7 Wiederholungen der Mobilisation mit Rotation ausgeführt werden, damit die Übung erfolgreich ist.

Wirkung
Durch die Positionierung und die Flexion mit Rotation wird das Segment in allen Bewegungsebenen mobilisiert. Je nach Stärke der Störung kann es nötig sein, die Rotationskomponente von kranial her zunächst weg zu lassen. Es handelt sich um eine direkte Mobilisation, wobei die Atembewegung der Wirbelsäule als unterstützender Faktor eingesetzt wird.

ERS in der BWS – Variante im Sitz
Positionierung
Die Übung beginnt im Sitz auf dem Stuhl, die Beine stehen in Hüftbreite. Auf der Seite der Dysfunktion wird der Arm gebeugt angehoben, bis der Ellenbogen auf einer Höhe mit dem betroffenen Segment ist, die Hand wird an der gegenüber liegenden Schulter abgelegt. Die andere Hand umgreift den Ellenbogen, so dass das Gewicht des Armes von ihr getragen wird.

Abb. 3.28 Automobilisation einer Dysfunktion ERS links in der oberen BWS

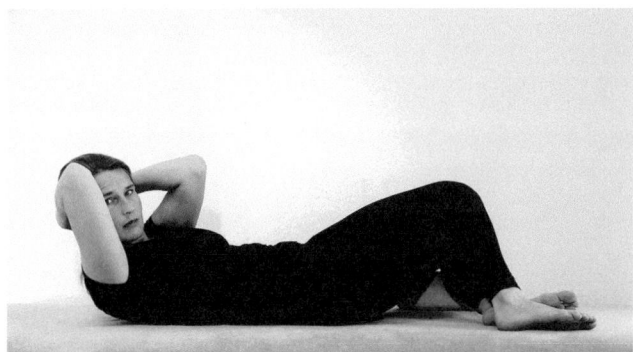

Der Kopf sinkt schräg nach vorn-unten, von der betroffenen Seite weg, bis die Bewegung das dysfunktionelle Segment erreicht (Abb. 3.29).

Ausführung

Der Ellenbogen wird mit wenig Kraft rhythmisch gegen den Widerstand der haltenden Hand genau horizontal nach außen gedrückt. Dies soll eine kleine Anspannung des Rückenstreckers am zu mobilisierenden Gelenk auslösen. 5–7 Wiederholungen sollen ausgeführt werden. In der Pause wird überprüft, ob der Kopf weiter nach schräg-vorn-unten sinken kann, ohne dass die Bewegung unterhalb des betroffenen Segments ausgeführt wird. Insgesamt 5–7 Mal sollte diese Übung wiederholt werden.

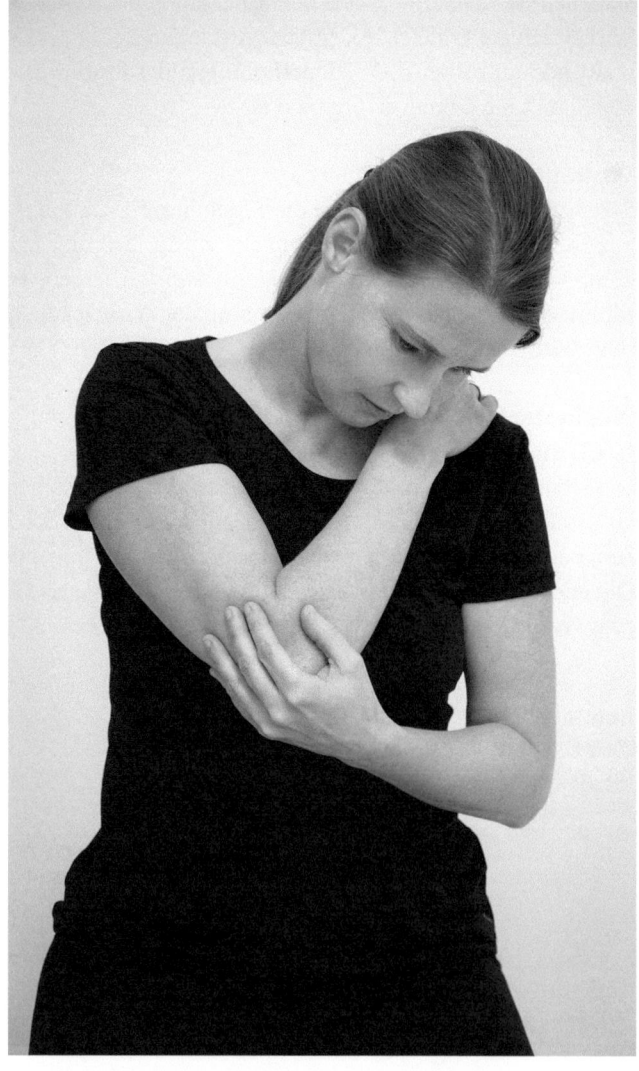

Abb. 3.29 Selbstbehandlung einer Dysfunktion ERS rechts. Vom Kopf her wurde die Rotation und Seitneige nach links eingestellt. Über den Druck des rechten Ellenbogen nach lateral wird eine Anspannung der tiefen Anteile des Musculus erector spinae im betroffenen Segment in die freie Richtung bewirkt

3.2 Segmentale Dysfunktionen der Wirbelsäule

Wirkung

Bei dieser Muskel Energie Technik wird Muskelzug genutzt, um das Wirbelgelenk zu mobilisieren.

Für Th2-Th5 sind es v. a. die Musculi rhomboidei und der transversale Anteil des Musculus trapezius, für die Brustwirbel ab Th7 abwärts ist hautsächlich der Musculus latissimus dorsi mobilisierend wirksam. Durch die Voreinstellung von kranial wird gesichert, dass die größte Wirkung der Muskelspannung am betroffenen Segment ansetzt.

ERS in der BWS – Variante im Sitz nach K. Lewit
Positionierung

Die Patientin sitzt auf einem Stuhl mit fester Sitzfläche, die Beine stehen hüftbreit auseinander. Unter das Becken wird auf der Gegenseite der Dysfunktion ein festes Polster gelegt, wodurch eine Seitneige in die blockierte Richtung induziert wird (bei ERS rechts wird das linke Becken unterlagert). Mit der Höhe des Polsters kann der Scheitelpunkt der Seitneige eingestellt werden. Die Hände liegen im Nacken, die Ellenbogen zeigen nach vorn-außen.

Ausführung

Die Ellenbogen werden in Verlängerung der Oberarmlängsachse vom Körper weg geschoben und die BWS kyphosiert, bis das betroffene Segment in aktuell möglicher Flexion angekommen ist. Danach wird vom Kopfende her eine Rotation in Richtung der zuvor eingestellten Seitneige ausgeführt, bis die Drehung am dysfunktionellen Segment angelangt ist (Abb. 3.30). In dieser Position erfolgt eine tiefe Einatmung, mit der Ausatmung kehrt die Patientin in die Ausgangsposition zurück. Die Übung sollte 5–7 Mal wiederholt werden.

Wirkung

Es handelt sich um eine direkte Mobilisation, wobei die Atembewegung der Wirbelsäule als unterstützender Faktor genutzt wird.

ERS in der oberen BWS – abgewandelte Greenman Technik im Stand
Positionierung

Die Übung beginnt im Stand mit Blick zur Wand, die Hände stützen vor den Schultern, die Arme sind gestreckt. Die Beine stehen hüftbreit auseinander.

Ausführung

Zunächst wird die selbe Bewegung ausgeführt wie zur Selbstmobilisation eines FRS, der Körper bewegt sich Richtung Wand, die Schulterblätter nähern sich der Wirbelsäule, die BWS wird in Extension gebracht. Von dort aus drücken sich die Arme wieder weg, die zuvor gebeugten Ellenbogen strecken sich, die Schultern werden protrahiert, während Kopf und Nacken gebeugt werden. Zusammen mit einer tiefen Einatmung wird die obere BWS zur Decke gezogen, damit wird die Flexion mobilisiert (gut sichtbar in Abb. 3.31b). Zur Verbesserung der Seitneige wird das Ohr zur Schulter geführt (bei ERS rechts, das

Abb. 3.30 Automobilisation einer ERS Dysfunktion rechts nach Lewit. Die Unterlagerung des Beckens erleichtert die Einstellung der Seitneige links, die Einstellung der Flexion erfolgt über die Bewegung der Ellenbogen nach links-vorn, die Einstellung der Rotation über die Kopfdrehung

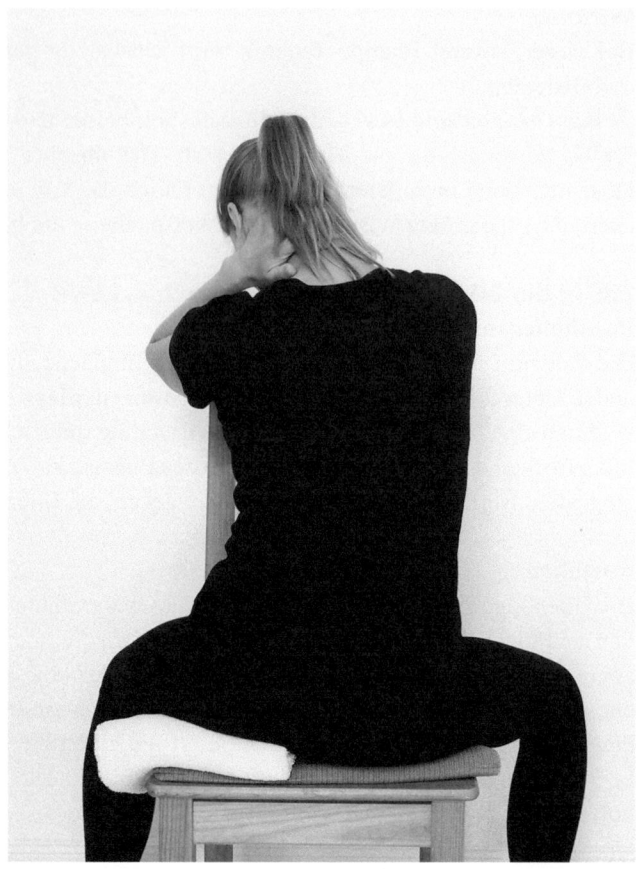

linke Ohr zur linken Schulter s. Abb. 3.31a, b), für die Einstellung der Rotation wird das Becken gedreht (bei ERS rechts Rotation des Beckens nach rechts, s. Abb. 3.31a). Mit der Ausatmung kehrt die Patientin in die Startposition zurück.

Es sollten 5–7 Wiederholungen innerhalb einer Übungssequenz durchgeführt werden.

Wirkung
Bei dieser Eigenübung handelt es sich um eine direkte Mobilisation, die tiefe Einatmung unterstützt die Flexionsbewegung der BWS.

Rotationsmobilisation der BWS – abgewandelte Greenman Technik
Positionierung
Die Startposition ist der Sitz auf dem Hocker oder Stuhl, mit möglichst aufrechter Wirbelsäule („Den Rücken lang machen"). Für die Mobilisierung der Linksrotation wird der Oberkörper bis zum ersten Widerstand nach links gedreht, soweit die Aufrichtung nicht

3.2 Segmentale Dysfunktionen der Wirbelsäule

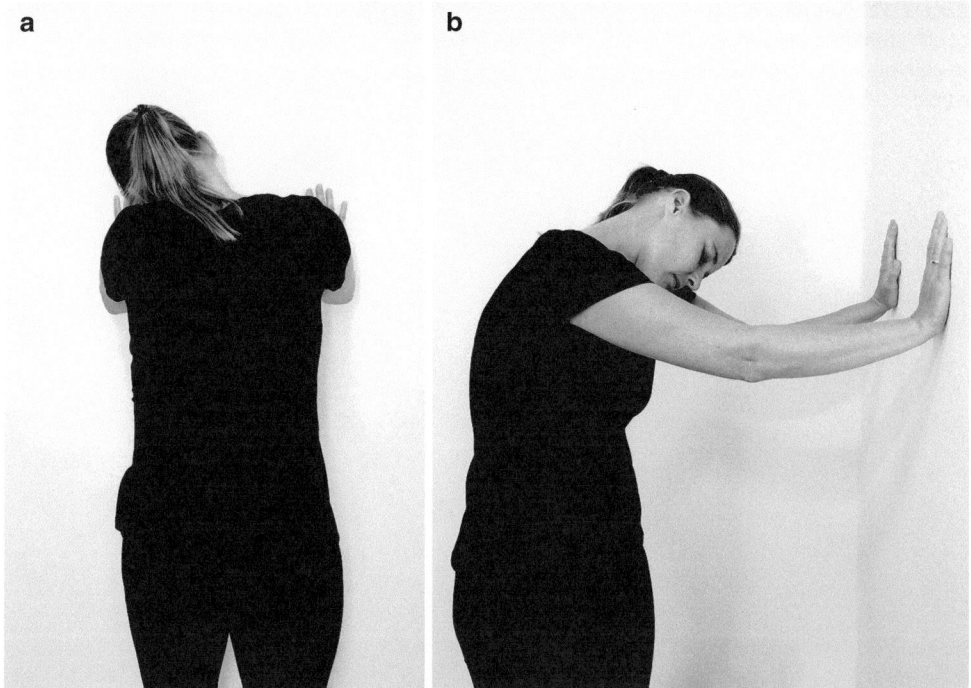

Abb. 3.31 a,b Übung zur Selbstbehandlung einer Dysfunktion ERS rechts im Stand vor der Wand (abgewandelte Greenman Technik). (**a**) Ansicht von hinten. (**b**) In der seitlichen Ansicht ist die Flexion in der oberen BWS gut zu erkennen

aufgegeben werden muss. Dann legt sich die rechte Hand außen an den linken Oberschenkel, die linke Hand greift hinter dem Rücken an die Sitzfläche oder legt sich mit dem Handrücken ans Gesäß. Die Arme sollen dabei nahezu gestreckt sein, die Schulterbewegungen dürfen nur so groß sein, dass die aufrechte Haltung nicht gestört wird (Abb. 3.32).

Ausführung
Nun drücken beide Hände gegen ihre Kontaktpunkte, was eine Anspannung der Rumpfmuskeln zur Folge hat. Diese isometrische Anspannung der Arme mit mittlerer Kraft soll 5–7 Sekunden gehalten werden. In der Pause wird die Entspannung der Rumpfmuskeln genutzt, um weiter in die Rotation zu gehen, soweit der Oberkörper dabei aufrecht bleibt. Innerhalb einer Übungsrunde sollten 5–7 Wiederholungen ausgeführt werden.

Wirkung
Diese klassische Muskel Energie Technik nutzt die isometrische Anspannung in die freie Richtung bei vorheriger Einstellung der Wirbelsäule an die aktuelle Barriere.

Abb. 3.32 Automobilisation bei Dysfunktion der BWS in Rechtsrotation (Linksrotation ist eingeschränkt)

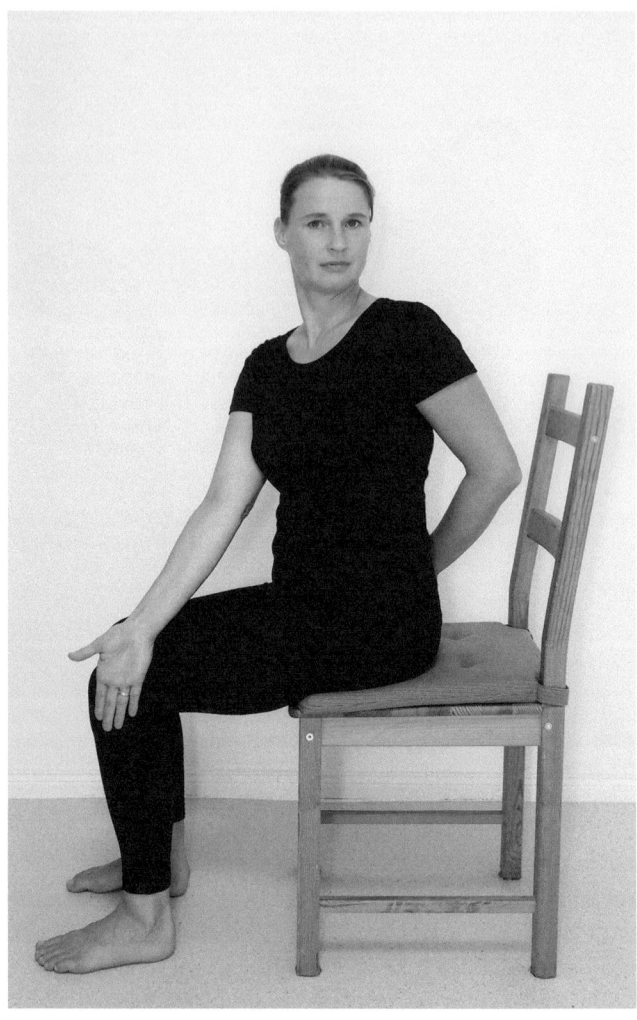

3.2.3 HWS

CTÜ in FRS – Automobilisation im Überhang
Positionierung
Die Patientin liegt auf dem Rücken, die Beine sind aufgestellt oder lang ausgestreckt, der Hals ragt über die Kante von Bett oder Couch hinaus. Hölzerne oder metallene Bettrahmen müssen abgepolstert werden, die Kante eines Sofas muss hingegen fest genug sein, damit die Übung dort ausgeführt werden kann. Das betroffene Segment muss über die Kante ragen, oft ist es besser, wenn die Kante einen Wirbel berührt, der ein bis zwei Segmente tiefer liegt (s. Abb. 3.33).

3.2 Segmentale Dysfunktionen der Wirbelsäule

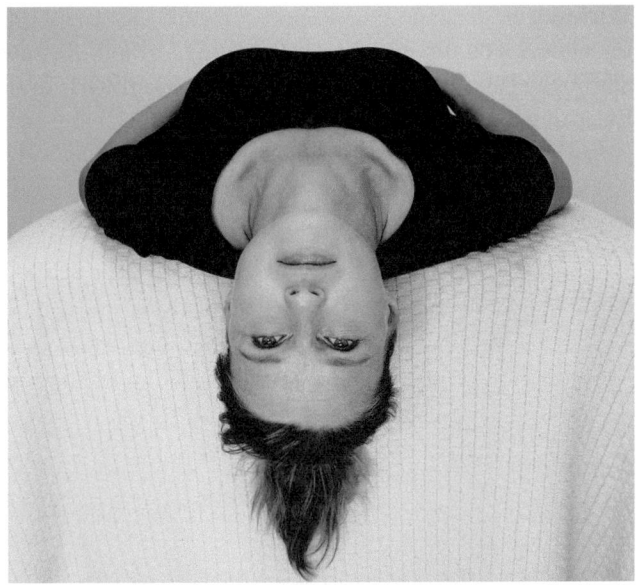

Abb. 3.33 Selbstbehandlung einer FRS Dysfunktion im Bereich CTÜ, hier ohne Rotations- und Seitneige-Einstellung. Bei dieser Patientin ist der Bereich bereits recht mobil, weshalb eine Sicherung mit den Händen nicht mehr nötig ist

Die Hände sind unter dem Kopf gefaltet und tragen zunächst das Gewicht, während die HWS horizontal positioniert ist.

Ausführung
Aus der Horizontalen wird der Kopf in der Mittellinie angehoben, wobei die Hände nur wenig helfen sollen. Das Kinn bewegt sich dabei zur Decke, der Blick geht senkrecht nach oben. Sollte dies nicht schmerzfrei möglich sein, kann die HWS auch flektiert werden, als Anweisung gilt dann „Kinn Richtung Brustbein, Blick zu den Füssen".

Die Hände lassen allmählich nach und der Kopf kann nun herunter hängen. Es ist dabei wichtig, die Halsmuskeln zu entspannen, damit das Gewicht des Schädels eine Traktion auf die Halswirbelsäule ausübt. Die Hände bleiben in der Nähe des Kopfes, um bei eventuell auftretenden Schmerzen oder Schwindel sofort den Kopf greifen zu können.

Nach ein paar Wiederholungen in der Sagittalen wird die Rotation in die eingeschränkte Richtung zusätzlich eingestellt. Dafür wird der Kopf **in der angehobenen Position nur um 30–45° gedreht,** danach sinkt er in den Überhang. **In der hängenden Position wird die Drehung nicht verändert!**

Es hat sich als günstig erwiesen, die Arme mit locker gebeugten Ellenbogen ebenfalls im Überhang zu lassen. Falls dies in den Schultern Schmerzen auslöst, sollten die Arme schräg nach oben in Richtung Kopfende gehalten werden, so dass das Gewicht der Arme die Schultern auf die Unterlage drückt. Dies erleichtert die Mobilisation und verhindert Schmerzen in der HWS.

5–7 Wiederholungen sollten innerhalb einer Übungssequenz ausgeführt werden.

Wirkung

Es handelt sich um eine Muskel Energie Technik, bei der die Muskelanspannung durch eine Bewegung gegen die Schwerkraft erzielt wird. In der Mobilisationsphase wird die Entspannung mit der Schwerkraft genutzt. Die Übung erscheint vielen Patienten zunächst gefährlich, wenn aber alle Kontraindikationen beachtet werden und eine schmerzfreie Ausführung möglich ist, kann hier sehr effektiv gegen Beschwerden im CTÜ gearbeitet werden.

> **Wichtig**
> Diese Selbstübung darf nur angeleitet werden, wenn es keine Anzeichen für eine Durchflußstörung der A. vertebralis gibt. Im Rahmen der Behandlung ist dies durch den **de Kleyn-Test** (auch A. vertebralis-Test genannt) abzuklären. Im Zweifelsfall ist die weniger wirksame, aber völlig ungefährliche Variante im Sitz nach K. Lewit eine gute Alternative.

CTÜ in FRS – Variante mit abgelegtem Kopf

Positionierung

Die Ausgangsstellung erinnert an die Automobilisation eines FRS in der BWS. Die Seitneige im betroffenen Segment wird über ein seitliches Verschieben des Kopfes auf dem Unterarm eingestellt, für die Mobilisation eines FRS rechts schiebt der Kopf nach rechts. Für die Rotation dreht der Kopf in die eingeschränkte Richtung, ohne sich von dem Arm abzuheben. Diese Übung verlangt ein gutes Gespür für Bewegung und Position der Wirbelsäule, aber sie hat den Vorteil, dass durch die Lagerung kaum Haltearbeit im Bereich von HWS und BWS nötig ist (Abb. 3.34).

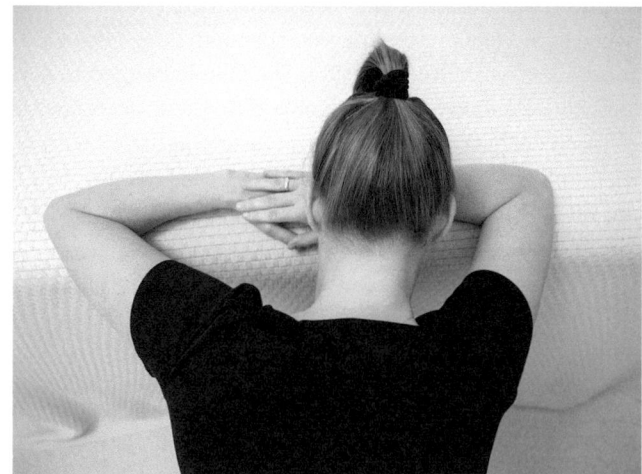

Abb. 3.34 Automobilisation für FRS rechts im Bereich CTÜ. Der Abstand zur Ablage muss so gewählt werden, dass die Extension im betroffenen Bereich unterstützt wird, ohne dass dabei die weiter kranial gelegenen Abschnitte der HWS in Überstreckung geraten

Ausführung

Der Kopf drückt mit minimaler Kraft auf den Unterarm, als würde sich die Stirn nach schräg-unten zur freien Richtung bewegen wollen. Es soll lediglich eine kleine Anspannung im Erector spinae am dysfunktionellen Segment ausgelöst werden. Diese Spannung wird für 7–10 Sekunden gehalten.

Nach dem Entspannen rutscht der Arm mit dem darauf abgelegten Kopf weiter auf die Bank. Dabei ist darauf zu achten, dass die Streckung nur im Bereich CTÜ erfolgt, weder in der HWS noch in der BWS darf ausgewichen werden. Falls die Patientin ein Lockerlassen in Richtung Seitneige oder Rotation verspürt, dürfen auch diese Bewegungsrichtungen verstärkt werden.

5–7 Wiederholungen sollten innerhalb einer Übungsrunde ausgeführt werden.

Wirkung

Es handelt sich um eine Muskel Energie Technik.

CTÜ in FRS – Automobilisation im Sitz nach K. Lewit

Positionierung

Die Übung beginnt im Sitz auf einem Stuhl mit harter Lehne. Die Oberkante derselben sollte gerade noch den Dorn des unteren Partnerwirbels des betroffenen Segments berühren. Die Unterarme sind locker auf den Oberschenkeln abgelegt, die Beine stehen hüftbreit, die Füße stehen flach auf dem Boden.

Ausführung

Nun wird der Kopf im Wechsel nach vorn und wieder zurück bewegt, als würde sich das Kinn auf einer horizontalen Platte verschieben. Die meisten Patienten müssen diese Bewegung zunächst einüben, z. B. indem sie ihre flachen Hände vor das Kinn legen und zunächst einmal darauf eine rutschende Bewegung ausführen.

Wichtig ist, dass bei der Bewegung nach dorsal das Kinn zur Kehle geführt wird, damit die HWS sich tatsächlich aufrichten kann, und dass die Bewegung ausreichend groß ist, bis ein Druck auf den Dorn des unteren Partnerwirbels ausgeübt wird (Abb. 3.35a, b). Mit der Zeit kann sich auch die Eigenwahrnehmung der Patientin soweit verbessern, dass die Dorsalverschiebung des oberen Partnerwirbels spürbar wird.

Mindestens 5–7 Wiederholungen müssen ausgeführt werden, damit die Mobilisation wirksam ist.

Wirkung

Bei dieser Übung wird eine direkte Mobilisation ausgeführt, wobei die Kante der Stuhllehne als Fulcrum eingesetzt wird.

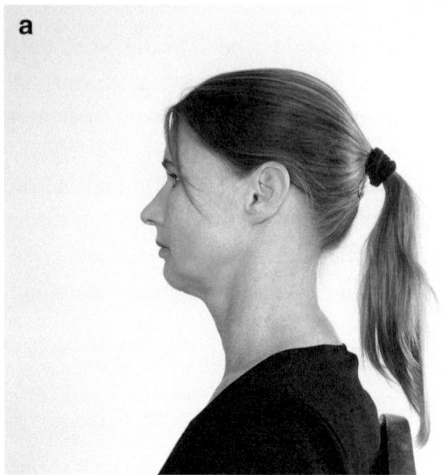 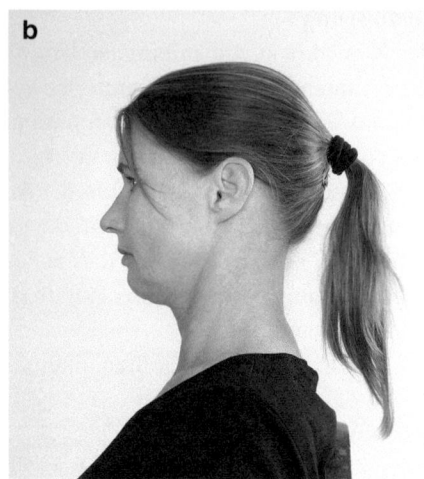

Abb. 3.35 a,b Selbstbehandlung einer FRS Dysfunktion im Bereich CTÜ, ohne Mobilisation von Seitneige oder Rotation. (**a**) Hals in entspannter Aufrichtung. (**b**) Mobilisation der Extension durch aktive Aufrichtung des Nackens („Kinn zur Kehle"). Die Oberkante der Stuhllehne wirkt als Gegenhalt

CTÜ Rotationsmobilisation nach K. Lewit
Positionierung

Die Patientin sitzt auf einem Stuhl oder Hocker. Der obere Partnerwirbel des betroffenen Segments wird mit Zeige- und Mittelfinger an seinem Dorn umfasst, so dass eine Drehung in die eingeschränkte Richtung über den Zug der Finger erfolgen kann (Drehung des Dorn nach links bewirkt eine Rotation des Wirbels nach rechts). Der untere Partnerwirbel wird mit den entsprechenden Fingern der anderen Hand umfasst, um dort einen Gegenhalt auszuüben.

Die Oberarme werden dabei nahezu horizontal gehalten. Auf der Seite, die den oberen Wirbel hält, wird der Ellenbogen auf einem festen, aber gepolsterten Möbelstück abgelegt (Abb. 3.36).

Ausführung

Der unterlagerte Ellenbogen führt nun einen wiederholten, isometrischen Druck nach unten aus, der von den Fingern auf den Wirbel übertragen wird. Es kann mit kleiner bis mittlerer Kraft gearbeitet werden. Wichtig ist, dass in der Schulter, in der Hand und am mobilisierten Wirbel keine Schmerzen auftreten und die untere Hand den kaudalen Partnerwirbel ausreichend fixieren kann. (Eine gewisse Druckdolenz ist am Dorn eines dyfunktionellen Wirbels zu erwarten und sollte deshalb kein Anlass zur Sorge sein.) 3–5 Serien mit jeweils 5 isometrischen Anspannungen werden für diese Übung empfohlen.

3.2 Segmentale Dysfunktionen der Wirbelsäule

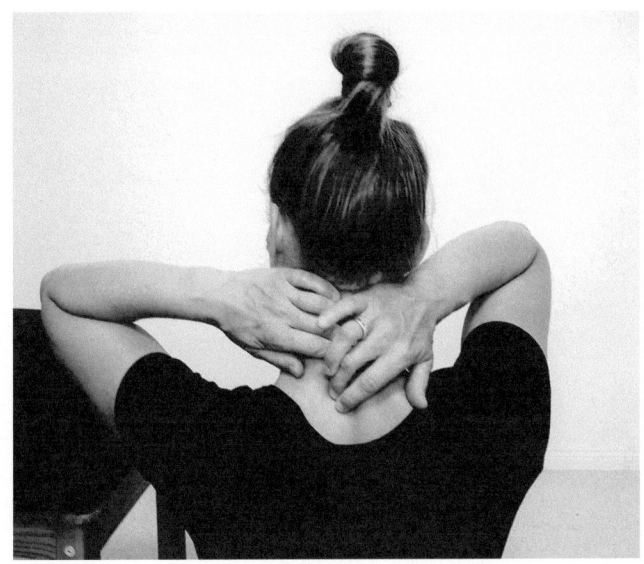

Abb. 3.36 Automobilisation von C5 gegen C6 in Richtung Rechtsrotation. Der Dorn des 5. Halswirbels wird nach links gedreht, was eine Rotation des Wirbels nach rechts bewirkt. Die rechte Hand hält am Dornfortsatz von C6 auf der linken Seite dagegen

Steigerung
Es ist möglich, die Wirkung zu verstärken, indem der Kopf in die zu mobilisierende Richtung gedreht wird, bis der untere Partnerwirbel gerade die Bewegung mitmachen will. Dann wird in dieser Position die Übung wie oben beschrieben ausgeführt. In der Variante nach Lewit hingegen bleibt die HWS die ganze Zeit in Rotationsnullstellung.

Wirkung
Es handelt sich um eine direkte Mobilisation.

FRS in der HWS – Greenman Technik im Sitz
Positionierung
Die Übung wird im Sitz auf dem Stuhl ausgeführt. Eine Hand liegt im Nacken, die Kleinfingerkante umfasst den unteren Partnerwirbel des betroffenen Segments von dorsal-lateral auf der Seite, zu der die Mobilisation erfolgen soll (bei FRS links den rechten Gelenkfortsatz, s. Abb. 3.37b). Die Schulter sollte dabei soweit wie möglich entspannt werden.

Ausführung
Rotation, Seitneige und Extension werden vom Kopf her bis zum dysfunktionellen Segment ausgeführt, die Hand im Nacken stabilisiert den unteren Partnerwirbel. Der Blick geht dabei nach außen-oben (s. Abb. 3.37a). Für 5–7 Sekunden wird in dieser Position verharrt, während die Blickrichtung beibehalten wird. Es sollten 5–7 Wiederholungen pro Übungseinheit durchgeführt werden.

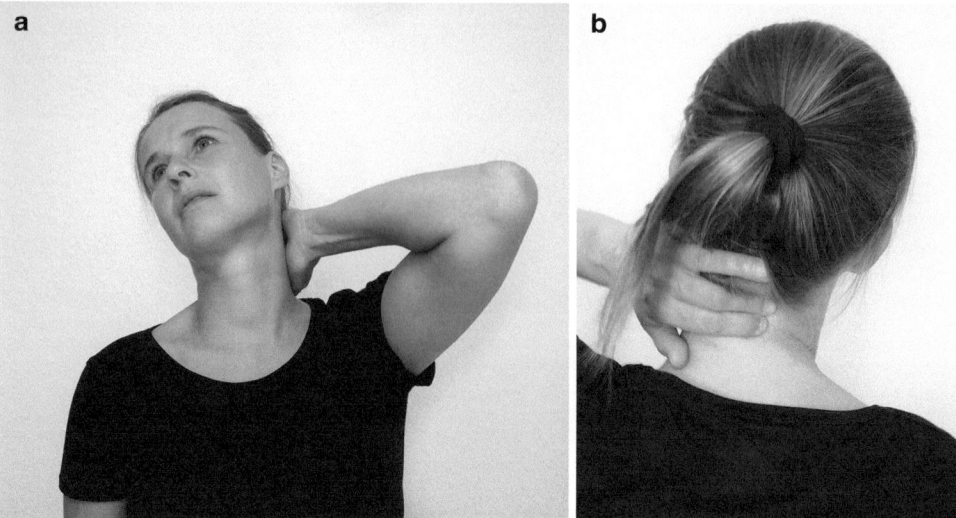

Abb. 3.37 a,b Selbstübung bei FRS links in der HWS. (**a**) Die Blickführung unterstützt die Mobilisation in Richtung ERS rechts. (**b**) Detail der Handposition: die Finger umgreifen den unteren Wirbel des betroffenen Segments, so dass der Gelenkfortsatz fixiert ist

Wirkung
Bei dieser direkten Mobilisation wird die Handkante als Fulcrum eingesetzt und über die Blickführung eine Fazilitation der Nackenstrecker erreicht.

ERS der HWS im Sitz – Greenman Technik
Positionierung
Die Startposition ist ein aufrechter Sitz auf dem Stuhl mit hüftbreit gestellten Beinen, die Füsse sollen mit der ganzen Sohle Bodenkontakt haben. Der Kopf wird in die eingeschränkte Richtung geführt (also bei einem ERS rechts in die Beugung sowie Rotation und Seitneige nach links, bis die Bewegung im betroffenen Segment angelangt ist. Die Hand der Seite zu der die Rotation erfolgt ist umgreift den oberen Partnerwirbel des dysfunktionellen Segments von dorsolateral. Der untere Partnerwirbel soll dabei frei bleiben.

Ausführung
Die Schulter der haltenden Hand wird entspannt, wodurch das Gewicht des Armes über die Hand auf den oberen Partnerwirbel übertragen wird. Es ist wichtig, dass keine Kraft aus Hand- oder Armmuskeln zur Mobilisation eingesetzt wird. Der Zug an der HWS muss schmerzfrei sein, da sonst eine Schutzspannung aufgebaut wird und die Technik unwirksam ist oder sogar die Dysfunktion verstärkt. In dieser Position wird für 5–7 Sekunden verharrt, der Blick geht dabei nach vorn-unten (Abb. 3.38). In der Pause wird der Kopf aufrecht gehalten, anschließend kann die nächste Wiederholung an der neuen Barriere ausgeführt werden. Insgesamt 5–7 Wiederholungen sollten von dieser Technik durchgeführt werden.

3.2 Segmentale Dysfunktionen der Wirbelsäule

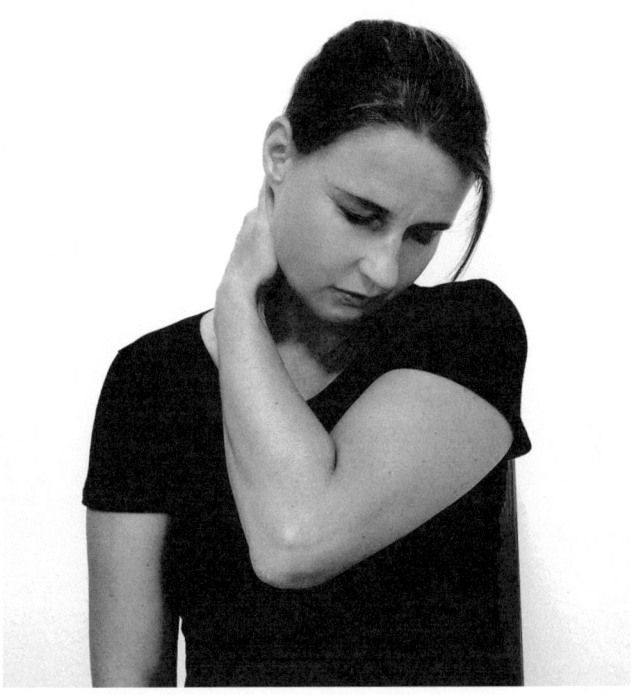

Abb. 3.38 Automobilisation einer Dysfunktion ERS rechts. Ein aktiver Zug des Armes ist zu vermeiden. Es genügt, das Armgewicht zur Mobilisierung einzusetzen. Die Finger umgreifen den betroffenen Wirbel

Wirkung
Es handelt sich hier um eine direkte Mobilisation, wobei der Arm als Gewicht eingesetzt wird.

Atlanto-Axial-Gelenk im Sitz – Greenman Technik
Positionierung
Die Übung beginnt im aufrechten Sitz auf einem Stuhl oder Hocker, die Knie und Füße stehen hüftbreit, die Fußsohlen haben einen flächigen Kontakt zum Boden. Zur besseren Stabilisierung umgreifen die Hände neben den Hüftgelenken die Kante der Sitzfläche.

Ausführung
Zuerst wird der Oberkörper aufgerichtet, bis sich die Arme strecken, dadurch bremsen die Arme eine weitere Bewegung und der Rumpf wird stabilisiert. Die Beine können das unterstützen, indem die Fersen leicht in den Boden gedrückt werden.
  Danach wird die HWS um ca. 45° gebeugt, um zu verhindern, dass die folgende Rotation in den Segmenten C2-C7 ausgeführt wird. Unter Beibehaltung dieser Flexion wird nun der Kopf in die eingeschränkte Rotationsrichtung gedreht, bis die aktuelle Barriere erreicht ist. Dabei ist darauf zu achten, dass der Körper von den Füssen bis zum Schultergürtel ruhig gehalten wird. Die Rotation soll sich auf die obere HWS beschränken (Abb. 3.39). An der Barriere angekommen wird eine tiefe Einatmung ausgeführt, nach der Ausatmung kehrt der Kopf zur Ausgangsposition zurück. Es wird empfohlen, die Beugung und Drehung nacheinander auszuführen – für den Rückweg in umgekehrter Reihenfolge.

Abb. 3.39 Selbstbehandlung einer Dysfunktion des AA-Gelenks in Linksrotation

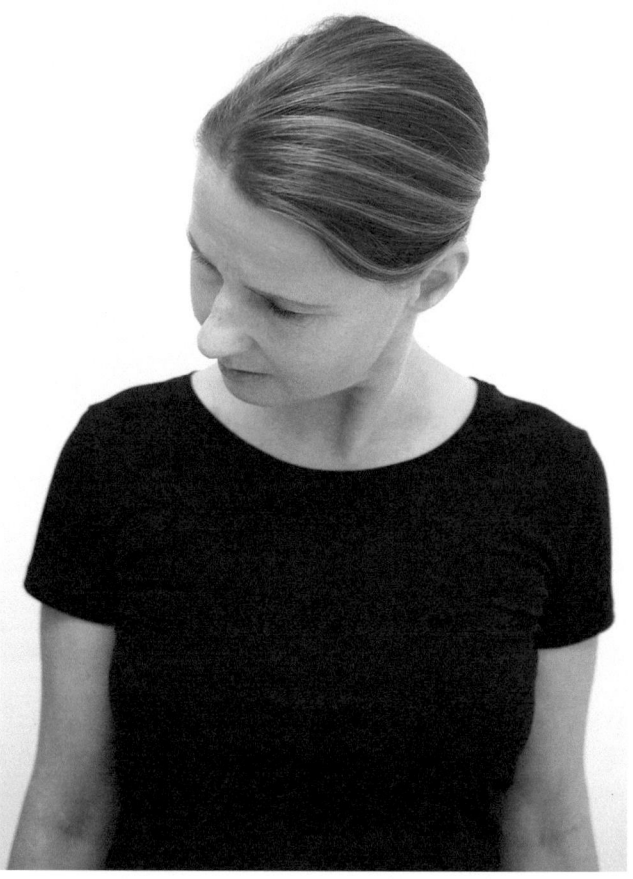

5–7 Wiederholungen sind in der Regel ausreichend um die gewünschte Wirkung zu erzielen.

Wirkung

Das langsame wiederholte Bewegen an die Barriere heran führt zu einer Mobilisation. Die Atemführung fazilitiert die Muskulatur und verstärkt dadurch die Wirkung.

> **Wichtig**
> Im Atlanto-Axial-Gelenk findet fast ausschließlich Rotation statt. Funktionsstörungen in diesem Gelenk sind dementsprechend Rotationsdysfunktionen. Die Flexion zu Beginn der Übung soll nur eine Mitbewegen der kaudalen HWS Segmente verhindern und die Mobilisation auf das Segment C1-C2 fokussieren.

3.2 Segmentale Dysfunktionen der Wirbelsäule

Atlanto-Axial-Gelenk in der Rückenlage

Positionierung

Die Patientin liegt auf dem Rücken, die Beine liegen flach, die Knie können zur besseren Entspannung unterlagert sein. Die Hände liegen übereinander unter dem Hinterhaupt, dabei sollen die Finger nicht verschränkt sein.

Ausführung

Die Hände heben den Kopf an, bis eine Beugung von 45° in der HWS erreicht wurde (dadurch wird die folgende Rotation auf das Atlanto-Axialgelenk fokussiert). Dabei sollen die Finger möglichst entspannt bleiben, die Kraft kommt aus den Oberarmen. Die Halsmuskeln sollen nicht helfen, vielmehr sollte die Wahrnehmung auf die Nackenstrecker gerichtet sein, damit eine mögliche Gegenspannung oder eventuelle Schmerzen rechtzeitig erspürt werden können. Die Bewegung muss schmerzfrei möglich sein, um die Technik ohne jede Schädigung ausführen zu können.

Wenn die 45° Flexion problemlos erreicht wurden, soll nun eine Drehung in die eingeschränkte Richtung erfolgen. Dabei dreht der Kopf um die im Raum schräg stehende Achse der HWS. Die Drehung wird von den Armen geführt, d. h. für eine Drehung nach rechts schiebt der linke Ellenbogen in Verlängerung der Unterarmlängsachse vom Körper weg. Der Kopf rollt wie in einem Drehlager, ohne Anspannung der Halsmuskeln (Abb. 3.40). An der ersten Barriere stoppt die Bewegung. Nach einer tiefen Ein- und Ausatmung wird der Kopf wieder in die abgelegte Postion zurück geführt, dabei wird zuerst die Rotation und danach die Flexion aufgelöst.

Abb. 3.40 Automobilisation im AA-Gelenk bei Dysfunktion in Linksrotation. Die zu mobilisierende Richtung ist die Rotation nach rechts

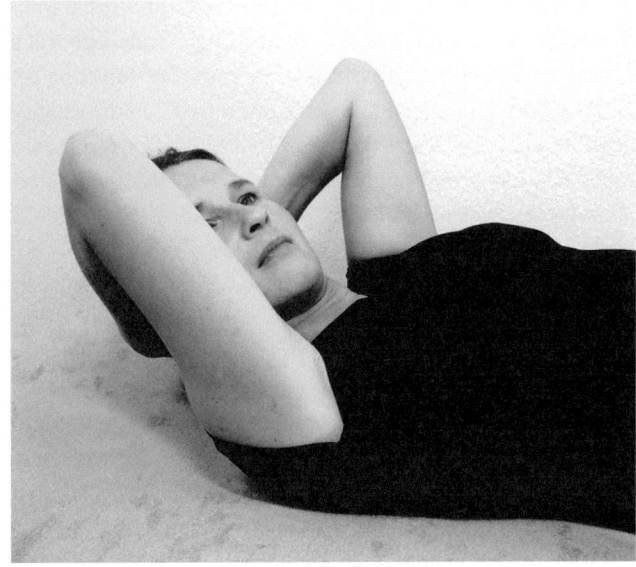

Wirkung
Es handelt sich um eine direkte Mobilisation. Anders als bei der vorherigen Variante wird die mobilisierende Bewegung nicht durch eine aktive Kopfdrehung, sondern durch eine Bewegung der Arme ausgeführt. Der Vorteil dieser Variante ist die bessere Möglichkeit zur Entspannung durch den abgelegten Oberkörper. Allerdings ist die Übung koordinativ etwas anspruchsvoller, weil der Hals wirklich entspannt bleiben sollte und die Armbewegung sehr genau ausgeführt werden muss.

> **Wichtig**
> Im Atlanto-Axial-Gelenk findet fast ausschließlich Rotation statt. Funktionsstörungen in diesem Gelenk sind dementsprechend Rotationsdysfunktionen. Die Flexion zu Beginn der Übung soll nur eine Mitbewegen der kaudalen HWS Segmente verhindern und die Mobilisation auf das Segment C1-C2 fokussieren.

O-A-Gelenk im Sitz – Greenman Technik
Positionierung
Die Übung beginnt im aufrechten Sitz auf einem Stuhl oder Hocker, die Knie und Füße stehen hüftbreit, die Fußsohlen haben einen flächigen Kontakt zum Boden. Zur besseren Stabilisierung umgreifen die Hände neben den Hüftgelenken die Kante der Sitzfläche.

Ausführung
Zuerst wird der Oberkörper aufgerichtet, bis sich die Arme strecken, dadurch bremsen diese eine weitere Bewegung und der Rumpf wird stabilisiert. Die Beine können das unterstützen, indem die Fersen leicht in den Boden gedrückt werden. Bis dahin gleicht die Übung exakt der Selbstmobilisation einer Dysfunktion im Atlanto-Axial-Gelenk.

Hier wird nun allerdings der Kopf um 30° in die eingeschränkte Richtung gedreht (also nach rechts bei OA ESrRl oder OA FSrRl). Dort angekommen wird in die zu mobilisierende Richtung der Saggitalebene bewegt. Bei einer Extensionsdysfunktion wird das Kinn nach hinten und in Richtung Kehle geführt, wobei der Hals lang gemacht wird, das bewirkt eine Flexion im O-A-Gelenk (Abb. 3.41a).

Bei einer Flexionsdysfunktion wird der Kopf wird in Vorschub gebracht, wobei das Kinn sich horizontal nach vorn bewegt, um eine Extension im oberen Kopfgelenk zu erreichen. Zur Unterstützung der Mobilisation sollte der Blick nach oben gerichtet werden (Abb. 3.41b).

Für beide Richtungen soll minimale Kraft benutzt werden, die Patienten müssen dahingehend angeleitet werden, dass keine großen Bewegungsausschläge zu erwarten sind, und das Gespür für das Erreichen der Barriere muss erarbeitet werden. An der Barriere angelangt wird die Position für 5 tiefe Atemzüge gehalten. In der Regel genügen 5–7 Wiederholungen für eine ausreichende Mobilisation.

3.2 Segmentale Dysfunktionen der Wirbelsäule

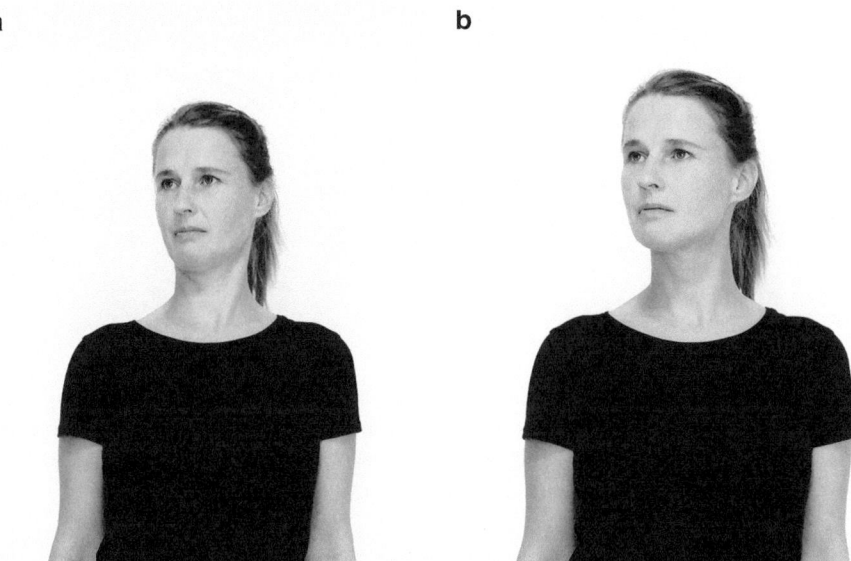

Abb. 3.41 a,b O-A-Gelenk im Sitz – Greenman Technik. (**a**) Selbstbehandlung einer Dysfunktion im OA-Gelenk in ESrRl. (**b**) Automobilisation im OA-Gelenk für eine Dysfunktion OA in FSrRl

Wirkung
Das wiederholte Bewegen an die Barriere heran führt zu einer Mobilisation. Die Atemführung fazilitiert die Muskulatur und verstärkt dadurch die Wirkung. Mit dieser Übung werden nur Rotation und Flexion bzw. Extension behandelt, die Seitneige wird außer acht gelassen. Da das Gelenk aber zuvor bereits in der Behandlung in allen Bewegungsebenen mobilisiert worden ist und die 3. Regel nach Fryette auch für das O-A-Gelenk gilt, ist das i.d.R. ausreichend.

O-A-Gelenk in Rückenlage bei Extensionsdysfunktion
Positionierung
Die Patientin liegt auf dem Rücken, die Beine liegen flach, die Knie können zur besseren Entspannung unterlagert sein. Unter dem Kopf liegt ein flaches, festes Polster. Eine Hand liegt unter dem Occiput, die andere auf der Stirn. Der Kopf wird an die aktuelle Barriere geführt, indem zuerst die unten liegende Hand einen leichten Zug nach kranial ausführt, dadurch wird an die Grenze der Flexion gegangen. Als nächstes führen beide Hände gemeinsam den Kopf in Richtung der eingeschränkten Seitneige. Zuletzt wird durch eine gegenläufige Handbewegung die aktuelle Rotation eingestellt, die oben liegende Hand zieht in Rotationsrichtung, die unten liegende Hand in die Gegenrichtung. Dadurch kann der Kopf sich auf der Stelle drehen ohne die zuvor eingestellte Seitneige zu verlassen.

Für die Mobilisation der Linksrotation empfiehlt es sich deshalb, die linke Hand auf der Stirn zu platzieren.

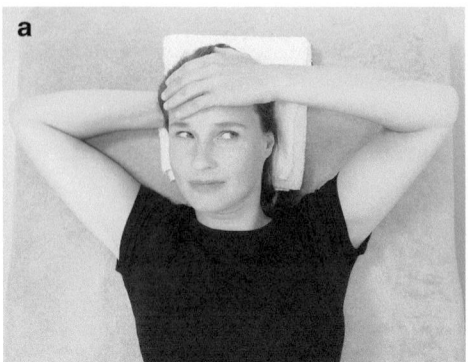
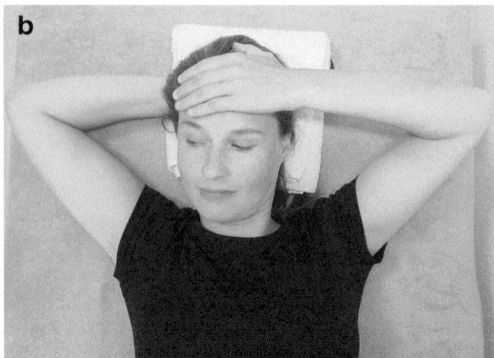

Abb. 3.42 a,b Selbstübung für eine Dysfunktion im OA-Gelenk in E SrRl. (**a**) Anspannungsphase: der Blick geht nach links-oben zur Stirn, während die Hände den Kopf in der zuvor eingestellten Position fixieren (**b**) Mobilisationsphase: der Blick geht nach rechts-unten, die Hände unterstützen die frei werdende Bewegung in Richtung Flexion mit Rechtsrotation

Ausführung

Die Augen schauen nach oben zur Stirn, um über den oculo-motorischen Reflex eine Anspannung der tiefen Nackenstrecker zu erzielen, der Kopf soll dabei von den Händen in seiner Position gehalten werden. Für eine Mobilisation der Rechtsrotation wird der Blick nach links-oben gerichtet (wie in Abb. 3.42a), für eine Mobilisation der Linksrotation nach rechts-oben. In der Anspannungsphase bleibt die Patientin für 5 langsame tiefe Atemzüge in dieser Augenposition. Zur Mobilisation wird der Blick zur gegenüber liegenden Clavikula gerichtet (hat die Patientin in der Anspannungsphase nach links-oben geschaut, geht der Blick nun zum rechten Schlüsselbein). Gleichzeitig zieht die unten liegende Hand den Kopf etwas weiter nach kranial, um die Flexion zu unterstützen. Danach können die eventuell vergrößerte Seitneige und Rotation eingestellt werden (Abb. 3.42b).

Es sollten 5–7 Wiederholungen ausgeführt werden um eine ausreichende Mobilisation zu erzielen.

Wirkung

Diese Automobilisation nutzt die Muskel Energie Technik. Über die Positionierung wird die Bewegungsgrenze eingestellt, über die Blickführung eine Anspannung der tiefen Nackenstrecker in die freie Richtung erreicht. Die Übung hat den Vorteil, dass in der liegenden Position die Halsmuskeln besser entspannen können und dass eine Mobilisation aller eingeschränkten Bewegungsrichtungen möglich ist.

> **Wichtig**
> Häufig fällt es Patienten schwer, die eingestellte Seitneige in der Mobilisationsphase aufrecht zu erhalten, weil der Blick dem entgegen geführt wird. In diesem Fall ist es besser, zur Mobilisation den Blick neutral nach unten zu richten, z. B. mit der Aufforderung „Schauen Sie nach unten zum Kinn!". Dadurch wird der Blick in der Längsachse des Kopfes gehalten und die Seitneige kann besser erhalten bzw. verstärkt werden.

O-A-Gelenk in Rückenlage bei Flexionsdysfunktion

Positionierung

Die Patientin liegt auf dem Rücken, die Beine liegen flach, die Knie können zur besseren Entspannung unterlagert sein. Unter dem Kopf liegt kein Polster, sondern nur eine Hand. 2–3 Fingerspitzen liegen kurz unterhalb des Hinterhaupts auf den Nackenmuskeln, auf der Seite, wo die Condyle des Occiputs fixiert ist. Durch das Gewicht des Kopfes und die allmähliche Entspannung der Halsmuskulatur sinken die Finger schrittweise in die Tiefe der Gewebe. Je nach Beweglichkeit von Arm und Handgelenk kann die gleichseitige oder die gegenüber liegende Hand benutzt werden.

Zur Positionierung empfiehlt es sich, die freie Hand auf die Stirn zu legen und den Kopf mit beiden Händen zu bewegen, bis Rotation und Seitneige an der Barriere eingestellt sind. Erst danach werden die Finger der unten liegenden Hand aufgestellt, wodurch der Schädel über die Fingerspitzen in Richtung Extension in C0/1 sinken kann.

Ausführung

Die Augen blicken in Richtung Schlüsselbein, zur Seite der freien Seitneige. Für 5 langsame tiefe Atemzüge wird der Blick in dieser Richtung gehalten. Zur Mobilisation schauen die Augen nach oben zur Stirn und gleichzeitig schräg zur anderen Seite (s. Abb. 3.43a: der Blick geht nach links-oben zur Mobilisation einer Dysfunktion OA in F SrRl). Es ist wichtig, dass der Kopf dabei nicht bewegt wird. Das Ziel ist ein Einsinken der Fingerspitzen die Nackenmuskeln, wobei sich das Hinterhaupt an den Fingerspitzen vorbei zu Unterlage absenkt. In dieser Position wird für 5 Atemzüge verharrt, dann wird die Übung wiederholt.

Mit insgesamt 5–7 Wiederholungen sollte die Mobilisation erfolgreich sein.

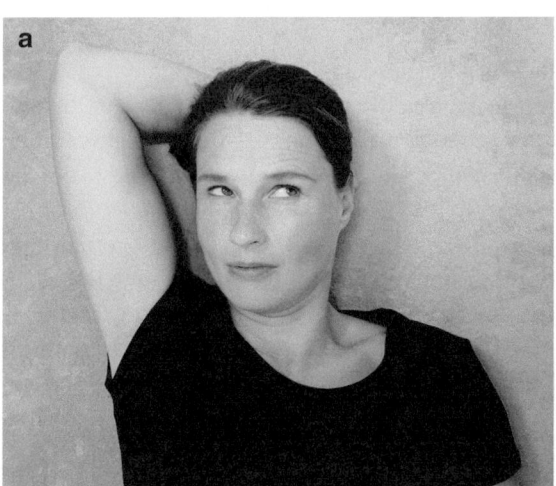 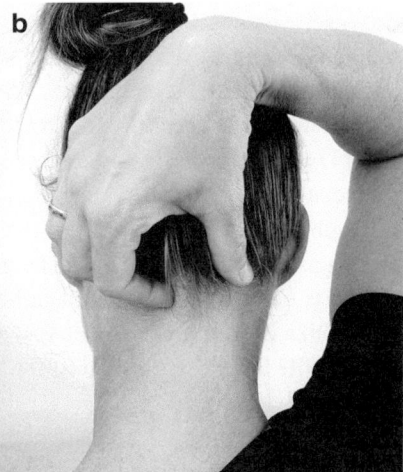

Abb. 3.43 a,b Selbstübung für eine Dysfunktion OA in F SrRl (**a**) Mobilisationsphase. (**b**) Detail zur Handposition: die Fingerspitzen liegen kurz unterhalb des Occiputs und links neben dem Dornfortsatz von C1 (bei einer Dysfunktion OA in F SrRl ist die linke Condyle des Occiputs posterior fixiert). Die Grundphalangen der beteiligten Finger können auf der Unterlage abgelegt werden, bei einem Winkel von ca. 90° in den PIP-Gelenken können die Finger ausreichend stabilisiert werden um das Gewicht des Kopfes zu tragen. Wenn das Occiput an den Fingerspitzen vorbei zur Unterlage sinkt, wird das OA-Gelenk in Richtung Extension mobilisiert

Wirkung

Es handelt sich um eine Muskel Energie Technik, wobei die Fingerspitzen als Fulcrum genutzt werden.

> **Wichtig**
>
> Die Fingerspitzen müssen seitlich neben der Mittellinie aufgesetzt werden. Der Processus spinosus von C1 ist zwar nur gering ausgeprägt und liegt sehr in der Tiefe, aber er kann bei einer Dysfunktion im O-A-Gelenk trotzdem sehr druckempfindlich sein. Für die Wirkung der Technik ist es entscheidend, dass die richtige Seite mobilisiert wird, auch deshalb müssen die Finger richtig platziert werden (s. Abb. 3.43b).
>
> Die Nackenstrecker können so stark verspannt sein, dass bei dem hier ausgeübten Druck sofort oder hinterher Kopfschmerzen ausgelöst werden. In diesem Fall sollte die Technik nicht angewandt werden sondern stattdessen die Variante im Sitz nach Greenman. Ein geringer bis mittlerer Druckschmerz an den Muskeln, der sich während der Übung verringert, wird hingegen von den meisten Patienten toleriert.

3.3   Gruppendysfunktionen

Bei Gruppendysfunktionen (oder Typ-I-Dysfunktionen) handelt es sich um sogenannte neutrale Wirbeldysfunktionen, d. h. die Seitneige ist zu einer Seite und die Rotation zur Gegenseite eingeschränkt.

Die Flexion oder Extension ist ebenfalls eingeschränkt, aber in geringerem Ausmaß.

Zur kurzen Beschreibung eines Wirbels in neutraler Dysfunktion wird die Schreibweise NSRl (oder NSRr) benutzt. Das N steht für „neutral" (d. h. neutrales Bewegungsverhalten in der Dysfunktion). Die Seitneige steht an erster Stelle, um zu verdeutlichen, dass dies die am meisten betroffene Richtung ist. Die Rotation steht an zweiter Stelle, weil sie geringer eingeschränkt ist. Flexion oder Extension werden gar nicht genannt, da sie nur geringfügig verringert sind. Der kleine Buchstabe hinter dem großen „R" zeigt die Richtung der Rotation an (r oder l). Da die Seitneige bei einer neutralen Dysfunktion entgegen gesetzt eingeschränkt ist, kann die Richtungsangabe hier weg gelassen werden. Die Schreibweise Th12 NSRr beschreibt also, dass Th12 in einer Typ-I-Dysfunktion in Seitneige links und Rotation rechts steht.

Die Bezeichnung „Gruppendysfunktion" beruht auf der Tatsache, dass mehrere Wirbel in Dysfunktion stehen und gemeinsam das Bild einer Skoliose zeigen. Scheitelpunkte einer Kurvatur und Übergangswirbel zwischen zwei aufeinander folgenden Kurvaturen sind meist besonders in ihrer Beweglichkeit eingeschränkt und sollten darum behandelt und ggf. mit Selbstübungen mobil gehalten werden. Im folgenden Abschnitt werden beispielhaft Übungen zur Automobilisation von Scheitelwirbeln beschrieben.

3.3 Gruppendysfunktionen

Falls für einzelne Patienten die Übung vereinfacht werden soll, kann die Rotationskomponente weg gelassen werden, die Mobilisation der Seitneige hingegen muss erhalten bleiben.

3.3.1 LWS/BWS

NSRr eines Scheitelwirbels – Selbstbehandlung in Seitlage
Positionierung
Die Patientin liegt auf der rechten Seite, ein gerolltes Handtuch oder eine gerollte Decke quer unter dem Körper, der Scheitelwirbel soll auf dem höchsten Punkt der Rolle platziert sein. Die Beine liegen übereinander, in Hüft- und Kniegelenken 90° gebeugt. Der unten liegende, rechte Arm soll in einer bequemen Stellung sein, der linke soll zum Kopfende hin ausgestreckt auf dem Körper liegen, dabei soll das Schultergelenk in einer Rotationsnullstellung sein.

Ausführung
Zusammen mit einer tiefen Einatmung wird der linke Arm zum Kopfende heraus geschoben. Die Rippen sollen sich heben, die Bewegung muss bis zum betroffenen Wirbelsegment durchlaufen (Abb. 3.44). Falls nötig, kann zur besseren Stabilisierung vorher der Musculus transversus abdominis gleichzeitig mit einer Ausatmung angespannt werden. Sollte der Armschub nach kranial nicht das zu mobilisierende Segment erreichen (z. B. weil die LWS behandelt wird), kann die Seitneige zusätzlich durch eine Bewegung der linken Beckenhälfte zum Fußende hin erfolgen. Dabei ist es wichtig, dass die Frontalebene nicht verlassen wird. Häufig muss das entsprechende Körpergefühl vorher mit den Patienten erarbeitet werden.

Nach der Einatmung wird der Schub nach kranial (bzw. zusätzlich die Beckenbewegung) wieder nachgelassen. Stattdessen sinkt nun der linke Arm nach hinten und nimmt

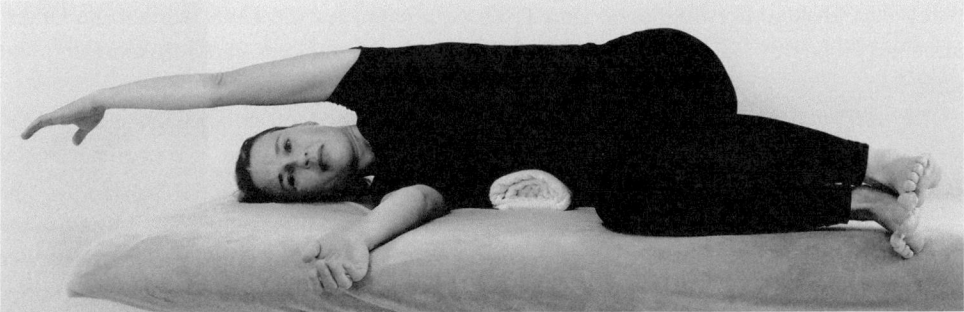

Abb. 3.44 Automobilisation von NSRr In der unteren BWS. Die Rotation wird im Anschluss an den Kranialschub des Armes ausgeführt. Für die Behandlung einer Dysfunktion NSRl muss die Patientin auf der rechten Seite liegen

den Rumpf in eine Linksrotation mit. Die Drehung soll bis zum dysfunktionellen Segment durchlaufen, die Ausatmung erleichtert die Mobilisation.

Anschließend dreht der Körper wieder zurück in die Ausgangsstellung und die Übung beginnt von neuem.

Es sollten 5–7 Wiederholungen ausgeführt werden, um eine ausreichende Wirkung zu erzielen.

Wirkung
Diese Selbstübung ist eine direkte Mobilisation, wobei die Rolle unter dem Körper als Fulcrum dient.

> **Praxistipp**
> Die Wirkung der Mobilisation kann verstärkt werden, indem die Größe der Rolle schrittweise erhöht wird. Allerdings muss dabei bedacht werden, dass mit zunehmender Größe die Auflagefläche der Rolle auch zunimmt und damit die Genauigkeit der Segmenteinstellung nachlässt. Jedoch finden sich im Haushalt unserer Patienten zunehmend sogenannte Faszienrollen, die kaum nachgiebig sind und damit eine gute Alternative darstellen.
>
> Für manche ist die Mobilisation in die Rotation schwierig, wenn sie nur für die Länge einer Ausatmung erfolgt. In diesem Fall kann die Übung so abgewandelt werden, dass für mehrere Atemzüge in der Rotationsstellung verharrt wird, bevor die nächste Wiederholung beginnt.

NSRr eines Scheitelwirbels – Selbstübung im Sitz am Tisch
Positionierung
Die Übung beginnt im Sitz vor dem Tisch. Die Beine stehen nebeneinander, die Füße sind flach am Boden. Beide Unterarme liegen auf der Tischplatte, idealerweise auf Höhe des betroffenen Wirbels. Diese Höheneinstellung lässt sich in einem begrenzten Rahmen durch den Abstand der Sitzfläche zum Tisch regulieren, für die LWS werden die Unterarme auf Höhe des TLÜ positioniert. Der rechte Ellenbogen liegt in der linken Hand und umgekehrt.

Die Rechtsseitneige wird durch eine Verschiebung der Unterarme nach links eingestellt, der Oberkörper folgt dieser Bewegung, bis der dysfunktionelle Wirbel an der ersten Barriere der Seitneigung angelangt ist.

Die Rotation erfolgt zuerst vom Becken her, indem die Füße nach rechts wandern, bis der untere Partnerwirbel des betroffenen Gelenks sich gedreht hat. Danach rotiert der Rumpf nach links, ohne die Seitverschiebung aufzulösen, bis die erste Barriere im zu mobilisierenden Segment erreicht wurde (Abb. 3.45).

3.3 Gruppendysfunktionen

Abb. 3.45 Selbstbehandlung eines NSRr im Bereich TLÜ. Der Oberkörper wurde nach links verschoben um eine Rechtsseitneige im betroffenen Segment zu erzielen. Anschließend wurde die Rotation von kaudal und kranial eingestellt. In dieser Position erfolgt der Druck des linken Ellenbogens in die rechte Hand

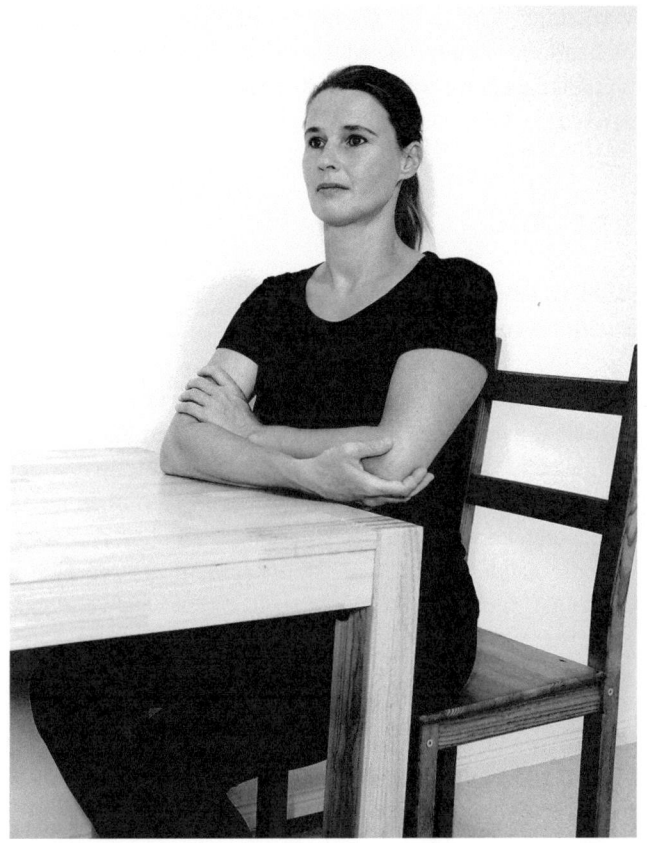

Ausführung

Nun ist es wichtig, dass der linke Ellenbogen in der rechten Hand liegt, weil er vermutlich inzwischen über die Tischkante hinaus ragt. Die Hand kann ihm jetzt einen Widerstand gegen den Druck zum Fußboden und schräg nach rechts-vorn bieten. Diese Richtung bewirkt eine Anspannung der Rumpfmuskeln in die freie Richtung, nämlich Seitneige nach links und Rotation nach rechts.

Die Kraft sollte so dosiert werden, dass gerade so eine minimale Kontraktion im Rücken auf Höhe des betroffenen Wirbelsegments auszumachen ist. Diese Anspannung wird für 5–7 Sekunden gehalten. Nach Entspannung aller eben beteiligten Muskeln wird in die freie Rotation und/oder Seitneige weiter bewegt. In der neuen Position erfolgt die nächste Anspannung.

5–7 Wiederholungen sollten genügen, um eine ausreichende Wirkung zu erzielen.

Wirkung

Es handelt sich um eine Muskel Energie Technik. Für eine Dysfunktion NSRl muss eine Seitneige nach links und eine Rotation nach rechts eingestellt werden, der rechte Ellenbogen würde dann in die linke Hand drücken.

3.3.2 CTÜ

NSRr in Rückenlage
Positionierung
Die Patientin liegt auf dem Rücken. Der Kopf ist mit einem flachen, festen Polster unterlagert, der Hals soll dabei frei liegen, also keinen Kontakt zum Polster haben. Der linke Arm liegt parallel zur Wirbelsäule neben dem Körper.

Die rechte Hand umgreift den Nacken und teilweise den Hinterkopf und zieht die HWS in eine Rechtsseitneige, bis die Bewegung am oberen Partnerwirbel des betroffenen Segments angekommen ist. Bis ungefähr Th3 oder Th4 lässt sich diese Selbstübung ausführen, die kaudal davon liegenden Segmente lassen sich auf diese Weise nicht mehr gut einstellen. Auf die Einstellung der Rotation wird verzichtet, um die Fixierung der HWS zu erleichtern (Abb. 3.46).

Ausführung
Der linke Arm schiebt neben dem Körper in Richtung Fußende, ohne sich dabei von der Unterlage zu heben. Beim ersten Widerstand stoppt die Bewegung und die Armmuskeln

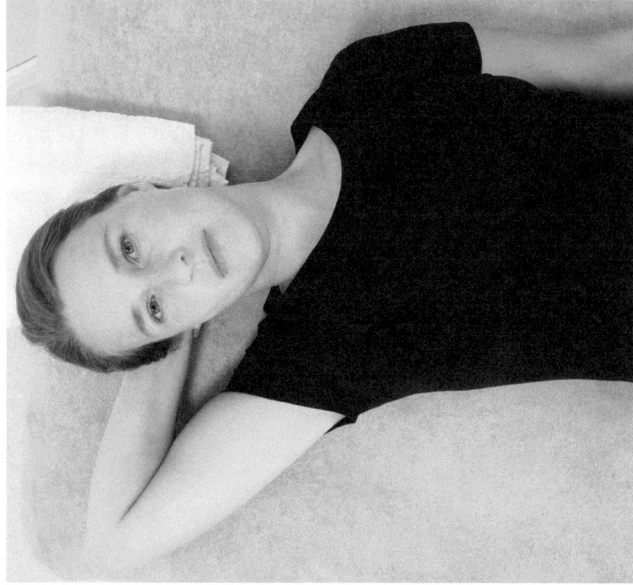

Abb. 3.46 Automobilisation eines NSRr im CTÜ. Einstellung der Seitneige rechts und Mobilisation über Armschub nach kaudal links

sollen wieder entspannt werden. Daraufhin erfolgt die nächste Wiederholung. Die rechte Hand hält dabei Kopf und Hals in ihrer Position. 5–7 Serien mit je 5 Wiederholungen sollten bei dieser Übung ausgeführt werden.

Wirkung

Der Kaudalschub des freien Armes wirkt über das Schulterblatt auf die Rippen, welche die Bewegung dann auf die BWS übertragen. Wird der linke Arm auf die o. g. Weise bewegt, zieht er die Brustwirbel in eine Seitneige nach links. Durch die Positionierung der HWS ist aber im betroffenen Segment eine Seitneige nach rechts eingestellt und die Wirkung auf das linke Facettengelenk ist hier Klaffen, wie es biomechanisch bei einer Flexion oder Seitneige nach rechts erfolgen würde. Dadurch erfolgt eine Mobilisation in die gewünschte Richtung.

Diese direkte Technik ist für eine Dysfunktion in NSRl in seitenverkehrter Positionierung einsetzbar.

3.4 Rippendysfunktionen

Dysfunktionen der Rippen werden in strukturelle und respiratorische Rippendysfunktionen unterteilt. Bei den strukturellen Dysfunktionen handelt es sich um Positionsveränderungen bzw. Verformungen der Rippen über das normale Maß hinaus. Die Rippen können nach superior, anterior oder posterior verlagert sein, ohne dass eine spontane Reposition möglich ist. Dabei ist die superiore Subluxation bei der ersten Rippe am häufigsten anzutreffen, bei den Rippen 2–4 ist sie äußerst selten (sog. „Bucket-bail"- Dysfunktion), bei den tiefer gelegenen Rippen tritt sie gar nicht auf.

Die 5. – 9. Rippe sind besonders lang und schlank, gleichzeitig weisen sie eine recht hohe Elastizität auf. In diesem Bereich sind Torsionsdysfunktionen, antero-posteriore Kompression und laterale Kompression als strukturelle Dysfunktionen anzutreffen. Während die Torsionsdysfunktion auf einer segmentalen Wirbeldysfunktion beruht, sind die Kompressionen traumatisch bedingt. Dabei kann das Trauma eine kurze, heftige Krafteinwirkung gewesen sein oder auch lang anhaltender, nicht so starker Druck. Die Torsionsdysfunktion verschwindet meist durch Behandlung der ursächlichen Wirbeldysfunktion. Sie kann aber auch persistieren, v. a. wenn sie lange bestand und bereits ein Umbau der Trabekelstruktur erfolgt ist. Die manuelle Behandlung verlangt eine hohe Genauigkeit, eine Übertragung auf die Selbstbehandlung ist schwierig, deshalb wird hierfür keine Eigenübung vorgestellt.

Alle strukturellen Rippendysfunktionen weisen meist auch eine eingeschränkte Atembeweglichkeit der betroffenen Rippe auf, entweder in eine oder in beide Richtungen.

Bei den respiratorischen Rippendysfunktionen ist die Atembewegung entweder in Inspiration oder Expiration eingeschränkt, in sehr seltenen Fällen besteht eine Einschränkung in beide Richtungen. Bei der verminderten Bewegung kann die Eimerhenkel- oder die Pumpschwengelkomponente mehr betroffen sein. Es ist möglich, dass sich nur eine Rippe in Dysfunktion befindet. Häufig jedoch sind mehrere benachbarte Rippen in derselben Atemrichtung eingeschränkt. In diesem Fall ist es wichtig, die Schlüsselrippe der Gruppendysfunktion zu finden. Bei eingeschränkter Inspiration befindet sich die Schlüsselrippe am kranialen Ende der Gruppe, bei eingeschränkter Expiration am kaudalen Ende.

Die Rippen 11 und 12 haben im Vergleich zu den anderen Rippen nur eine geringe Beweglichkeit, man findet hier v. a. Einschränkungen der Atembeweglichkeit. Eine Unterteilung in Pumpschwengel- und Eimerhenkelkomponente ist aufgrund der geringen Länge dieser Rippen nicht möglich.

3.4.1 Strukturelle Rippendysfunktionen

Erste Rippe

Die strukturellen Dysfunktionen der ersten Rippe sind die superiore, anteriore und posteriore Subluxation. Die Mobilisation der Subluxationen ähnelt sich bei Verwendung der Muscle Energy Technik in der Ausführung, lediglich die Druckrichtung der manuellen Reposition ist unterschiedlich. In der Rezidivprophylaxe ist die Relaxation der Scalenusgruppe der wichtigste Faktor. Die folgende Übung zur Selbstbehandlung legt den Fokus auf eine Entspannung der Musculi scaleni, sie kann also zur Eigenübung bei allen o. g. Dysfunktionen eingesetzt werden. Des weiteren eignet sie sich zur Selbstbehandlung einer respiratorischen Dysfunktion der ersten Rippe bei Fixierung in Inspirationsstellung.

Selbstbehandlung im Sitz oder Stand
Positionierung
Die Übung kann im aufrechten Stand oder im Sitz auf einer festen Unterlage ausgeführt werden. Wichtig ist in beiden Fällen, dass für den Arm der betroffenen Seite ausreichend Platz nach vorn und hinten vorhanden ist. In der Hand wird ein kleines Gewicht gehalten, dazu kann entweder eine 1–2 kg schwere Hantel oder eine gefüllte Wasserflasche benutzt werden. Hierfür eignen sich besonders die PET-Fflaschen von Spreequell, da diese am Flaschenhals eine Verdickung haben, die gut in die Finger eingehängt werden kann. Um eine zu hohe Spannung in den Armflexoren zu vermeiden, sollte das Gewicht nicht mit Daumen und Zeigefinger gehalten werden. Stattdessen empfiehlt sich das Greifen mit Mittel- und Ringfinger. Die Handfläche sollte nach vorn zeigen, der Unterarm befindet sich in Supination, das Schultergelenk in leichter Außenrotation.

Die Hand der nicht betroffenen Seite hängt sich mit 2–3 Langfingern möglichst flächig in die Clavicula ein. Das Gewicht des Armes zieht in Richtung der Unterarmlängsachse, das entspricht ungefähr der Richtung zum gegenüberliegenden Hüftgelenk (Abb. 3.47). Oft muss die Druckdosierung am Schlüsselbein etwas geübt werden, da dieser Bereich sehr empfindlich ist. Die HWS ist aufgerichtet, der Blick geht horizontal nach vorn.

3.4 Rippendysfunktionen

Abb. 3.47 Selbstübung zur Mobilisation der ersten Rippe links. Flächiger Kontakt mit den Fingern der rechten Hand ermöglicht einen dauerhaften Zug auf die linke Clavikula, das Eigengewicht des Armes ist dafür ausreichend. Ein kleines Gewicht von 1–2 kg in der linken Hand unterstützt die Mobilisation

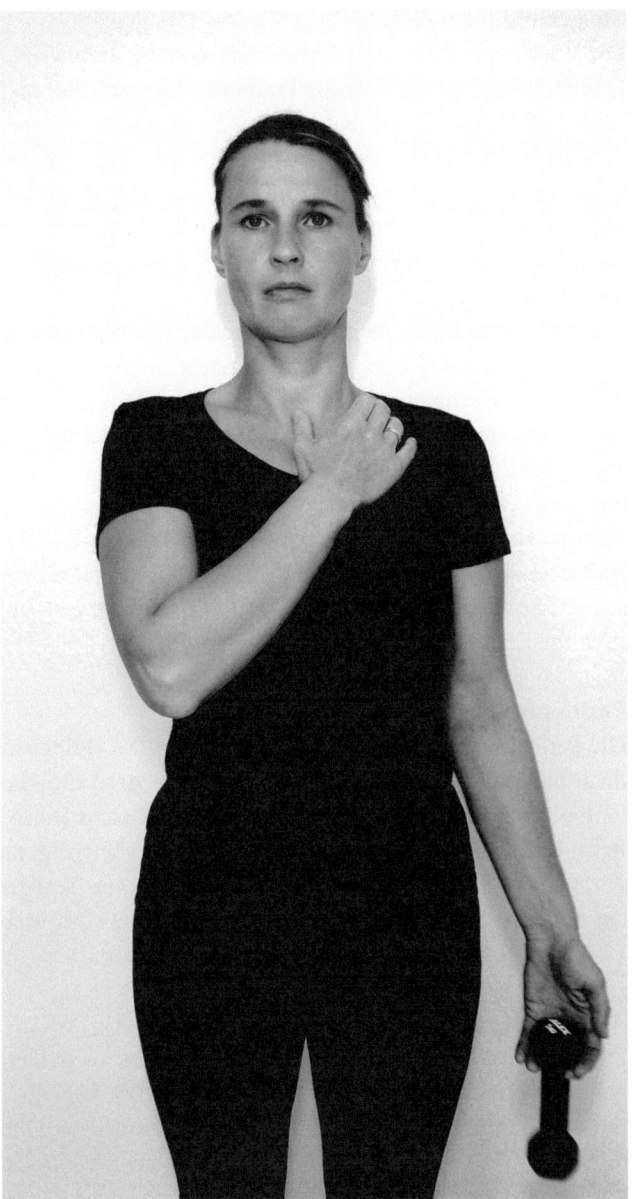

Ausführung

Der Arm der betroffenen Seite pendelt aus dem Schultergelenk heraus in anterior-posteriorer Richtung. Die Bewegung muss dabei so klein gehalten werden, dass die Hantel noch als Gewicht spürbar ist. Andernfalls steigt die Spannung in Arm und Schultergürtel so stark an, dass die Übung unwirksam wird.

Steigerung
Die Wirkung der Übung kann erhöht werden, indem der Kopf zu nicht betroffenen Seite gedreht wird. Dabei sollte die Patientin auf eine schmerzfreie Spannungszunahme an der seitlichen Halspartie der betroffenen Seite achten.

Eine noch größere Wirkung hat die Seitneige zur nicht betroffenen Seite. Dabei ist wichtig, dass eine reine Lateralflexion ohne jede Rotation ausgeführt wird. Auch hier darf nur eine Spannungszunahme der Muskulatur unterhalb der Schmerzgrenze erfolgen.

Wirkung
Der Zug am Schlüsselbein wird über die ligamentären Verbindungen auf die erste Rippe übertragen, die dadurch allmählich nach unten sinken kann. Musculus scalenus anterior und medius werden über diese Bewegung verlängert. Oft überträgt sich das Absinken auch auf die zweite Rippe, in diesem Fall wird auch der Musculus scalenus posterior an Länge zunehmen.

Automobilisation der ersten Rippe mithilfe der Scalenusmuskeln

Im Gegensatz zu der vorherigen Übung geht es hier nicht um eine Relaxation der Musculi scaleni sondern um eine Rippenmobilisation durch repetitives Anspannen derselben (Schildt-Rudloff et al. 2016).

Positionierung
Die Patientin sitzt aufrecht auf einem Stuhl. Die Beine sind hüftbreit aufgestellt, die Füße flach am Boden. Auf der betroffenen Seite wird die Hand entweder seitlich an das Os temporale gelegt oder zusätzlich an den seitlichen Halsbereich. Der Unterarm soll möglichst horizontal gehalten werden. Dabei ist es wichtig, dass die Schulter nicht nach oben gezogen wird. Eine zu hohe Spannung im oberen Trapezmuskels verringert die Wirkung der Mobilisation. Durch Ablegen des Oberarms auf einer gepolsterten Fläche kann die Übung erleichtert werden.

Ausführung
Die Hand drückt nun mit mittlerer Kraft wiederholt genau horizontal gegen den Kopf bzw. gegen Kopf und Hals. Diesem ungefähr eine Sekunde andauernden Druck sollen die Halsmuskeln schmerzfrei widerstehen können (Abb. 3.48). Der Gegenhalt wird hauptsächlich durch die Anspannung der Scalenusgruppe bewirkt. Da die HWS aber in Position gehalten wird, überträgt sich dieser Muskelzug auf die erste Rippe im Sinne kleiner, mobilisierender Impulse, welche ein Blockierungsrezidiv verhindern können. Es sollten 3–5 Serien von je 5 Wiederholungen ausgeführt werden.

Wirkung
Die Rippe wird durch den Zug der Scalenusmuskeln mobilisiert, es handelt sich um eine Muskel Energie Technik.

3.4 Rippendysfunktionen

Abb. 3.48 Automobilisation der ersten Rippe rechts mithilfe der Scalenusmuskeln

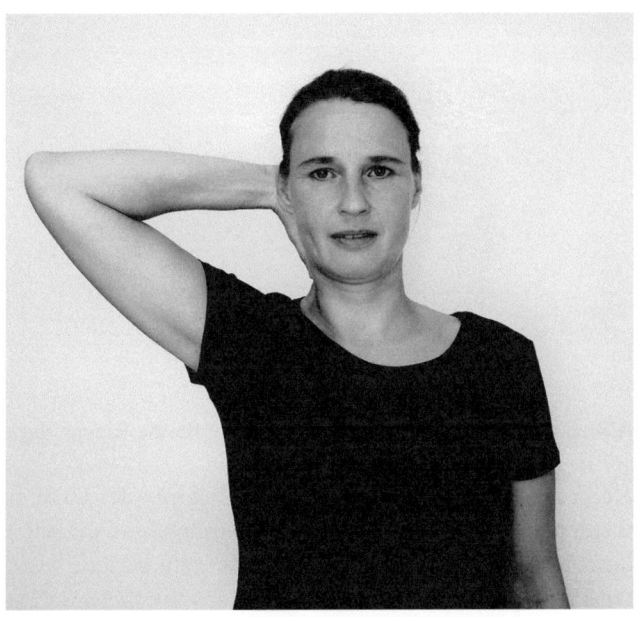

Rippen 3–12 in posteriorer Subluxation
Bei einer posterioren Subluxation verlagert sich das Rippenköpfchen im Vergleich zu den artikulierenden Gelenkflächen nach posterior und der Rippenhals nach lateral. Der anteriore Rippenschaft ist ebenfalls nach dorsal verlagert, wodurch die Rippe insgesamt nach hinten verschoben erscheint. Selbstbehandlungstechniken können nur auf diese allgemeine Verschiebung einwirken. Eine gezielte Reposition des Rippenköpfchens, wie sie manuell unter der Behandlung erfolgt, kann hier nicht ausgeführt werden. Da die Eigenübung erst im Anschluss einer Behandlung erfolgt, ist hierbei eine allgemeine Stellungskorrektur nach anterior ausreichend.

Rippen 3–7 in Bauchlage bei posteriorer Subluxation
Positionierung
Die Übung beginnt in der Bauchlage. Der Arm der betroffenen Seite wird mit gestrecktem Ellenbogen in die Abduktion geführt, diese muss mindestens 60° und maximal 90° betragen. Die Handfläche zeigt zur Unterlage. Die Hand der nicht betroffenen Seite stützt in Schulternähe auf der Unterlage. Der Kopf ist zur stützenden Hand gedreht.

Ausführung
Zunächst wird die Schulter der betroffenen Seite für ca. 5 Sekunden mit mittlerer Kraft auf die Unterlage gedrückt. Nach dem Lösen dieser Spannung folgt die Mobilisation. Zum einen schiebt der Arm der betroffenen Seite in Richtung seiner Längsachse vom

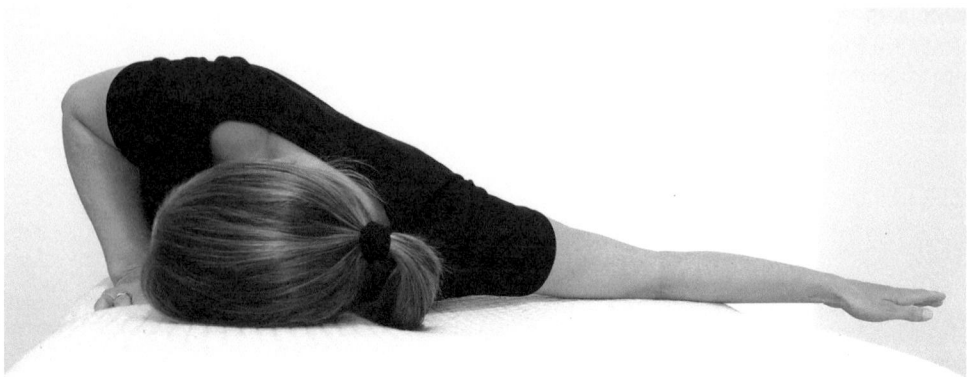

Abb. 3.49 Selbstbehandlung in Bauchlage für die Rippen links in posteriorer Subluxation

Körper weg, dadurch nähert sich der Thorax der Unterlage und die pectoralen Muskeln werden leicht gedehnt. Zum anderen drückt nun die stützende Hand auf den Boden, wodurch eine Rotation des Rumpfes zur selben Seite hin erfolgt (s. Abb. 3.49). Dadurch wird nun auf der betroffenen Seite der Druck des Schulterblatts auf die Rippen erhöht, wodurch diese nach anterior mobilisiert werden. Anschliessend folgt eine kurze Entspannungsphase, in der der Körper in die Startposition zurückkehrt. Danach wird die nächste Wiederholung ausgeführt.

5–7 Wiederholungen sind in der Regel für eine Mobilisation ausreichend.

Die Übung kann nur für die Rippen 3–7 verwendet werden, da die anderen Rippen keinen direkten Kontakt mit dem Schulterblatt haben.

Wirkung
Die Dehnung des Musculus pectoralis minor unterstützt die Rippenmobilität, weil dieser Muskel bei hoher Spannung eine Kyphosierung der BWS und damit auch die Posteriorisierung der Rippen bewirkt. Ein zweiter Faktor ist der Druck des Schulterblatts von dorsal auf die Rippen. In dieser Selbstübung kommen also sowohl Muskel Energie Technik als auch direkte Mobilisation zum tragen.

Rippen 6–12 in Rückenlage bei posteriorer Subluxation
Positionierung
Die Patientin liegt auf dem Rücken, die Beine sind hüftbreit aufgestellt. Die Arme sind gestreckt angehoben, so dass die Fingerspitzen zur Decke zeigen. Die Handflächen liegen aneinander.

Wahlweise können die Finger auch verschränkt werden. Wichtig ist für die Übung, dass die Handflächen permanent den Kontakt zueinander halten und die Ellenbogen gestreckt bleiben.

Unter der dysfunktionellen Rippe liegt ein kleines, gerolltes Handtuch. Die Rolle muss lateral der Dornfortsätze und schräg unter dem Rücken liegen, dem Rippenverlauf folgend.

3.4 Rippendysfunktionen

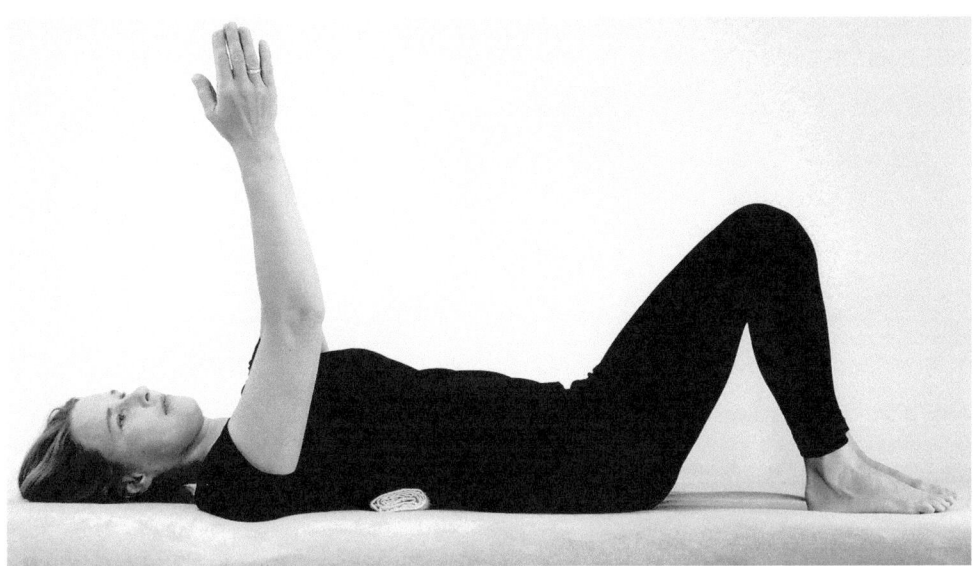

Abb. 3.50 Automobilisation der 5. Rippe rechts bei posteriorer Subluxation

Ausführung
Arme, Schultern und Kopf kippen wiederholt schwungvoll zu der Seite, unter der die Rolle liegt. Der Blick sollte dabei den Händen folgen. Vom Becken bis zu den Füssen muss der Körper dabei in Position gehalten werden, damit die Drehung auf den Brustkorb beschränkt bleibt (Abb. 3.50).

In Serien von 5 Wiederholungen sollten 3–4 Serien ausgeführt werden.

Grundsätzlich könnte die Übung auch für die Rippen 3–5 genutzt werden. In den meisten Fällen ist jedoch der Margo medialis scapulae im oberen Bereich deutlich druckempfindlicher, weshalb der Einsatz der Handtuchrolle dort nicht gut toleriert wird.

Wirkung
Der Thorax dreht sich zu der Seite unter der die Rolle liegt. Da diese nur begrenzt komprimierbar ist, wird die darauf liegende Rippe nach anterior gedrückt. Dieser Druck gegen die Rippe ist spürbar und sollte sich im Verlauf der Übung abschwächen. Dies ist dann nicht ein Zeichen von Gewöhnung sondern von verbesserter Mobilität.

> **Praxistipp**
> Für die Rippen 11 und 12 ist die Übung wie oben beschrieben manchmal nicht wirksam genug. In diesem Fall können auch die Ellenbogen neben dem Körper abgestützt werden um den Thorax zu stabilisieren und das Becken wird gedreht. Dafür müssen die Hüftgelenke soweit gebeugt werden, bis die LWS flach auf der Unterlage liegt. Knie und Fußinnenkanten berühren sich und halten den Kontakt. Dann wird das Becken mehrmals zur betroffenen Seite gekippt, was besonders eine Rotation im TLÜ zur Folge hat.

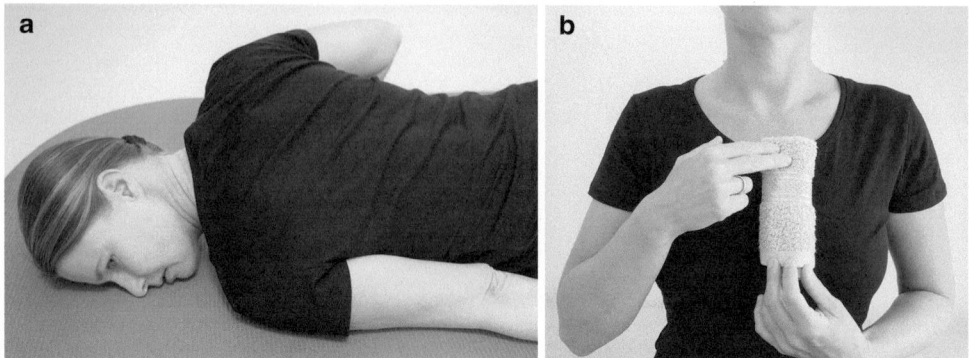

Abb. 3.51 a,b Selbstbehandlung der Rippen links bei anteriorer Subluxation. (**a**) Positionierung in Bauchlage. (**b**) Polster für die Automobilisation der Rippen in der Dysfunktion anteriore Subluxation. Das Polster muss in den Raum zwischen Sternum und Brust auf den Rippenknorpeln bzw. knöchernen Anteilen der Rippen passen. Je nach Breite des Brustkorbs und Brustgröße muss die Rolle individuell angepasst werden

Rippen 3–10 in anteriorer Subluxation

Variante in Bauchlage mit kleiner Rolle
Positionierung
Die Patientin liegt auf dem Bauch, die Beine sind gestreckt. Auf der Seite der Dysfunktion liegt ein kleines, zusammen gerolltes Handtuch parasternal unter den Rippen (s. Abb. 3.51b). Die Hand der nicht betroffenen Seite wird in Schulterhöhe aufgestützt, der Kopf liegt in einer bequemen Position (Abb. 3.51a).

Ausführung
Die aufgestützte Hand drückt in die Unterlage, wodurch der Thorax in eine Drehung zur selben Seite geführt wird. Wenn die Höhe der dysfunktionellen Rippe erreicht wurde, stoppt die Bewegung. Nun werden einige tiefe Atemzüge ausgeführt, bei denen in der Ausatmung das Brustbein zur Unterlage sinken soll. Falls der Kopf nicht schon zur stützenden Hand gedreht wurde, kann seine Drehung nun die Wirkung der Mobilisation verstärken. Nach 5–7 Atemzügen wird für eine kurze Pause in die Startposition zurück gekehrt, danach beginnt die Übung aufs neue.
  5–7 Wiederholungen sollten zu einer ausreichenden Mobilisation führen.

Wirkung
Es handelt sich um eine direkte Mobilisation, wobei die Atemführung die Entspannung unterstützt. Die Handtuchrolle wird als Fulcrum eingesetzt.

3.4 Rippendysfunktionen

> **Praxistipp**
> - Die Rolle wirkt aufgrund ihrer Länge auf mehrere Rippen, wodurch die Wirkung nicht gut auf die dysfunktionelle Rippe fokussiert werden kann. Andererseits steht die subluxierte Rippe weiter anterior als die Nachbarrippen, dadurch wird trotzdem eine Mobilisation möglich. Zudem ist der vordere Thorax häufig recht druckempfindlich, was meist eine flächige Unterlagerung erfordert.
> - Bei Männern oder bei Frauen im Bereich außerhalb des Brustdrüsengewebes kann alternativ auch ein Jonglierball oder Tennisball als Unterlagerung genutzt werden. Hier ist die Wirkung sehr punktuell auf die betroffene Rippe möglich, aber leider oft auch schmerzhaft.
> - Für Patientinnen, die auch die Rolle oder allgemein die Bauchlage auf fester Unterlage nicht gut vertragen, sind die Varianten im Sitz gut geeignet, die nachfolgend beschrieben werden.

Rippen 2–5 in anteriorer Subluxation

Variante im Sitz nach Lewit
Positionierung
Die Übung beginnt im Sitz auf dem Stuhl, die Beine stehen etwas weiter als hüftbreit, um eine gute Stabilität in der Vorbeuge zu bieten. Der Oberkörper wird schräg nach vorn geneigt, so dass der Arm der betroffenen Seite zwischen den Beinen hängt. Der andere Arm hängt dann außen neben dem gleichseitigen Bein herab. Der Kopf wird etwas zur betroffenen Seite gedreht und der äußere Arm senkt sich ein Stück weit zum Boden. Zusammen mit dem Ausmaß der Vorneige wird die dysfunktionelle Rippe so zum höchsten Punkt der Kurvatur (Abb. 3.52).

Ausführung
Zusammen mit der Einatmung wird der höchste Punkt des Brustkorbs aktiv ausgebuckelt und die Arme in eine Innenrotation gedreht. Gleichzeitig sollen die Finger gespreizt und die Arme in Richtung Fußboden verlängert werden. Dadurch wird die Bewegung der Rippe nach posterior erleichtert. In der Ausatemphase soll der äußere Arm weiter zum Boden sinken, was die Rotation der BWS und die Rippenbewegung in die gewünschte Richtung weiter verstärkt.
    1–3 Serien mit jeweils 5 Atemzügen sollten die gewünschte Wirkung erzielen.

Wirkung
Die Übung wirkt durch Positionierung und Ausnutzen der Atembewegung der Rippen, sie kann zu den direkten Mobilisationen gezählt werden.

Abb. 3.52 Selbstübung für die Rippen 3–5 links bei anteriorer Subluxation

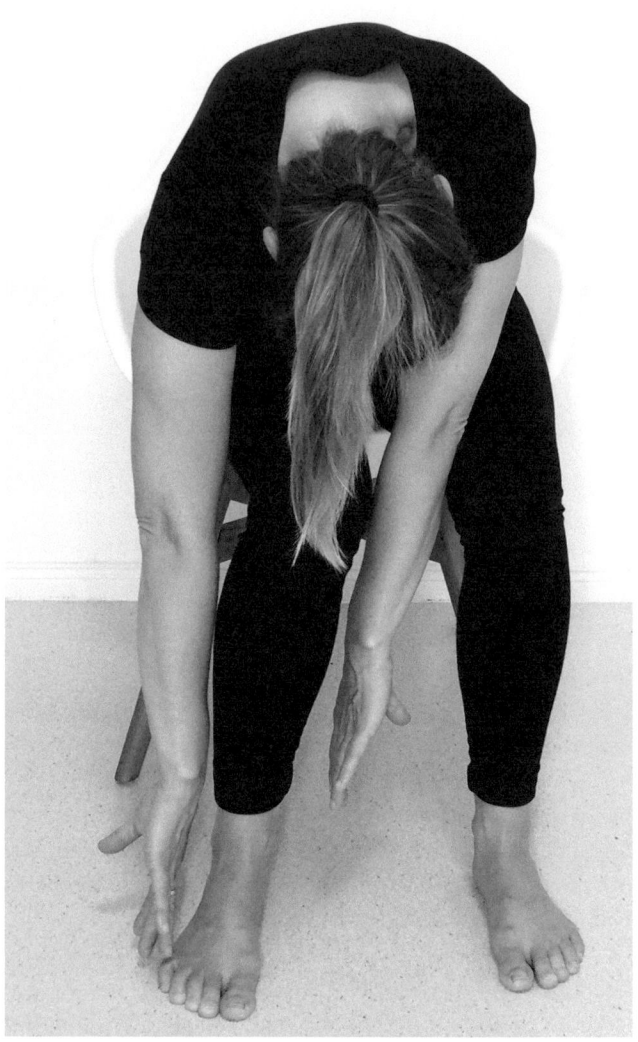

Rippen 6–10 in anteriorer Subluxation
Positionierung

Die Patientin sitzt auf dem Boden, das Bein der betroffenen Seite liegt angebeugt mit der Außenseite auf dem Boden, das andere Bein ist aufgestellt. Das Becken ist leicht zur nicht betroffenen Seite gedreht. Für die Arme gibt es zwei Varianten:

A. Die Hände greifen bei gestreckten Ellenbogen einen Türrahmen oder ein festes, schweres Möbelstück.
B. Die Hände halten einen nicht dehnbaren Schal oder ein sehr starkes Theraband, welches um die Fußsohle der nicht betroffenen Seite gewickelt ist (Abb. 3.53).

3.4 Rippendysfunktionen

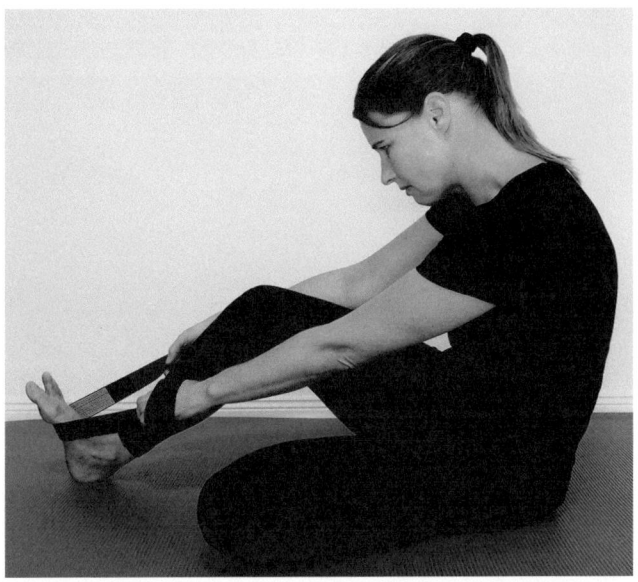

Abb. 3.53 Automobilisation für die Rippen 6–10 links bei Dysfunktion der Rippen in anteriorer Subluxation

Wie in der o. g. Übung für die Rippen 2–5 wird zunächst der Rücken ausgebuckelt, um an der dysfunktionellen Rippe eine Vorspannung aufzubauen. Der Kopf dreht sich leicht zu dieser Seite.

Ausführung
Während einer tiefen Einatmung, bei der die Atembewegung gezielt zur betroffenen Rippe gelenkt wird, lehnt sich der Körper leicht nach hinten, während die Arme durch den Griff der Hände fixiert sind. Die Arme drehen dabei etwas nach innen. In der Phase der Ausatmung wird die Spannung wieder nachgelassen. Schrittweise kann so die Bewegung der Rippe nach dorsal verstärkt werden. 1–3 Serien mit 5 Atemzügen sollten für eine Verbesserung der Rippenmobilität ausreichen.

Wirkung
Wie bei der Übung im Sitz auf dem Stuhl bewirkt die Körperposition ein gezieltes Ausbuckeln der betroffenen Rippen nach dorsal. Mithilfe der Atemlenkung kann der Wirkbereich noch genauer eingestellt werden.

Rippen 5–10 in anterior-posteriorer Kompression – Variante in Seitlage
Die Rippe ist ventral und dorsal abgeflacht, lateral ist sie prominent. Gleichzeitig ist die Atembeweglichkeit in eine oder beide Richtungen eingeschränkt.

Positionierung
Die Patientin liegt auf der betroffenen Seite, eine feste Rolle unter der betroffenen Rippe. Die Hüft- und Kniegelenke sind 90° gebeugt, der unten liegende Arm ist in einer beque-

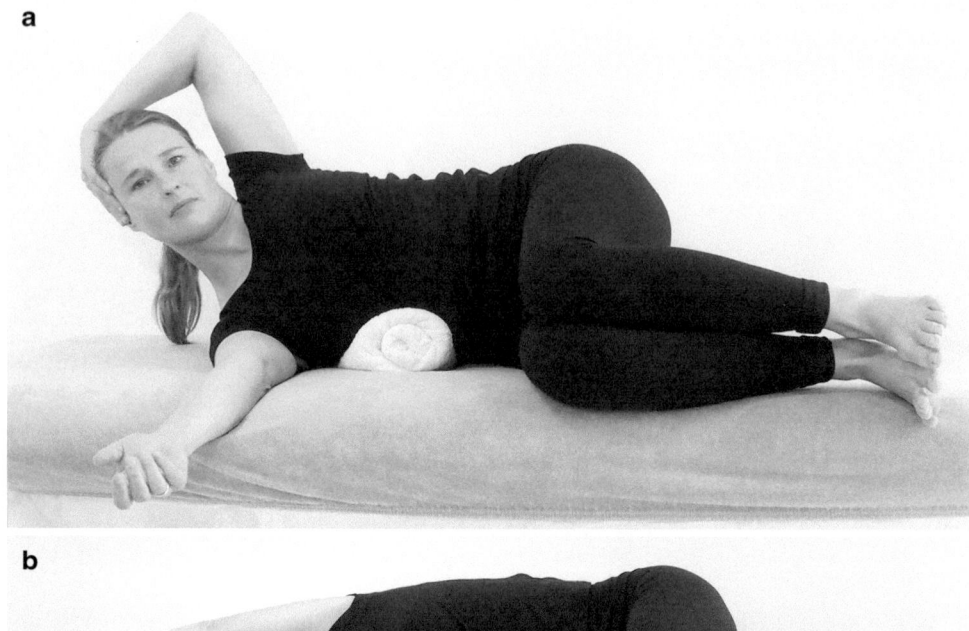
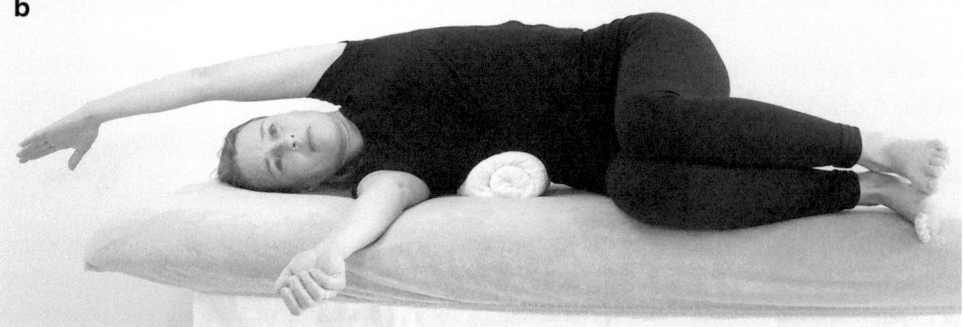

Abb. 3.54 a,b Selbstübung für die Rippen 5–10 rechts bei a.-p. Kompression. (**a**) Anspannungsphase (**b**) Mobilisation

men Position, die oben liegende Hand umgreift den Kopf von lateral und kranial, so dass die Fingerspitzen das unten liegende Os temporale umfassen.

Ausführung

Der oben liegende Ellenbogen hebt sich, bis er nach oben zeigt. Danach zieht das Schulterblatt nach kaudal-medial und steuert so die Armbewegung. Der Ellenbogen soll sich in einem Bogen über dem Körper in Richtung Becken bewegen und diese Bewegung auf die Hand übertragen. Die Hand schließlich hebt Kopf, Hals und BWS in einer reinen Seitneige, ohne jede Flexions- oder Rotationskomponente, bis die betroffene Rippe erreicht wurde (s. Abb. 3.54a). Dort angekommen, wird eine tiefe Einatmung ausgeführt, mit der Ausatmung wird der Rumpf wieder abgelegt. In der abgelegten Position löst sich die Hand vom Kopf und der Arm wird mit der nächsten Einatmung zum Kopfende heraus geschoben (Abb. 3.54b).

5–7 Wiederholungen sollten in dieser Weise ausgeführt werden. Falls damit keine ausreichende Remodulierung der Rippe erfolgt ist, können die nachfolgenden Steigerungen genutzt werden.

Steigerung

A) Durch die Verwendung einer größeren Rolle wird die Wirkung verstärkt. Dafür eignen sich feste Rollen aus Kunststoff (z. B. Faszienrollen) besser als eine gerollte Decke, weil damit der Druck auf die einzelne Rippe besser fokussiert werden kann.

B) Die Übung wird im Überhang ausgeführt, dadurch kann der Oberkörper weiter abgesenkt werden. In diesem Fall ist das Schieben des Armes nach kranial in der Phase zwei der Übung nicht nötig. Entweder wird die Übung auf einem Bett mit fester Matratze, einem Sofa ohne Armlehnen oder an der abgerundeten Armlehne des Sofas selbst ausgeführt.

Wirkung

Bei dieser Eigenübung wird die Muskel Energie Technik benutzt, um die Remodellierung der Rippe über der Rolle zu erleichtern, die Rolle wirkt dabei als Fulcrum.

Rippen 5–10 in anterior-posteriorer Kompression – Variante mit Gurt

Die Rippe ist ventral und dorsal abgeflacht, lateral ist sie prominent. Gleichzeitig ist die Atembeweglichkeit in eine oder beide Richtungen eingeschränkt.

Positionierung

Die Übung beginnt in der Rückenlage auf einer festen Unterlage, mit der betroffenen Seite neben einem stabilen Möbelstück oder einer Wand. Die Beine sind hüftbreit aufgestellt. Die BWS befindet sich in einer Seitneige zur Gegenseite der dsyfunktionellen Rippe, der Scheitelpunkt der Seitneige liegt auf Höhe der betroffenen Rippe. Der Arm der zu mobilisierenden Seite liegt in einer Abduktion zwischen 60 und 90 Grad. Um den Thorax ist auf Höhe der dysfunktionellen Rippe ein fester Gurt geschlungen, der allein mit der freien Hand fester gezogen werden kann. Dieser Zug soll die Rippe nach medial mobilisieren, er wird bis zur ersten spürbaren Barriere ausgeführt und dann gehalten (Abb. 3.55).

Ausführung

Die Patientin soll tief einatmen und die Luft anhalten. Für die Zeit der Apnoe drückt der abduzierte Arm mit mittlerer Kraft gegen den festen Widerstand (Möbel oder Wand) in Richtung Adduktion.

Mit der Ausatmung wird der Arm entspannt, anschließend wird der Zug des Gurtes verstärkt, bis die neue Barriere erreicht ist.

5–7 Wiederholungen dieses Ablaufs sollten für eine ausreichende Remodellierung der Rippe genügen.

Abb. 3.55 Automobilisation der 7. Rippe rechts bei a.-p. Kompression

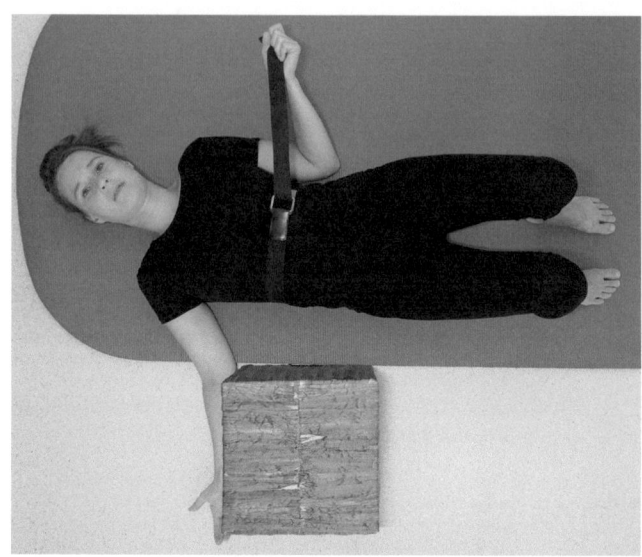

Wirkung
Auch bei dieser Selbstübung wird die Muskel Energie Technik genutzt.

Rippen 5–10 in lateraler Kompression
Die Rippe ist lateral abgeflacht, ventral und dorsal ist sie prominent. Gleichzeitig ist die Atembeweglichkeit in eine oder beide Richtungen eingeschränkt.

Positionierung
Die Übung beginnt in der Rückenlage auf einer festen Unterlage, mit der betroffenen Seite neben einem stabilen Möbelstück oder einer Wand. Die Beine sind hüftbreit aufgestellt. Der Arm der zu mobilisierenden Seite liegt in einer Abduktion zwischen 60 und 90 Grad. Um den Thorax ist auf Höhe der betroffenen Rippe ein fester, nicht dehnbarer Gurt geschnallt, der den Arm der nicht betroffenen Seite am Körper fixiert.

Ausführung
Wie in der o. g. Automobilisation einer Rippe in anterior-posteriorer Kompression drückt der abduzierte Arm während einer Apnoe gegen einen festen Widerstand (Möbel oder Wand) in Richtung Adduktion. Mit der Ausatmung wird der Arm entspannt. Zur Mobilisation der Rippe drückt der festgebundene Arm in Richtung Unterlage, die Rippe wird nach dorsal gezogen. Durch den Gegenhalt der festen Unterlage wird eine Remodellierung in die Ausdehnung nach lateral erreicht (Abb. 3.56).

Die Übung sollte 5–7 Mal wiederholt werden um eine ausreichende Wirkung zu erzielen.

3.4 Rippendysfunktionen

Abb. 3.56 Selbstübung zur Behandlung einer Dysfunktion der 10. Rippe rechts in lateraler Kompression

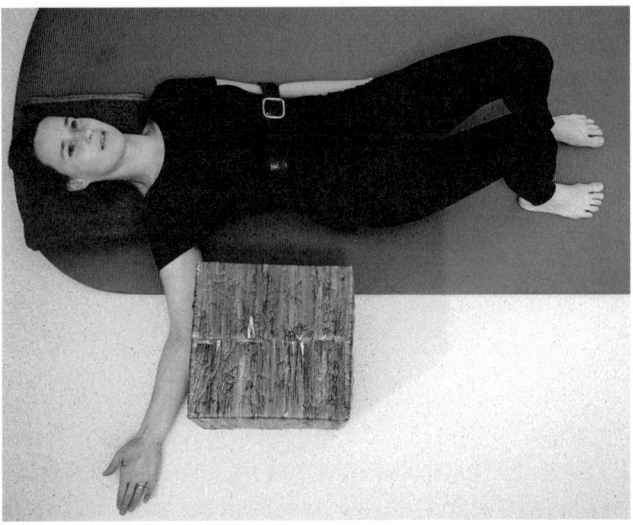

Wirkung
Es handelt sich hier um eine Muskel Energie Technik.

3.4.2 Respiratorische Rippendysfunktionen

In den folgenden Beschreibungen ist der Einfachheit halber von einer einzelnen Rippe die Rede, auch wenn bei respiratorischen Rippendysfunktionen mehrere benachbarte Rippen betroffen sein können. Wichtig ist bei der Behandlung und den Eigenübungen die Mobilisation der Schlüsselrippe. In den Selbstübungen können selbstverständlich mehrere Rippen gleichzeitig behandelt werden, solange die Schlüsselrippe inbegriffen ist.

Inspirationsdysfunktion Rippen 1–4
Positionierung
Die Patientin liegt auf dem Rücken, die Beine gestreckt oder Knie leicht unterlagert. Der Arm der betroffenen Seite liegt gestreckt neben dem Körper, die Handfläche zeigt zum Becken, dadurch ist das Schultergelenk in Rotationsnullstellung. Die andere Hand liegt unter dem Nacken, die Finger halten die obere HWS und den Hinterkopf. Dadurch kann der Hals in Neutralstellung fixiert werden, zur Steigerung und Betonung der Mobilisation entweder der Eimerhenkel- oder der Pumpschwengelbewegung kann die Position der HWS entsprechend verändert werden.

Ausführung
Der Arm auf der betroffenen Seite schiebt mit minimaler Kraft in Richtung Fußende, bis die erste Barriere zu spüren ist, und entspannt wieder (s. Abb. 3.57). Es ist wichtig, dass die

Abb. 3.57 Automobilisation der oberen Rippen rechts bei Inspirationsdysfunktion, Betonung der Eimerhenkelbewegung

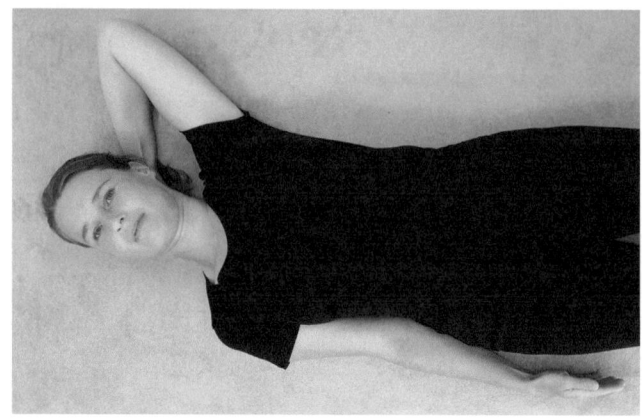

Patientin die Schulter nicht wieder aktiv zum Kopf zieht, sondern den nächsten Schub nach kaudal dort beginnt, wo der Arm beim Entspannen zum Liegen kommt. Zur Unterstützung der Mobilisation soll das Schieben in der Ausatemphase geschehen, bei der Einatmung wird entspannt. 3 Serien von 5 Wiederholungen sind i. d. R. nötig, um eine ausreichende Wirkung zu erzielen. Eventuell ist es notwendig, die nachfolgend genannten Steigerungen zu nutzen.

Steigerung

A) Zur Mobilisation der Pumpschwengelbewegung wird der Kopf zur Gegenseite rotiert, bis die erste Barriere gegen die Drehung erreicht ist. In dieser Stellung werden Kopf und Hals von der haltenden Hand fixiert, der Arm auf der betroffenen Seite führt die Übung aus, wie oben beschrieben. In den Pausen zwischen den Serien sollte der Kopf in Neutralstellung sein.

B) Zur Mobilisation der Eimerhenkelbewegung wird die HWS in eine Seitneige zur Gegenseite geführt, bis die erste Barriere zu spüren ist. In dieser Stellung werden Kopf und Hals von der haltenden Hand fixiert und der andere Arm schiebt in 5'er Serien zum Fußende. Die Pausen zwischen den Serien sollten Kopf und Hals in Neutralstellung verbringen.

Wirkung

Bei dieser Selbstübung wird die Armbewegung über den Schultergürtel auf die Rippen übertragen, dies bewirkt eine Mobilisation in Expirationsrichtung. Die Kopplung von Bewegung und Atmung unterstützt die Mobilisierung bei der direkten Technik.

Inspirationsdysfunktion Rippen 5–7 (v. a. Eimerhenkelbewegung betroffen)

Positionierung

Die Patientin liegt auf dem Rücken, die Beine sind zunächst aufgestellt. Die Füße wandern zur betroffenen Seite, das Becken wird mitbewegt, bis eine reine Seitneige der Wirbelsäule die betroffene Rippe erreicht hat. Der Arm der betroffenen Seite liegt gestreckt

3.4 Rippendysfunktionen

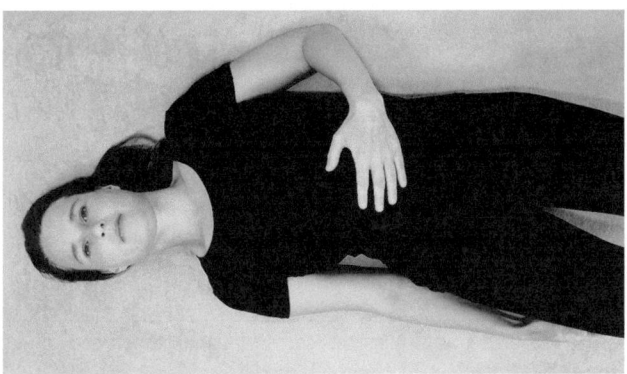

Abb. 3.58 Selbstbehandlung einer Inspirationsdysfunktion der mittleren Rippen rechts

neben dem Körper, die Handfläche zeigt zum Becken, dadurch ist das Schultergelenk in Rotationsnullstellung.

Ausführung
Der Arm auf der betroffenen Seite schiebt mit minimaler Kraft in Richtung Fußende, bis die Barriere an der Rippe zu spüren ist, und entspannt wieder (Abb. 3.58). Es ist wichtig, dass die Patientin die Schulter nicht wieder aktiv zum Kopf zieht, sondern den nächsten Schub nach kaudal dort beginnt, wo der Arm zum Liegen kommt. Zur Unterstützung der Mobilisation soll das Schieben in der Ausatemphase geschehen, bei der Einatmung wird entspannt. 3 Serien von 5 Wiederholungen sind i. d. R. nötig, um eine ausreichende Wirkung zu erzielen.

Steigerung
Die Wirkung der Übung kann erhöht werden, wenn der Arm der Gegenseite gleichzeitig zum Kopfende geschoben wird.

Wirkung
Bei dieser Selbstübung wird die Armbewegung über den Schultergürtel auf die Rippen übertragen, dies bewirkt eine Mobilisation in die Expirationsrichtung. Die Kopplung von Bewegung und Atmung unterstützt die Mobilisierung. Es handelt sich um eine direkte Technik.

Inspirationsdysfunktion Rippen 5–10 (v. a. Pumpschwengelbewegung betroffen)

Positionierung
Die Patientin liegt auf dem Rücken, die Beine sind hüftbreit aufgestellt. Quer unter dem Rücken liegt eine breite weiche Rolle, kranial der betroffenen Rippe. Die Handwurzel der gleichseitigen Hand wird auf die dysfunktionelle Rippe gelegt, die Fingerspitzen zeigen zum Bauchnabel. Wenn die andere Hand auf gleicher Höhe auf der Gegenseite liegt, kann sie zum Seitenvergleich der Rippenbewegungen genutzt werden.

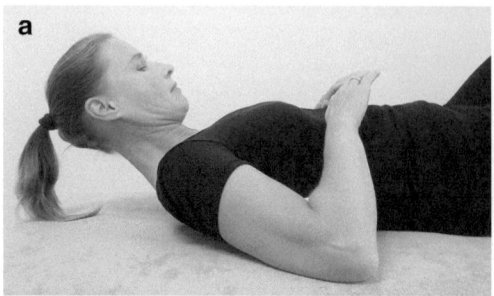 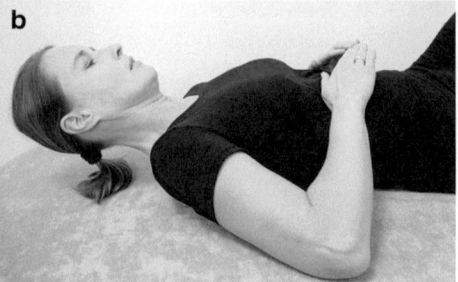

Abb. 3.59 Automobilisation der Pumpschwengelbewegung einer Inspirationsdysfunktion der 8.-10. Rippe. (**a**) Anspannungsphase. (**b**) Mobilisationsphase

Ausführung

Gleichzeitig mit der Ausatmung werden Kopf, Hals und Schultergürtel angehoben, bis der Curl up die Rippen unter der Hand in Richtung Becken bewegt. Dabei soll der Musculus transversus abdominis aktiviert werden, indem der Bauchnabel zur Wirbelsäule gezogen wird. Die Hand hilft bei der Bewegung der Rippe mit, indem sie einen Schub in Richtung Bauchnabel ausführt (Abb. 3.59a).

In der nachfolgenden Einatmung wird der Oberkörper wieder abgelegt, allerdings nur bis zur ersten Barriere. Diese ist erreicht, wenn die Spannung der Bauchmuskeln und der Schub der Hand an den Rippen diese nicht mehr in ihrer Ausatemposition halten können (Abb. 3.59b). Von hier aus kann nun ein erneuter Curl up ausgeführt werden, oder aber es wird eine kleine Pause eingelegt.

Steigerung

A) Die Höhe der Rolle unter dem Rücken bestimmt die Intensität der Mobilisation. Durch das Ablegen des Oberkörpers werden die kranialen Rippen in die Inspirationsrichtung gehoben und entfernen sich von der dysfunktionellen Rippe. Je grösser die Rolle, umso stärker die Wirkung.

B) Anstelle einer Rolle kann das gepolsterte Ende des Bettes oder der Couch genutzt werden. Der Oberkörper kranial der betroffenen Rippe wird während der Einatmung in den Überhang geführt. Diese Variante funktioniert besser mit abgelegten Beinen, weil die Position mehr Sicherheit bietet.

Wirkung

Bei dieser Eigenübung wird die Muskel Energie Technik verwendet, die Rolle bzw. Bettkante dient als Fulcrum.

Inspirationsdysfunktion Rippen 7–10 (v. a. Eimerhenkelbewegung betroffen)

Positionierung

Die Patientin liegt auf der nicht betroffenen Seite, die Rippen oberhalb der dysfunktionellen Rippe oder die Taille sind unterlagert, Hüft- und Kniegelenke befinden sich in 90°

3.4 Rippendysfunktionen

Flexion. Die Hand des oben liegenden Armes legt sich mit dem Ballen von der Seite und leicht von kranial auf die dysfunktionelle Rippe. Der unten liegende Arme soll eine bequeme Position einnehmen.

Ausführung

Einatmen. Ausatmen und den Musculus transversus abdominis unter Spannung bringen, indem der Bauchnabel nach innen gezogen wird. Während diese Spannung gehalten wird, soll während der nächsten Ausatmung der Rumpf genau seitlich angehoben werden, bis die betroffene Rippe sich Richtung Becken bewegt hat (Abb. 3.60a). Die Hand macht diese Bewegung mit und hält die Rippe dort fest, während der Oberkörper wieder abgelegt wird. Eine tiefe Einatmung unterstützt das Heben der kranialen Rippen, wobei die seitlichen Bauchmuskeln und die Hand die dysfunktionelle Rippe in Expirationsstellung festhalten (Abb. 3.60b).

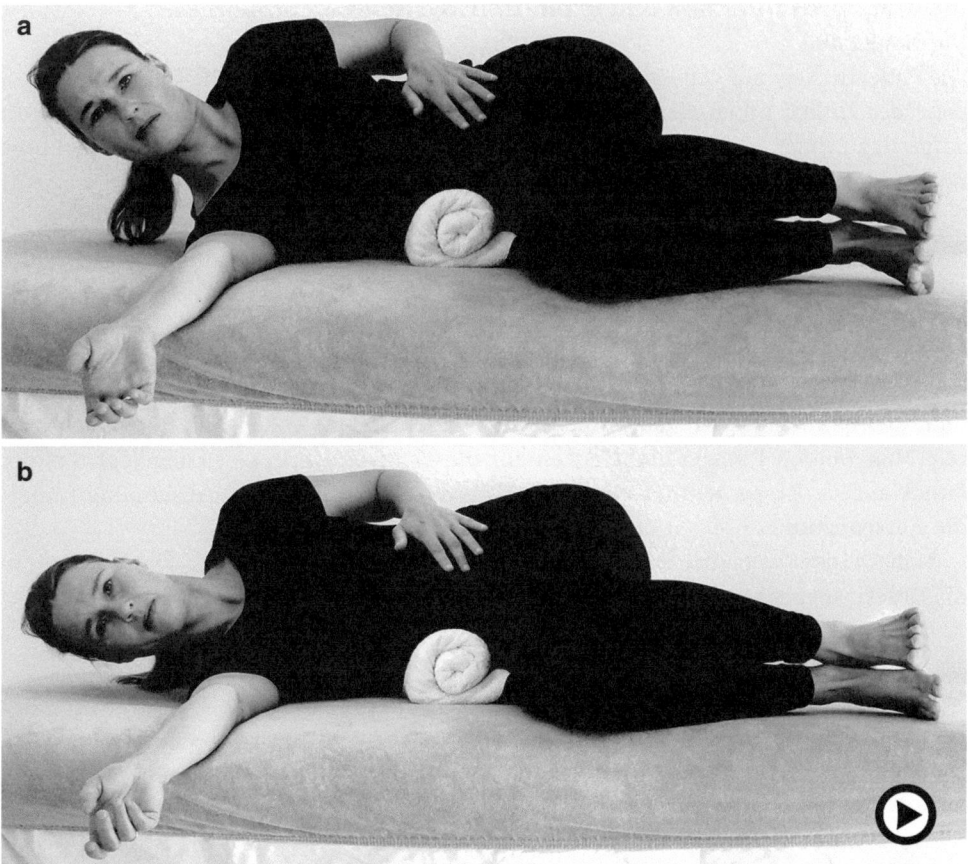

Abb. 3.60 a,b Selbstbehandlung der Eimerhenkelbewegung einer Inspirationsdysfunktion der Rippen 7–10. (**a**) Anspannungsphase. (**b**) Mobilisationsphase. In **Video 3** wird diese Übung demonstriert (▶ https://doi.org/10.1007/000-7d2)

Steigerung
Zu Beginn der seitlichen Rumpfbeuge sollte der Kopf mit einem Kissen unterlagert sein. Sobald die Rückbewegung zur Seitlage beginnt, muss das Kissen entfernt worden sein (das kann mit der freien Hand geschehen). Dadurch wird eine leichte Seitneige der Oberkörpers weg von der betroffenen Rippe erreicht, was die Wirkung der Übung verstärkt.

Wirkung
Bei dieser Selbstmobilisation wird die Muskel Energie Technik verwendet, während die Hand eine Hilfestellung leistet. Auch die Kopplung mit der Ausatemphase unterstützt die Mobilisation.

Video
Zu dieser Übung gibt es ein Video, in dem die Übung gezeigt wird (Abb. 3.60, **Video 3**).

Inspirationsdysfunktion und Expirationsdysfunktion Rippen 11–12
Positionierung
Die Patientin liegt auf dem Rücken, die Beine sind hüftbreit aufgestellt. Die Arme liegen entweder seitlich neben dem Körper oder die Ellenbogen werden neben dem Brustkorb aufgestützt. Unter der betroffenen Rippe liegt ein Tennisball oder Jonglierball, direkt lateral des Musculus erector spinae.

Ausführung
Der Druck durch das Eigengewicht des Körpers wird durch die nachfolgend genannten Bewegungen genau dosiert. Die Übung muss nicht völlig schmerzfrei sein, aber auftretende Schmerzen müssen so gering gehalten werden, dass daraus keine reflektorische Spannungszunahme der Muskulatur resultiert. Das Becken wird angehoben, bis unter der betroffenen Rippe ausreichend Raum entsteht, um den Ball dort zu platzieren. Nun werden Rücken und Becken auf dieser Seite schrittweise abgelegt, bis der Druck auf die Rippe deutlich zu spüren ist (Abb. 3.61). Eine tiefe Ausatmung fördert die Entspannung.

Danach, oder wenn der Schmerz zu groß ist, wird der untere Rücken wieder mittig in die Brücke angehoben. Von dort aus kann wieder das seitliche Ablegen erfolgen.

5–10 Wiederholungen werden für diese Selbstübung empfohlen.

Wirkung
Hier wird der Ball als Fulcrum für eine direkte Mobilisation genutzt. Jonglierbälle eignen sich besser als Tennisbälle, da sie sich unter dem Gewicht leicht verformen und darum nicht so schnell weg rollen.

3.4 Rippendysfunktionen

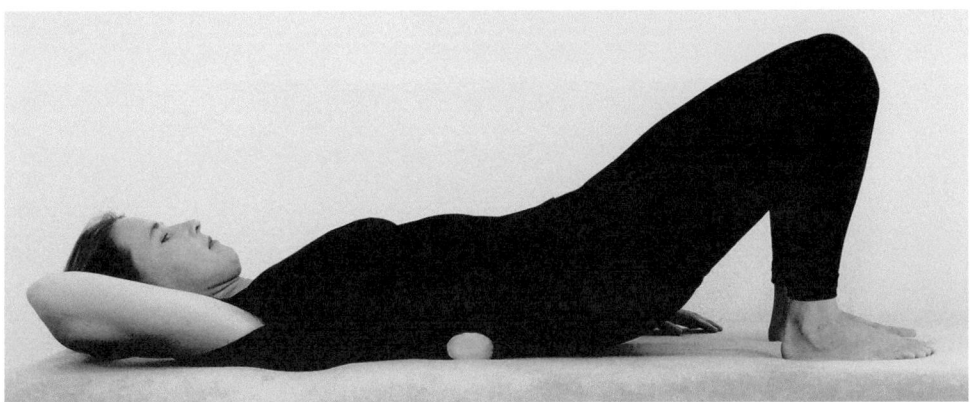

Abb. 3.61 Übung zur Automobilisation von Inspirations- und Expirationsdysfunktionen der Rippen 11 und 12 rechts. Für bessere Sichtbarkeit des Balls unter den Rippen wurde der rechte Arm am Kopfende abgelegt

> **Wichtig**
> In der manuellen Mobilisation der Rippen 11 und 12 wird für eine Inspirationsdysfunktion ein Druck nach ventral-lateral-inferior auf die Rippe ausgeübt, für eine Expirationsdysfunktion nach ventral-lateral-superior. Auf die Selbstübung ist diese Genauigkeit nicht übertragbar, darum wurde sich hier auf die Mobilisationsrichtung nach ventral beschränkt. Dennoch lassen sich damit nach meinen Erfahrungen gute Ergebnisse erzielen. Die genannte Beschränkung macht es zudem möglich, für beide Dysfunktionen dieselbe Eigenübung zu verwenden.

Exspirationsdysfunktion Rippen 1–2
Positionierung
Die Übung beginnt in der Rückenlage mit gestreckten oder leicht unterlagerten Beinen. Der Arm der betroffenen Seite liegt gestreckt neben dem Kopf. Sollte die volle Elevation nicht schmerzfrei möglich sein, kann der Oberarm mit einem Polster unterlagert werden. Der Arm der Gegenseite liegt neben dem Körper.

Ausführung
Gleichzeitig mit einer tiefen Einatmung wird der Arm der betroffenen Seite nach kranial heraus geschoben, mit der Ausatmung wird er wieder entspannt. Synchron dazu schiebt der Arm der Gegenseite zum Fußende. Der Atem soll während der Inspiration in den oberen Brustkorb gelenkt werden, um das Heben der Rippen unterstützen (Abb. 3.62). 5–10 Wiederholungen werden für diese Übung empfohlen.

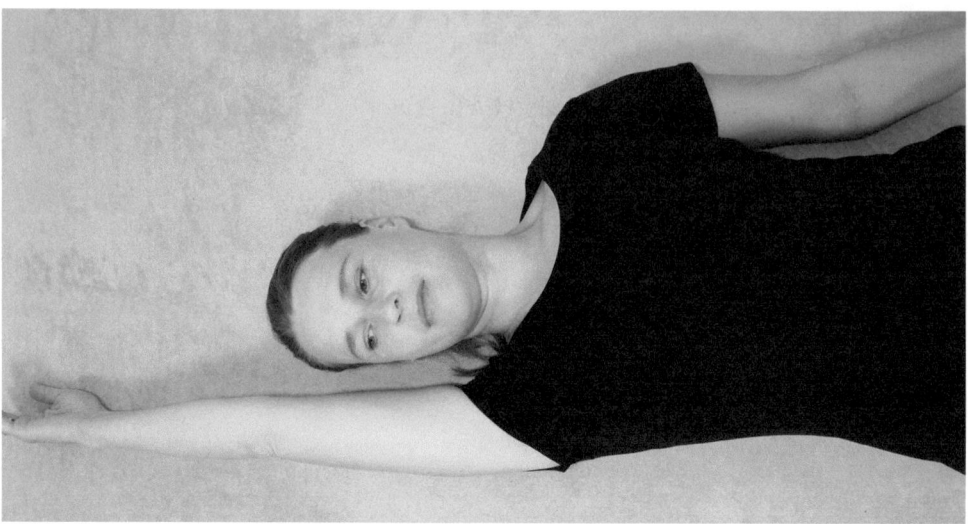

Abb. 3.62 Selbstbehandlung der oberen Rippen rechts bei Expirationsdysfunktion

Wirkung

Die Bewegung der Arme wird über den Schultergürtel auf die Rippen übertragen. Auf der Seite der Elevation werden die Rippen gehoben, auf der Gegenseite abgesenkt. Die Atemführung unterstützt die Rippenbewegung auf der betroffenen Seite.

**Exspirationsdysfunktion Rippen 3–10
(v. a. Pumpschwengelbewegung betroffen)**
Positionierung

Die Patientin liegt auf dem Rücken mit hüftbreit aufgestellten Beinen oder in Stufenlagerung. Der Arm der betroffenen Seite befindet sich in schmerzfreier Elevation, der Ellenbogen ist ca. 90° gebeugt. Für diesen Arm soll nun ein Widerstand gegen einen Druck in Richtung Becken ermöglicht werden. Dafür gibt es mehrere Möglichkeiten:

A) Die freie Hand umgreift den distalen Oberarm in Nähe des Ellenbogens (Abb. 3.63)
B) Der Ellenbogen lehnt sich an ein gepolstertes aber stabiles Möbelstück
C) Um den distalen Oberarm wird ein fester Gurt geschlungen, der oberhalb des Kopfes sicher befestigt ist.

Ausführung

Die Position des Armes wird danach festgelegt, welche Rippe mobilisiert werden soll. Für die Rippen 3–6 eignet sich am ehesten ein Winkel von 135° Elevation, für die Rippen 7–10 eine submaximale Elevation. Der Ellenbogen wird nun mit geringer bis mittlere Kraft für 5–7 Sekunden isometrisch gegen den Widerstand gedrückt. Nach dem Entspannen sinkt der Arm weiter in die maximale schmerzfreie Elevation, wo er für 5–7 Atemzüge ver-

3.4 Rippendysfunktionen

Abb. 3.63 Automobilisation der Pumpschwengelbewegung der Rippen 3–10 rechts bei Exspirationsdysfunktion

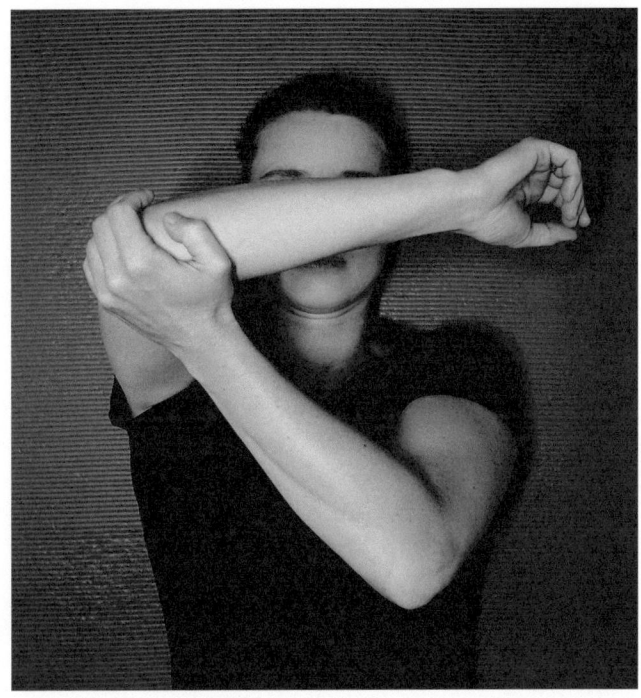

bleibt. Dabei soll die Einatmung jedes Mal betont werden. Anschließend wird die vorherige Position zum Anspannen erneut eingenommen und der beschriebene Ablauf wiederholt.

5–7 Durchgänge werden für diese Selbstübung empfohlen.

Wirkung
Der Druck des Armes induziert eine Bewegung der Rippen in die freie Richtung (Expiration), Dabei ist neben dem Musculus pectoralis major auch der Musculus latissimus dorsi aktiv. Gleichzeitig arbeitet die Schulterblattmuskulatur zur Stabilisierung der Armaktivität, u. a. der Musculus serratus anterior. Der Zug aller genannten Muskeln wirkt mobilisierend auf die Rippen und die Bewegung in die eingeschränkte Richtung wird freier. Es handelt sich um eine Muskel Energie Technik.

Exspirationsdysfunktion Rippen 3–10 (v. a. Eimerhenkelbewegung betroffen)
Positionierung
Rückenlage mit gestreckten Beinen. Je nach Höhe der zu behandelnden Rippe wird die Seitneige der BWS eingestellt: für die Rippen 3–5 über eine Verschiebung von Kopf, Hals und Schultergürtel zu Gegenseite, für die Rippen 9 und 10 über eine Verlagerung von Beinen und Becken zur Gegenseite und für die Rippen 6–8 am besten durch Verschieben

Abb. 3.64 Automobilisation der Eimerhenkelbewegung der Rippen 3–10 links bei Expirationsdysfunktion

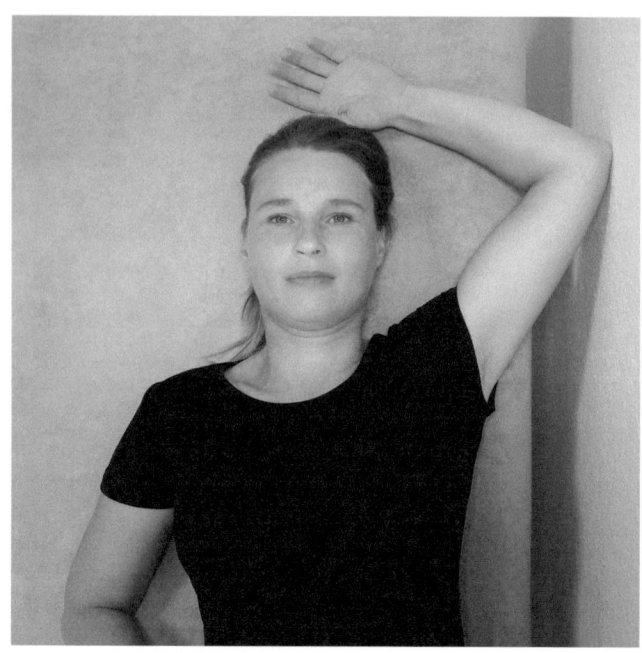

von Schultergürtel und Becken zur Gegenseite. Die dysfunktionelle Rippe soll durch diese Lagerung den Scheitelpunkt der Kurvatur bilden. Der Arm derselben Seite wird abduziert, bis an der exponierten Rippe die Spannung ankommt und soll dann in dieser Position mit einem stabilen Möbelstück Kontakt aufnehmen (Abb. 3.64).

Ausführung
Der Arm wird mit kleiner bis mittlerer Kraft isometrisch gegen den festen Widerstand für 5–7 Sekunden in Richtung Adduktion gedrückt. In der Pause folgen 5–7 tiefe Atemzüge, bei denen die Einatmung besonders in den seitlichen Thorax gelenkt wird. Danach wird getestet, ob der Arm weiter abduziert werden kann, bis eine Spannungszunahme an der betroffenen Rippe spürbar wird. In der neuen Position kann der Arm wieder isometrisch arbeiten.
  5–7 Wiederholungen werden für diese Selbstübung empfohlen.

Wirkung
Die Positionierung erleichtert der dysfunktionellen Rippe die Eimerhenkelbewegung in Richtung Inspiration. Durch den Druck des Armes werden die Schulterblattmuskeln aktiviert, v. a. der Musculus serratus anterior. Dieser Muskelzug mobilisiert die Rippen, die anschließend leichter in Richtung Inspiration gehoben werden können. Anspannen in die freie Bewegungsrichtung zur Förderung der eingeschränkten Richtung ist ein Prinzip der Muskel Energie Technik.

Literatur

Mitchell FL, Mitchell PKG (2005) Handbuch der Muskel Energie Techniken Band 3, Becken und Sakrum. Hippokrates, Stuttgart

Schildt-Rudloff K, Sachse, J Harke G (2016) Wirbelsäule: Manuelle Untersuchung und Mobilisationsbehandlung für Ärzte und Physiotherapeuten, 6. Aufl. Elsevier

Integration und Stabilisation durch Muskelübungen

4

Inhaltsverzeichnis

4.1 Zielsetzung und Ausführung der Übungen 107
4.2 Entscheidungshilfe zur Übungsauswahl 109
4.3 Beispiele 110
    4.3.1 Spannungsmuster: LWS in Linksseitneige, BWS in Rechtsseitneige,
           1. Rippe links in Inspirationsstellung, Th1 in FRS rechts 110
    4.3.2 Spannungsmuster: Becken in Rechtsrotation, Thorax in Linksrotation, HWS
           in Rechtsseitneige, Hüftbeuger und Adduktoren rechts fest, dorsale Muskelkette
           am linken Bein fest 114
    4.3.3 Spannungsmuster: LWS in Hyperlordose, BWS in Hyperkyphose,
           Kopf im Vorschub, Hüftbeuger verspannt 118

4.1 Zielsetzung und Ausführung der Übungen

Nachdem mit den Automobilisationen die artikulären Dysfunktionen behandelt wurden, sollte diese neue Beweglichkeit anschließend muskulär stabilisiert werden. Gelenkdysfunktionen haben zwar lokale Wirkungen auf die Muskulatur, aber das Zusammenspiel zwischen diesen beiden Strukturen beschränkt sich nicht allein darauf.

Dysfunktionen mehrerer Gelenke existieren nicht unabhängig voneinander, sondern sie sind eingebunden in ein globales myofasziales Spannungsmuster. Dieses Muster ist individuell, und es ist abhängig von der Vorgeschichte (Verletzungen, OP-Narben, Erkrankungen oder Funktionsstörungen der Organe) sowie der täglichen Belastung (Haltungsgewohnheiten, beruflich oder durch Freizeitaktivitäten bedingte Zwangshaltungen, Verhältnis von statischer und dynamischer Muskelarbeit usw.). Das globale Spannungsmuster ist als

Versuch des Körpers zu verstehen, die aktuell bestmögliche Haltung in Bezug auf die vorhandenen Anforderungen zu erreichen. Regulation von Muskeltonus und Aufrichtung sind subkortikal organisiert und nur kurzfristig durch Willkürmotorik steuerbar.

Ein Muskeltraining, das langfristig Erfolge bringen soll, muss die vorgenannten Punkte berücksichtigen.

Es ist nicht sinnvoll, einzelne Muskeln zu trainieren und dann darauf zu hoffen, dass der Körper den Rest von allein erledigt. Zielführend ist ein Training, das dem allgemeinen Spannungsmuster entgegenwirkt, hin zu mehr Symmetrie. Die Symmetrie bezieht sich dabei sowohl auf Seitenunterschiede als auch auf die anterior-posteriore Richtung. Des Weiteren ist mit Symmetrie die Balance zwischen Dehnfähigkeit und Kraft gemeint, v. a. die Ausdauerkraft der Haltemuskulatur ist im Alltag wichtig.

Die Übungen sollten also so ausgewählt sein, dass Haltearbeit einerseits und Dehnung andererseits trainiert wird. Um einer vorhandenen Asymmetrie entgegen zu wirken, muss die Übung auch asymmetrisch gestaltet sein. Damit ein globales Spannungsmuster verändert werden kann, sollte der ganze Körper in die Übung einbezogen werden. Da es um die Veränderung der Haltung geht, muss nach Möglichkeit gegen die Schwerkraft gearbeitet werden.

Bei der Ausführung der Übungen ist der Fokus auf die Propriozeption zu richten. Es geht nicht um das Entwickeln von „mehr Kraft", sondern um die Verbesserung der Wahrnehmung in Bezug auf Position des Körpers im Raum, Position der einzelnen Körperteile zueinander, die Zusammenarbeit der beteiligten Muskeln und um Leichtigkeit in der Bewegung oder der Aufrichtung. Zur Unterstützung dieses Trainings ist der Einsatz instabiler Unterlagen in der Steigerung hilfreich. Durch verbesserte Propriozeption werden die neuronalen Zentren aktiviert, die für Tonusregulation und Haltungskontrolle zuständig sind. Das ist mit dem Begriff Integration aus der Kapitelüberschrift gemeint: die durch Automobilisation geschaffene größere Beweglichkeit wird in modifizierte neuronale Regulationsprogramme eingegliedert. Die verbesserte Haltearbeit der Muskulatur ermöglicht ein Aufrechterhalten dieser neu gewonnenen Beweglichkeit, auch weil dadurch im Alltag trotz der äußeren und inneren Einflüsse einem „Zurückfallen" in das gewohnte Spannungsmuster entgegengewirkt wird.

Wenn es um das Training von Muskulatur geht, werden unterschiedliche Empfehlungen für den Krafteinsatz, das Tempo, die Anzahl der Wiederholungen und die Häufigkeit und Länge der Pausen gegeben. Das ist abhängig von den persönlichen Erfahrungen und dem beruflichen Hintergrund der Autoren (Ärzte, Physiotherapeuten, Fitnesstrainer etc.) sowie der Zielgruppe (Patienten, Amateursportler, Profisportler).

Für die in diesem Buch vorgestellten Übungen möchte ich absichtlich nur einen groben Rahmen zur Dosierung vorgeben. Wie oben dargestellt, geht hier nicht primär um Krafttraining oder Fitness, sondern um die Veränderung der Spannungsverteilung im gesamten Körper.

Das Muskeltraining sollte in einem ruhigen, gleichmäßigen Tempo ausgeführt werden. Die Geschwindigkeit wird limitiert durch die Möglichkeit zur Eigenwahrnehmung während der Übung. Alle Einzelbewegungen sollen spürbar sein, ebenso die Muskeln, die die Bewegung ausführen, gleichzeitig auch jene, welche der Bewegung einen Widerstand entgegensetzen. Auftretende Widerstände sind deshalb wichtig, weil weder mit Schwung noch mit Kraftverstärkung über sie hinweg gegangen werden soll. Vielmehr ist die Anzahl der Wiederholungen der entscheidende Trainingsfaktor. Der Atem soll die ganze Zeit über ruhig und gleichmäßig fließen. Einige Bewegungen oder Muskelspannungen sollen mit bestimmten Atemphasen gekoppelt werden, dies ist dann bei Anleitung und Kontrolle der Übungen besonders zu beachten.

Wenn im praktischen Teil eine Anzahl von Wiederholungen angegeben ist, so ist das nur als Orientierungshilfe zu verstehen. Entscheidend ist die Wahrnehmung einer Verbesserung während der Übung. Die geforderte Bewegung sollte mühelos grösser sein als zuvor, sie kann sich auch harmonischer oder einfach nur weniger ungewohnt anfühlen. Manche Steigerungen sind so gewählt, dass die Übung auf dem letzten Level anfangs gar nicht oder nur mit viel Anstrengung ausführbar ist. Wenn nach einigem Training dieses Level dann problemlos bewältigt werden kann, ist das für jeden Patienten ein spürbarer Erfolg.

4.2 Entscheidungshilfe zur Übungsauswahl

Die in Abschn. 2.4 genannten Anforderungen an das Übungsprogramm sind bei der Auswahl der Übungen für die Muskulatur ebenfalls zu beachten. Nach Möglichkeit sollte nur eine Selbstübung mit maximal einer Steigerung für das Muskeltraining ausgewählt werden, sonst wird das Programm zu lang und wird vermutlich nicht ausgeführt.

Der Schwierigkeitsgrad muss der aktuellen Leistungsfähigkeit der Patientin angepasst sein. Bei einer Überforderung werden wir nur Kompensationen unterstützen oder die Übung wird nicht ausgeführt. Bei einer Unterforderung haben wir keinen Trainingseffekt.

Für die Auswahl der Übung sollten wir uns vom Befund leiten lassen. Dafür müssen wir nach der Arbeit an den einzelnen Dysfunktionen wieder innerlich einen Schritt zurücktreten und das Gesamtbild des Patienten betrachten. Dabei geht es nicht nur um das sichtbare Bild, sondern auch um die Befunde, die wir aus der orientierenden Untersuchung und der Palpation gewonnen haben.

Welches ist das vorherrschende Spannungsmuster, das uns hier präsentiert wird? Ist der Körper eher in Flexion oder in Extension? Bestehen Abweichungen von der Mitte in Richtung Rotation oder in Lateralflexion? Wenn beide Varianten zu sehen sind, welche ist dominant? Auf welcher Etage des Körpers habe ich welche Abweichung gefunden? Das Modell der faszialen Gurtungen ist eine gute Hilfe, um sich bei der Beantwortung dieser Fragen einen Überblick zu verschaffen.

Schließlich ist noch zu klären, ob das von uns wahrgenommene Spannungsmuster zu den vorgefundenen artikulären Dysfunktionen sowie den viszeralen und craniosacralen Befunden passt. Die vielgenutzte Formulierung von der „Gesamtschau der Befunde" passt in diesem Zusammenhang sehr gut.

Anfangs mag das für einige Therapeuten eine nur schwer lösbare Aufgabe sein, aber Mut zur Entscheidung ist genauso wichtig wie Sorgfalt bei Befund und Behandlung. Falls nicht die richtige Übung ausgewählt wurde, wird sie zwar nicht helfen, aber solange die o. g. Dosierung eingehalten wird, kann damit auch kein Schaden angerichtet werden.

4.3 Beispiele

4.3.1 Spannungsmuster: LWS in Linksseitneige, BWS in Rechtsseitneige, 1. Rippe links in Inspirationsstellung, Th1 in FRS rechts

A. Niedriges Niveau: Übung in Bauchlage

Positionierung

Die Beine liegen hüftbreit, die Zehen des linken Fußes sind aufgestellt, der linke Arm liegt gestreckt neben dem Körper, der rechte gestreckt neben dem Kopf. Die Stirn ist auf einem Polster abgelegt, damit der Atem frei durch die Nase fließen kann, der Blick ist zur Unterlage gerichtet.

Ausführung

Einatmen. Ausatmen und Bauch flach werden lassen, linkes Knie von der Unterlage heben und die Ferse über die Zehen zum Fußende herausschieben, bis sich der Gesäßmuskel anspannt. Das Becken soll sich links von den unteren Rippen entfernen. Beide Schultern von der Unterlage heben, dadurch lösen sich die Arme minimal von der Matte. Die Stirn von der Unterlage heben und den Hals lang machen, während sich das Kinn dem Kehlkopf nähert. Nun den rechten Arm zum Kopfende herausschieben, bis die Seitneige in der BWS aufgelöst ist, dabei zeigt der Daumen zur Decke (Abb. 4.1a).

Den linken Arm zum Fußende schieben, damit die Schulter sich vom Kopf entfernt. Dann den Kopf nach links drehen, während die HWS horizontal gehalten wird. Den linken Arm noch etwas weiterschieben, um Platz für die Rotation zu schaffen, meist werden dadurch noch einige Grad gewonnen (Abb. 4.1b). Für drei tiefe Atemzüge diese Position halten, dann entspannen und zurück auf Start. Ungefähr 10 Wiederholungen sind notwendig, um einen Erfolg zu erzielen.

4.3 Beispiele

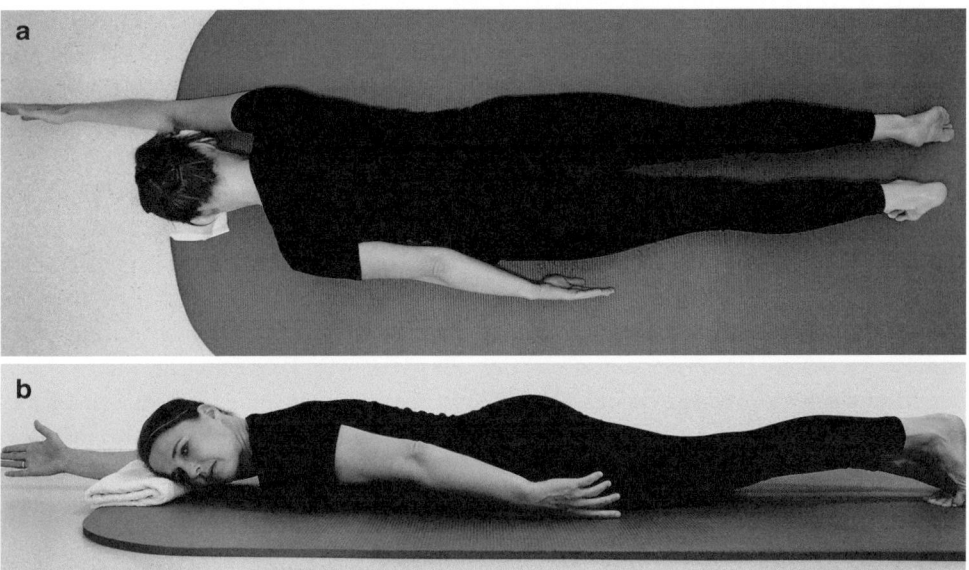

Abb. 4.1 a,b Übung zur Korrektur des Spannungsmusters 1. (**a**) Ansicht von oben, Anspruch: niedrig; (**b**) Ansicht von der Seite, Anspruch: niedrig

> **Praxistipp**
> Bei dieser Übung treten drei Fehler besonders häufig auf:
> Wenn in der Bauchlage die o. g. Bauchspannung aufgebaut werden soll, neigen Patienten dazu die Position von LWS oder Becken zu verändern. Oft hilft hier der Hinweis, dass die Knochen in Position bleiben sollen, während sich allein die Bauchdecke zur Wirbelsäule hebt.
> Wenn die Stirn von der Unterlage gehoben wird, ist damit häufig eine Extension der HWS verbunden. Mit der Anleitung den Blick senkrecht zum Boden zu halten und das Kinn etwas zur Kehle zu ziehen, lässt sich das meist gut korrigieren.
> Dasselbe Problem tritt auf, wenn der Kopf um die horizontale HWS gedreht werden soll. Es braucht einige Zeit, bis die Patientin in dieser Lage die Position der HWS ausreichend spüren kann. Wir sind es im Alltag gewohnt, die Kopfposition in der Senkrechten zu kontrollieren, deshalb fällt es in der Horizontalen besonders schwer.

B. Mittleres Niveau: Vom Sitz zum Ausfallschritt
Positionierung
Die Patientin sitzt nur mit der rechten Beckenhälfte auf dem Stuhl, das linke Becken ragt seitlich über die Kante der Sitzfläche hinaus. Die linke Hüfte ist gestreckt, das Knie zeigt

zum Boden, die Zehen sind aufgestellt. Der linke Arm hängt neben dem Körper, der rechte Arm kann zunächst noch sichernd am Stuhl festhalten. Der Oberkörper ist aufrecht, der Blick geht horizontal nach vorn.

Ausführung

Einatmen. Mit der Ausatmung den Bauch flach werden lassen. Der linke Fuß schiebt sich nach hinten, während sich das Knie zum Boden bewegt, der Gesäßmuskel soll sich anspannen. Nach ein paar Wiederholungen ist genug Kraft vorhanden, dass sich das Becken von dem Stuhl lösen kann und ein Stand im Ausfallschritt möglich wird. Nun kann der rechte Arm nach kranial schieben (Daumen zeigt nach hinten), während der linke Arm zum Boden schiebt (Daumen zeigt nach vorn). Der Hals wird lang gemacht, während sich das Kinn zur Kehle bewegt. dann wird der Kopf unter Beibehaltung der Nackenaufrichtung bis zum ersten Widerstand nach links gedreht. Nun schiebt der linke Arm noch ein wenig zum Boden, um so der Linksrotation den Weg frei zu geben (Abb. 4.2).

Abb. 4.2 Übung zur Korrektur des Spannungsmusters 1. Anspruch: mittel

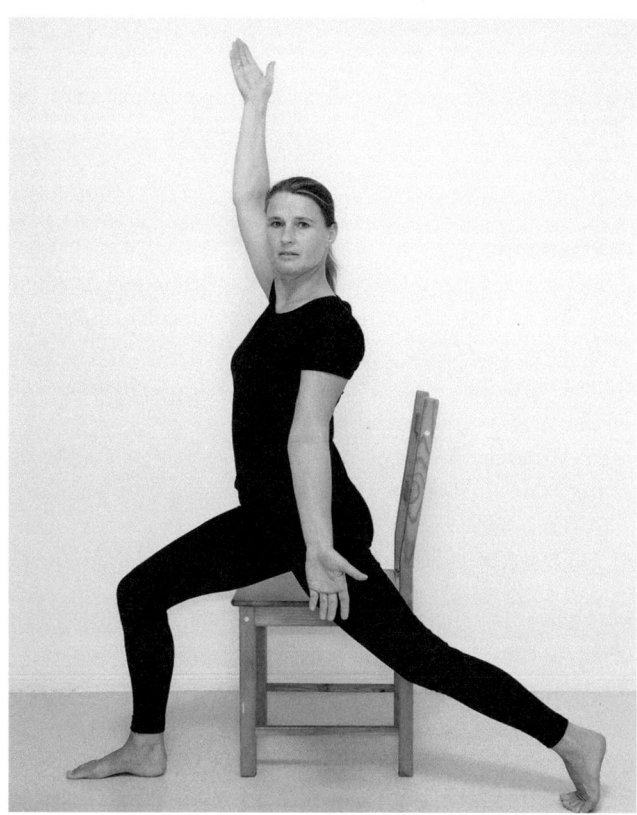

Für 3 tiefe Atemzüge die Position halten, dann wieder zur Ausgangsposition zurückkehren. 7–10 Wiederholungen sollten innerhalb einer Übungssequenz ausgeführt werden.

Steigerung
Die Übung wird anspruchsvoller, wenn sich die Füße auf instabilen Unterlagen befinden (z. B. Balance Pad, Gymnastikmatte, gefaltete Decke).

C. Hohes Niveau: Einbeinstand mit Dehnung
Positionierung
Einbeinstand auf dem rechten Fuß, an der rechten Seite befindet sich eine Wand oder ein Möbelstück zur anfänglichen Sicherung für die rechte Hand. Die linke Hand hält den linken Unterschenkel, das Knie zeigt zum Boden.

Ausführung
Spannungsaufbau wie bisher – zunächst Bauch, dann Schub des linken Oberschenkels in Richtung Fußboden, bis der Gesäßmuskel links anspannt und die Flanke sich streckt.

Das rechte Bein gewinnt Stabilität durch Druck des Großzehenballens in den Boden und Außenrotation im Hüftgelenk. Nun kann der rechte Arm zum Kopfende geschoben werden, bis die Seitneige in der BWS neutralisiert wird. Die linke Schulter wird von der Bewegung des gehaltenen Beines nach hinten-unten gezogen, dies kann durch Anspannung der unteren Schulterblattfixatoren noch verstärkt werden. Der aufgerichtete Hals wird wieder nach links gedreht, am ersten Widerstand wird gestoppt, die linke Schulter macht den Weg frei für eine Vergrößerung der Linksrotation (Abb. 4.3a,b).

Dann die Position kurz halten, im weiteren Verlauf sollte diese Stellung immer länger möglich sein.

7–10 Wiederholungen werden für eine Übungsrunde empfohlen.

Steigerung
Die Übung wird anspruchsvoller, wenn sich der rechte Fuß auf einer instabilen Unterlage befindet (z. B. Balance Pad, Gymnastikmatte, gefaltete Decke).

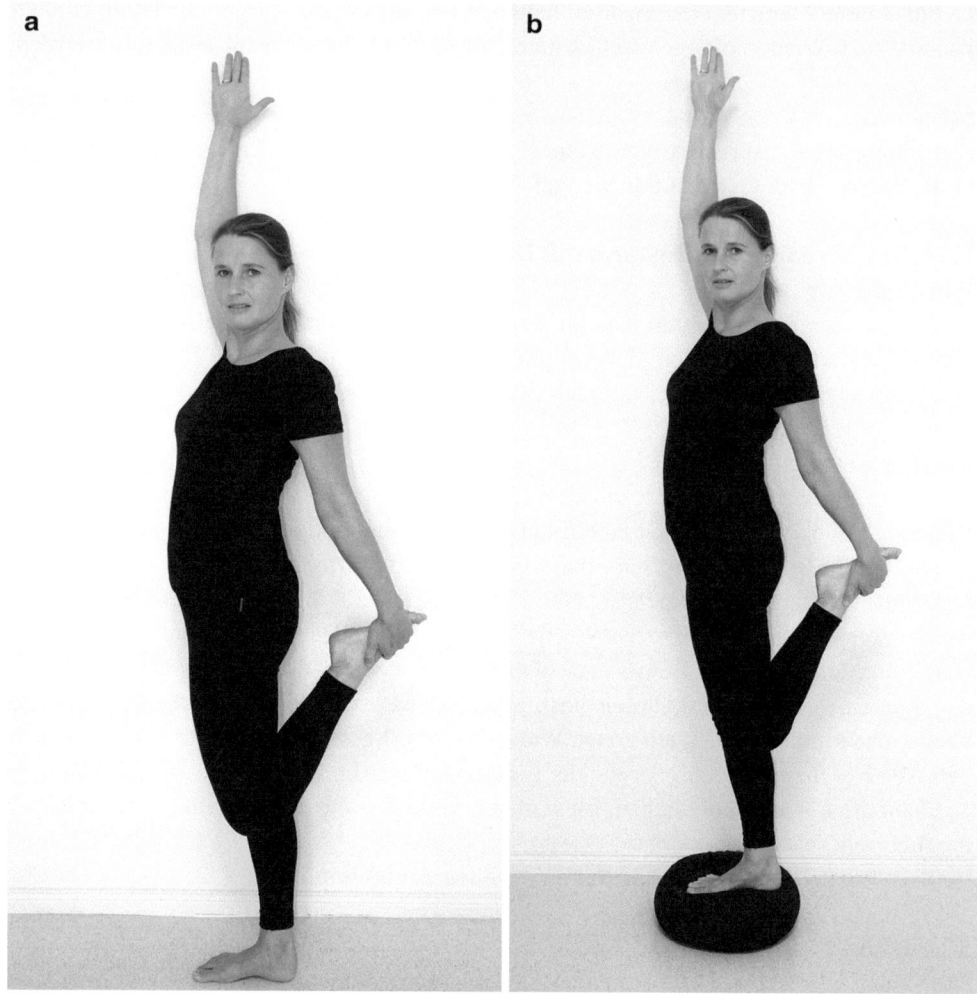

Abb. 4.3 a,b Übung zur Korrektur des Spannungsmusters 1. (**a**) Einbeinstand mit Dehnung, Anspruch: hoch. (**b**) Einbeinstand auf instabiler Unterlage mit Dehnung, Anspruch: hoch

4.3.2 Spannungsmuster: Becken in Rechtsrotation, Thorax in Linksrotation, HWS in Rechtsseitneige, Hüftbeuger und Adduktoren rechts fest, dorsale Muskelkette am linken Bein fest

A. Niedriges Niveau: Übung in Bauchlage
Positionierung

Die Patientin liegt auf dem Bauch, die Beine sind gestreckt und hüftbreit, die Zehen auf der rechten Seite sind aufgestellt. Der linke Arm liegt in 90° Abduktion, die Handfläche auf der Unterlage, der Kopf ist nach links gedreht. Sollte diese Position nicht schmerzfrei

4.3 Beispiele

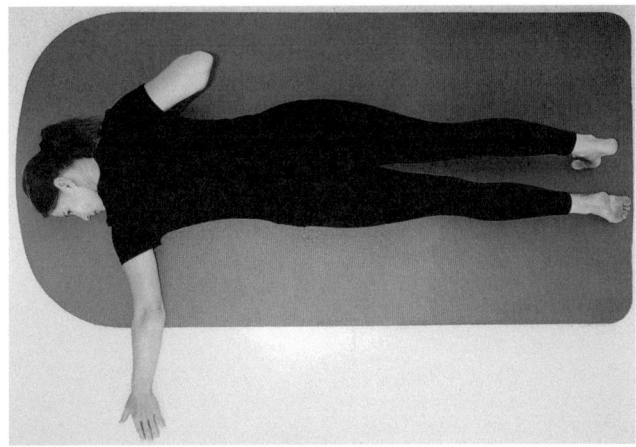

Abb. 4.4 Übung zur Korrektur des Spannungsmusters 2. Anspruch: niedrig

möglich sein, kann die rechte Gesichtshälfte so unterlagert werden, dass die Linksrotation etwas vermindert wird. Die rechte Hand ist in Schulternähe aufgestützt.

Ausführung
Einatmen. Ausatmen und den Bauch flach machen, für den Rest der Übung diese Bauchspannung halten. Das rechte Knie löst sich von der Unterlage, die Ferse schiebt über die Zehen in Richtung Fussende, der Gesässmuskel soll sich anspannen, das Becken auf dieser Seite soll sich der Unterlage nähern. Die rechte Hand drückt auf den Boden, wodurch sich die Schulter abhebt, der untere Schulterblattwinkel soll nun in Richtung TLÜ gezogen werden. Durch die Position von Kopf und linkem Arm wird eine Drehung des Brustkorbs gebremst und die Kraft wirkt v. a. auf die Rippen und Wirbelgelenke der rechten Seite (Abb. 4.4).

Für 3–5 Atemzüge soll diese Position gehalten werden, dabei wird überprüft, ob alle beteiligten Muskelgruppen konstant die Spannung halten können. Danach entspannen und in die Ausgangsposition zurück kehren. 7–10 Wiederholungen werden für diese Übung empfohlen.

B. Mittleres Niveau: Übung in Seitlage
Positionierung
Die Übung beginnt in der Seitlage auf der linken Seite. Der rechte Arm steht senkrecht über der rechten Schulter, die Handfläche zeigt nach vorn. Die Beine sind in Hüft- und Kniegelenken 90° gebeugt (Abb. 4.5a).

Ausführung
Einatmen. Ausatmen und den Bauch flach machen, für den Rest der Übung diese Bauchspannung halten. Das rechte Bein wird mit gebeugtem Knie nach hinten geführt, bis zur aktuell möglichen Hüftstreckung. Das Becken darf sich dabei nicht nach hinten drehen.

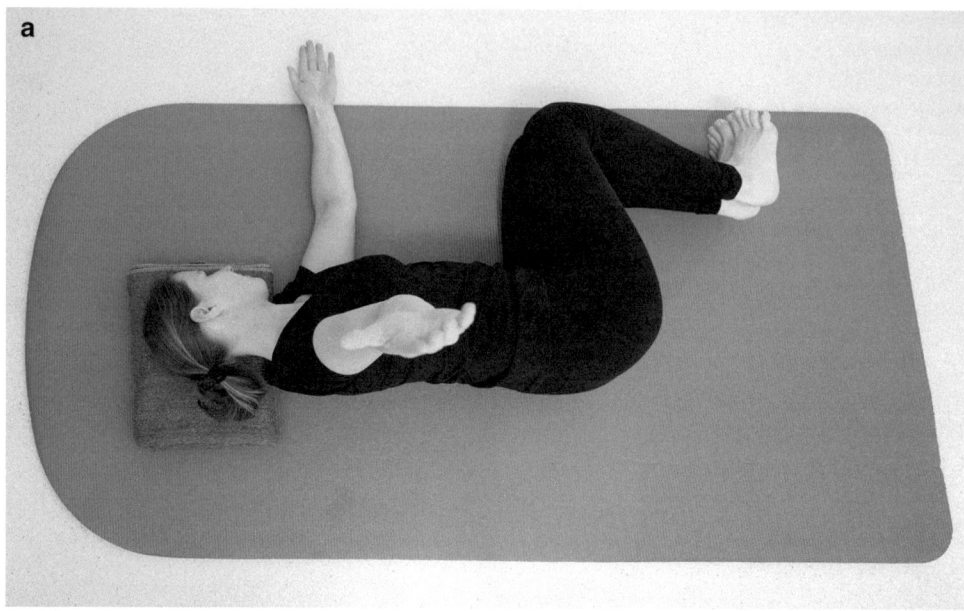

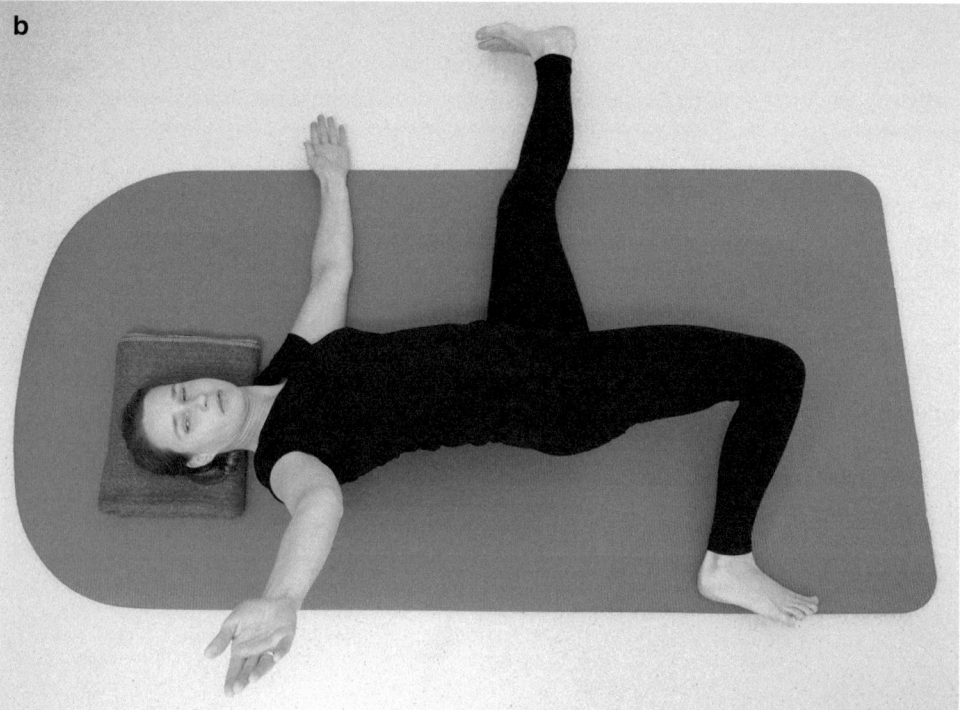

Abb. 4.5 a,b Übung zur Korrektur des Spannungsmusters 2. (**a**) Anspruch: mittel, Startposition. (**b**) Anspruch: mittel, Endposition

Dann wird das Knie zum Fussende heraus geschoben, dadurch soll sich die rechte Flanke strecken. Das linke Bein streckt sich nun im Kniegelenk, bis die Fußsohle nach vorn zeigt.

Das rechte Schulterblatt zieht nach medial-kaudal, wodurch sich die Schulter vom Kopf entfernt. Unter Beibehaltung dieser Spannung sinkt der rechte Arm nun nach hinten und zieht den Rumpf mit sich. Der Kopf folgt, der Blick ist zur rechten Hand gerichtet. Der rechte Fuss kann sich mit der Fussinnenkante am Boden abstützen, wodurch das Becken gesichert wird. Dabei soll aber die Hüftstreckung keineswegs aufgegeben werden (Abb. 4.5b).

Ein Widerstand gegen die Drehung oder ein Ausweichen des Beckens limitiert die Drehung.

Für drei tiefe Atemzüge wird in der Position verharrt, während jeder Ausatmung kann durch Entspannen die Rotation im Rumpf verstärkt werden. Für eine Übungssequenz sollten 7–10 Wiederholungen ausgeführt werden.

C. Hohes Niveau: Sitz auf dem Boden
Positionierung
Die Patientin sitzt auf dem Boden, das linke Bein nach vorn gestreckt, die rechte Hüfte in Flexion/Abduktion/Innenrotation mit gebeugtem Knie. Die rechte Hand liegt am Hinterkopf, die Linke stützt seitlich auf dem Boden zur Sicherung der Balance.

Ausführung
Einatmen. Ausatmen und Bauch flach werden lassen. Die rechte Beckenseite dreht nach vorn, wodurch v. a. die Adduktoren und Hüftbeuger auf dieser Seite gedehnt werden.

Unter Beibehaltung der Drehung kippt das Becken nun weiter nach vorn in Richtung linkes Knie und nimmt den Oberkörper mit. Es ist wichtig, dass die BWS dabei gestreckt und der Nacken aufgerichtet bleibt. Das linke Knie wird aktiv extendiert und die Fußspitze zum Körper gezogen. Beim ersten Widerstand gegen die Neigung des Rumpfes wird die Bewegung gestoppt. Der rechte Ellenbogen bewegt sich nun nach hinten und führt so die Rechtsrotation der BWS. Dabei ist darauf zu achten, dass die Drehung genau um die schräg gestellte Achse der Wirbelsäule erfolgt, auch die Beckenkippung darf nicht vermindert werden. Die Augen folgen dem Ellenbogen, ohne dass der Kopf eine wesentliche Drehung ausführt (Abb. 4.6).

Diese Position kann nicht lange gehalten werden, darum genügt ein tiefer Atemzug, danach wird in die Ausgangsstellung zurück gekehrt. 7–10 Wiederholungen sollten pro Übungseinheit ausgeführt werden.

Abb. 4.6 Übung zur Korrektur des Spannungsmusters 2. Anspruch: hoch

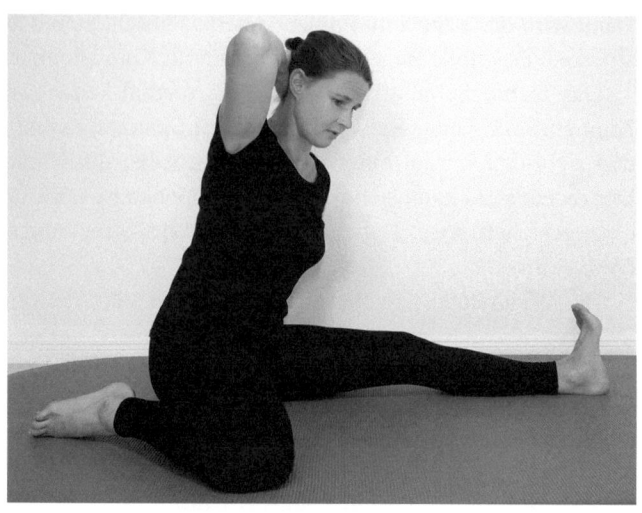

4.3.3 Spannungsmuster: LWS in Hyperlordose, BWS in Hyperkyphose, Kopf im Vorschub, Hüftbeuger verspannt

A. Niedriges Niveau: Übung in Rückenlage
Positionierung
Rückenlage mit hüftbreit aufgestellten Beinen, der Kopf ist unterlagert, so dass die Halslordose ausgeglichen wird. Die Arme sind in Schulterbreite senkrecht gestellt, die Handflächen zeigen zueinander.

Ausführung
Einatmen. Ausatmen und den Bauch flach werden lassen. Dabei soll das Becken in Richtung Kopfende rollen, bis die Lendenlordose vollständig aufgehoben ist. Bauchmuskeln und Gluteus maximus können sich die Arbeit teilen, aber die Hüftbeuger sollen entspannt bleiben. Nun sinken die Arme langsam zum Kopfende und in Richtung Fußboden, bis der erste Widerstand in den Schultern oder an den Oberarmen zu spüren ist. In dieser Stellung schieben die Arme in Richtung ihrer Längsachse vom Körper weg, die Intercostalräume sollen sich weiten, die Flanken können sich verlängern. Eine tiefe Einatmung unterstützt die Bewegung der Arme, in der Ausatmung sollen die Arme weiter zur Unterlage sinken (Abb. 4.7). Die HWS Lordose wird verringert, indem das Kinn zur Kehle geführt wird. Während der ganzen Übung ist darauf zu achten, dass die Beckenposition und die Bauchmuskelspannung nicht verändert werden. Nach einigen Wiederholungen wird eine Pause gemacht und die erste Steigerung ausgeführt.

Steigerung
In dieser Übung wird schrittweise der Abstand zwischen Füssen und Körper erhöht. Je dichter die Füße am Becken stehen, umso leichter lässt es sich zum Kopf rollen. Da die

4.3 Beispiele

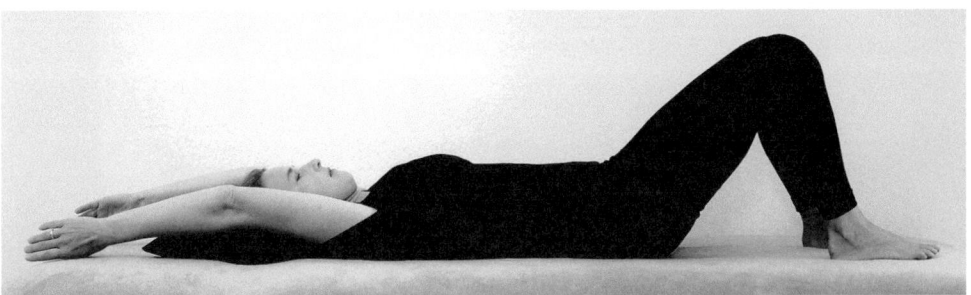

Abb. 4.7 Übung zur Korrektur des Spannungsmusters 3. Anspruch: niedrig

Bauch- und Gesäßmuskeln aber trainiert werden sollen, wird dieser Abstand allmählich vergrößert. In der größten Distanz können die Fußsohlen gerade noch flach am Boden gehalten werden, ohne dass die Wadenmuskeln aktiv werden müssen.

Da die Fortschritte innerhalb dieser Übung sehr individuell sind, kann hier keine Angabe über die notwendige Anzahl von Wiederholungen gemacht werden. Das Training kann für den Tag beendet werden, wenn der Abstand zwischen Füssen und Becken zwei- bis dreimal erhöht werden konnte.

B. Mittleres Niveau: Stützende Unterarme oder Hände
Positionierung
Die Patientin steht vor einem gepolsterten Möbel, die Unterarme auf der Sitzfläche abgelegt. Dadurch ist der Oberkörper nach vorn gekippt, die Beugung in den Hüftgelenken beträgt ca. 90°. Die Beine stehen hüftbreit, die Knöchel befinden sich senkrecht unter den Hüftgelenken, der zweite Zeh soll geradeaus zeigen. Für die meisten fühlt sich das so an, als wären die Füße etwas nach innen gedreht.

Ausführung

1. Teil: Einatmen. Ausatmen und den Bauch flach werden lassen, dadurch hebt sich die Bauchdecke zur Lendenwirbelsäule. Diese Spannung muss im Verlauf der Übung immer wieder überprüft werden. Als nächstes gehen die Füße in eine Pronation, das Gewicht an den Fußaußenkanten verringert sich.

   Nun soll die Brustwirbelsäule durchhängen und der Nacken wird lang gemacht, wobei sich das Kinn der Kehle nähert. Dann wird das Becken über die Füße nach hinten geschoben. Dabei sollen die Arme aktiv sein, als würde sich die Patientin von der Unterlage wegdrücken. Diese Bewegung geht am besten zusammen mit einer Ausatmung. Mit der Einatmung kehrt die Patientin zurück zur Startposition und überprüft, ob die BWS nun etwas weiter durchhängen kann. Dann wird von dort aus die Körperspannung wieder schrittweise aufgebaut und die nächste Wiederholung ausgeführt (Abb. 4.8a).

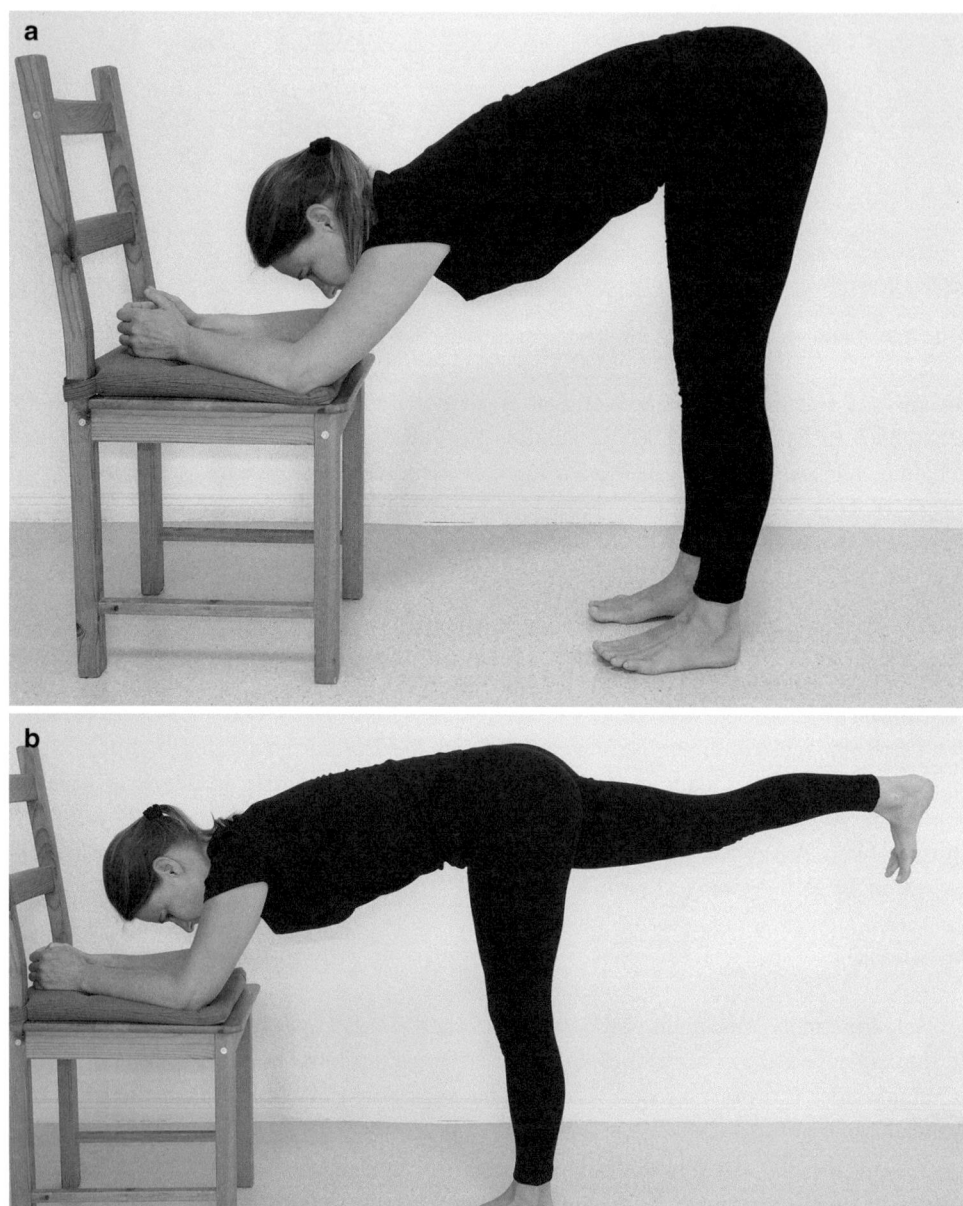

Abb 4.8 a,b Übung zur Korrektur des Spannungsmusters 3. (**a**) Teil 1, Anspruch: mittel. (**b**) Teil 2, Anspruch: mittel

Nach jeweils drei Wiederholungen sollte eine Pause gemacht werden, um eine Steigerung zu ermöglichen. Die Füsse sollen allmählich den Abstand zum Sofa oder Sessel erhöhen, die Arme gehen immer weiter in die Streckung, bis nur noch die Handflächen Kontakt zur Unterlage haben.

2. Teil: Die Füsse stehen nun dicht beieinander. Die Übung wird in der letzten möglichen Steigerung ausgeführt, allerdings mit einer kleinen Änderung. Für die Dehnung der Hüftbeuger wird ein Bein gestreckt angehoben, nach Möglichkeit bis zur Horizontalen. Wenn das Becken über das Standbein nach hinten geschoben wird, schiebt die Ferse des angehobenen Beines ebenfalls nach hinten (Abb. 4.8b). Das Becken soll dabei nicht gedreht werden. Natürlich muss die Übung auf beiden Seiten ausgeführt werden. Auf der weniger beweglichen Seite sollen mehr Wiederholungen ausgeführt werden. Das Ziel der Übung ist seitengleiche Kraft und Dehnfähigkeit.

> **Praxistipp**
> Es kann sein, dass der Gesäßmuskel anfangs zu schwach ist, um gegen einen Iliopsoas mit hohem Tonus zu arbeiten. Häufig reagieren die Patienten dann mit einem Krampf in den ischiocruralen Muskeln, weil diese beim Versuch der Kompensation überlastet werden. In diesem Fall ist es besser, die Übung so abzuwandeln, dass das 90° gebeugte Bein nach oben gehoben wird. Mit zunehmender Kraft kann dann die Übung auch mit dem gestreckten Bein ausgeführt werden.

C. Hohes Niveau: Übung im Kniestand
Positionierung
Die Übung beginnt im Knien vor einem Möbelstück oder hohem Polster. Sie erinnert in der Ausführung an die Selbstbehandlung eines FRS im Bereich TLÜ nach P.E. Greenman, wird aber schrittweise verändert. Je nach Leistungsstand müssen nicht jedes Mal alle Steigerungen ausgeführt werden. Es kann durchaus sein, dass manche Patienten trotz intensivem Üben lediglich das 2. Level erreichen, während andere nur auf Level 3 gefordert sind.

Ausführung
Level 1 Die Unterarme sind auf einem festen Polster bequem hinter dem Körper abgelegt, der sich in einer Schräglage befindet. Einatmen. Ausatmen und den Bauch flach werden lassen. Über die Anspannung der Gesäßmuskeln wird das Becken nach vorn-oben geschoben, der Oberkörper folgt, das Brustbein wird nach vorn und in Richtung Kopf angehoben. Diese Bewegung soll so groß sein, dass eine Relativbewegung zwischen Thorax und Schultern entsteht, damit die pectorale Muskulatur gedehnt wird. Der Nacken soll sich in Verlängerung der BWS aufrichten, das Kinn nähert sich der Kehle. Bei ausreichender Beweglichkeit in den Schultergelenken kann die Übung auch mit gestreckten Armen ausgeführt werden (Abb. 4.9).

Abb. 4.9 a,b Übung zur Korrektur des Spannungsmusters 3. (**a**) Level 1, Anspruch: hoch. (**b**) Level 3, Anspruch: sehr hoch

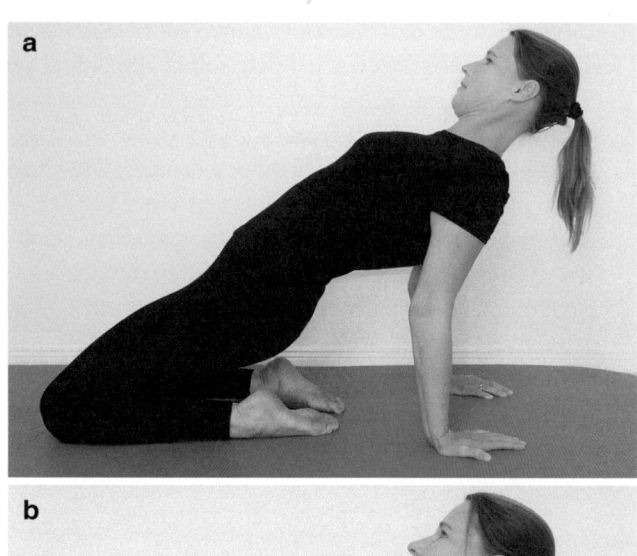

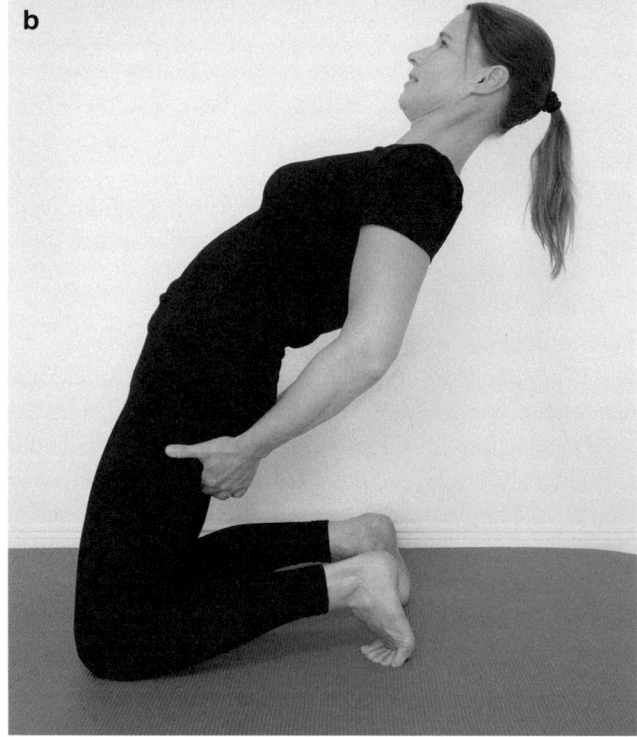

Level 2 Das Polster wird schrittweise abgeflacht, bis am Ende die Unterarme auf dem Boden angelangt sind. Ansonsten wird die Übung wie oben beschrieben ausgeführt.

4.3 Beispiele

Level 3 Die Patientin kniet frei, die Beine hüftbreit, die Zehen aufgestellt. Die Hände stützen sich entweder im unteren Rücken ab oder mit den Zeigefingerkanten an der queren Gesäßfalte. Wichtig ist hierbei, dass die Armposition noch eine Bewegung des Schultergürtels in die posteriore Depression erlaubt. Die Anspannung von Bauch- und Gesäßmuskeln und die Verlängerung des Nackens leiten die Bewegung ein. Dann wird der Körper nach hinten gekippt, wobei die Bewegung ausschließlich in den Kniegelenken ausgeführt werden darf. Die Spannung der Oberschenkelmuskulatur bremst ziemlich bald die Rückneige. Hier werden nun die Schultern nach hinten-unten gezogen, wodurch sich das Brustbein hebt und die anterioren Intercostalräume geöffnet werden. Danach kehrt die Patientin zurück in die Startposition.

Praxistipp
Bei der Übung auf Level 3 sollten folgende Fehler vermieden werden:

- Die Bewegung des Beckens nach hinten endet schnell oder findet gar nicht erst statt und es wird stattdessen die Lendenlordose verstärkt. Hier sollte das Körpergefühl dahingehend erarbeitet werden, dass einzig die Knie als bewegliche Scharniere wirken. Von den Oberschenkeln bis zum Kopf soll der Körper en bloc bewegt werden.
- Der Kopf wird in den Nacken gelegt und damit die HWS Lordose verstärkt. Die Idee, das Kinn dicht an der Kehle zu halten, hilft in den meisten Fällen. Falls das nicht reicht, sollte vorab ein Training der tiefen Halsbeuger in leichteren Positionen erfolgen.
- Der Blick bleibt geradeaus gerichtet, wodurch es zu einer Flexion im CTÜ kommt. Dem kann am besten entgegengewirkt werden, wenn die Augen nach Aufbau der Grundspannung „starr" gestellt werden und der Blick simultan mit dem Kippen des Körpers aufwärts wandert.

Für alle o. g. Varianten sollten 10 Wiederholungen pro Übungseinheit ausgeführt werden. Das Spannungsmuster tritt durch die Belastung bei sitzender Tätigkeit recht häufig auf und ist oft nur schwer zu ändern, weil viele und kräftige Muskeln an seiner Aufrechterhaltung beteiligt sind.

Kurzbeschreibung aller Automobilisationen und Stabilisationsübungen

5. Kurzbeschreibung aller Automobilisationen und Stabilisationsübungen

5.1. Beckendysfunktionen

5.1.1. Sacrumdysfunktionen

Sacrum bilateral anterior („Depressed Sacrum")

Positionierung:	Stufenlagerung, kleine Rolle quer unter der Spitze des Kreuzbeins (in Abb. nicht sichtbar), Hände seitlich an den Beckenschaufeln.
Ausführung:	Einatmen, minimales Anheben der unteren LWS oder Kreuzbeinspitze auf die Rolle drücken. Ausatmen, Anspannung Transversus abdominis, Hände schieben die Beckenschaufeln in Richtung Bauchnabel, Einatmen mit Atemlenkung bis zum untersten Lendenwirbel. Pause machen. 5-7 Wiederholungen
Steigerungen:	Mobilisierungsposition über mehrere Atemzüge halten Zusätzlich zur o.g. Mobilisation Curl up
Wirkung:	Positionierung, Öffnen der ISG durch Bauchmuskelspannung und Händedruck, Fulcrum
Prinzip:	Muscle Energy

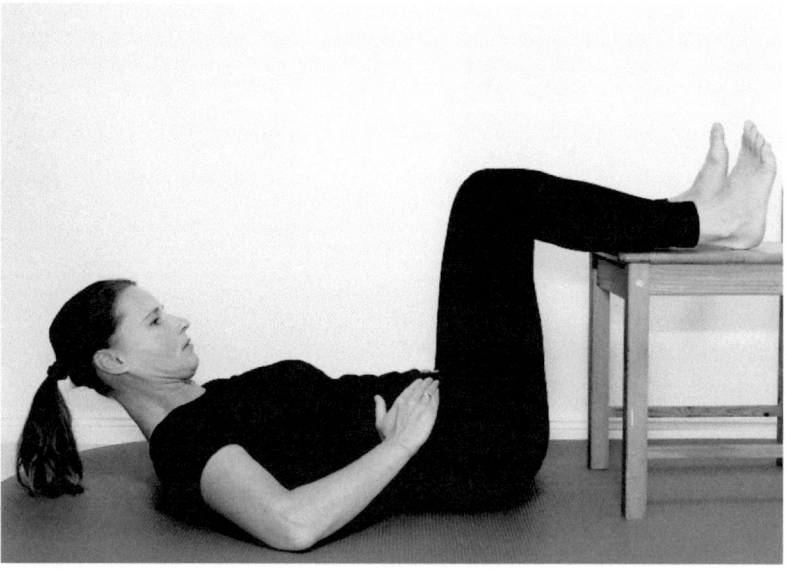

Mobilisation mit Curl up

Notizen:

Sacrum bilateral posterior

Positionierung: Sphinx (je nach Schmerzhaftigkeit auch nur Unterarmstütz, dann langsam steigern)

Ausführung: Einatmen,
Ausatmen, Symphyse zur Unterlage sinken lassen, Rückenmuskeln entspannen.
5-7 Atemzüge, Pause machen, dann wiederholen, 3-5 Runden pro Übungseinheit.

Steigerung: Aktivierung des Transversus abdominis unter Ausatmung,
Spannung während der Mobilisation halten.

Wirkung: Positionierung, Schwerkraft

Prinzip: direkte Mobilisation

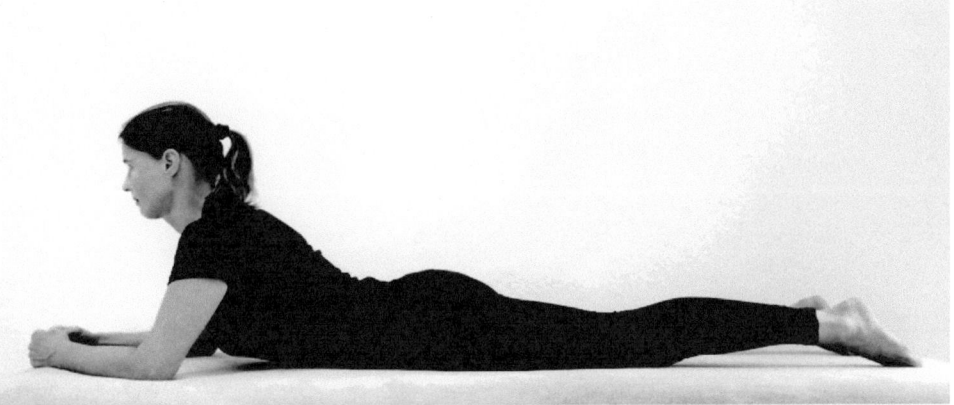

Notizen:

Sacrum unilateral posterior

Variante 1: Greenman Technik am Bankrand

Positionierung: Sphinx, Bein der betroffenen Seite liegt auf der Bank in leichter ABD und AR, Bein der nicht betroffenen Seite steht auf dem Boden, Hüftgelenk in Flexion.

Ausführung: Langsames Aufrichten des Rumpfes, Bauch durchhängen lassen und ausatmen. Wiederholung von Ausatmen und Entspannen für 5-7 Mal, davon 3-5 Wiederholungen.

Wirkung: Positionierung, Schwerkraft, Entspannung

Prinzip: direkte Mobilisation

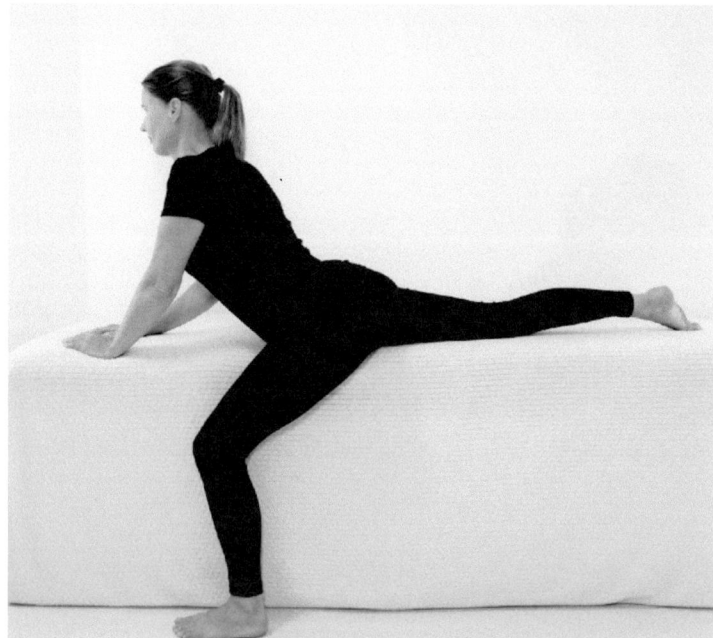

Notizen:

Sacrum unilateral posterior

Variante 2: Sphinxposition auf ebener Unterlage

Positionierung: Sphinx, Lateralflexion der WS zur Seite der Störung / Beine zur Störungsseite verschoben, Unterlagerung des Beckens auf der Störungsseite
(je nach Schmerzhaftigkeit von Unterarmstütz langsam steigern zum Stützen der Hände).

Ausführung: Einatmen, Ausatmen, Symphyse zur Unterlage sinken lassen,
5-7 Sekunden halten, 3-5 Wiederholungen.

Wirkung: Positionierung, Schwerkraft, Fulcrum

Prinzip: direkte Mobilisation

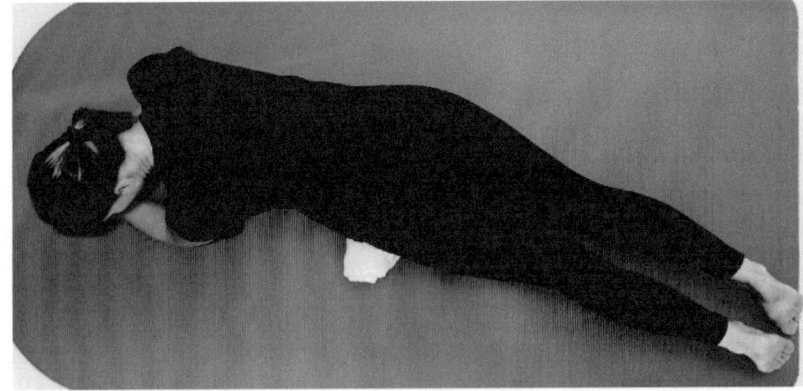

Notizen:

Sacrum unilateral anterior

Variante1: in Stufenlagerung

Positionierung: Beine in Stufenlagerung, Hüftbeugung ca. 90° (LWS-Lordose ausgleichen), kleine Rolle auf betroffener Seite parallel zur Mittellinie unter dem distalen Sacrum.

Ausführung: Einatmen. Ausatmen und Bauchspannung aufbauen. Einatmen.
Ausatmen und Curl up.
Einatmen und die Atembewegung dabei bis zum untersten Lendenwirbel lenken.

Wirkung: Positionierung, Schwerkraft, Atemführung, Fulcrum

Prinzip: direkte Mobilisation

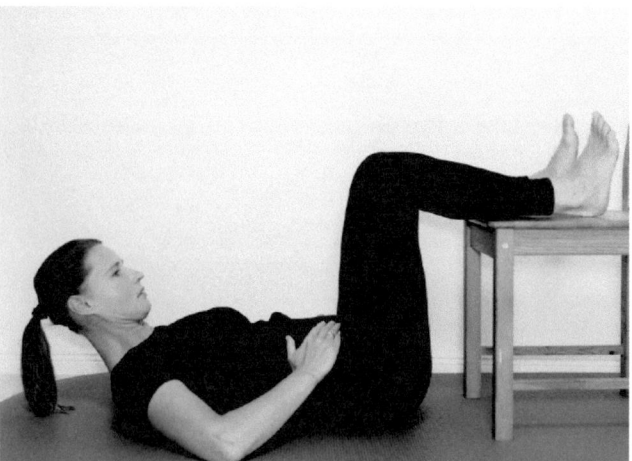

Notizen:

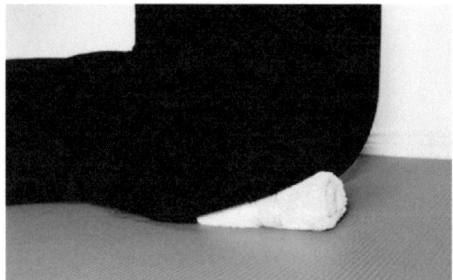

5 Kurzbeschreibung aller Automobilisationen und Stabilisationsübungen

Sacrum unilateral anterior

Variante 2: Mobilisation mit Hüftextension

Positionierung:	Bein der betroffenen Seite aufgestellt, Bein der nicht betroffenen Seite im Thomas' Handgriff, kleine Rolle auf betroffener Seite parallel zur Mittellinie unter dem distalen Sacrum.
Ausführung:	Einatmen. Ausatmen und Bauchspannung aufbauen. Einatmen. Ausatmen und Curl up. Einatmen und aufgestelltes Bein ablegen bzw. zum Fussende raus schieben
Wirkung:	Positionierung, Schwerkraft, Atemführung, Fulcrum
Prinzip:	direkte Mobilisation

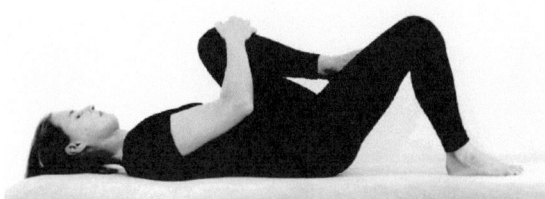

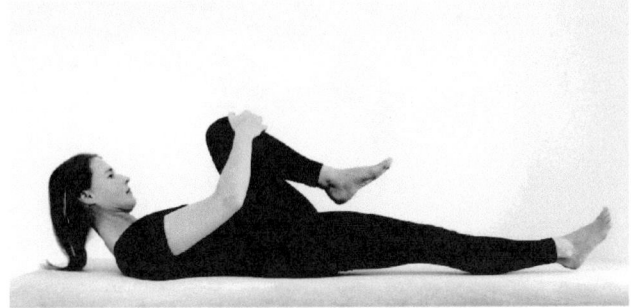

Notizen:

Sacrum unilateral anterior

Variante 3: im Sitz nach F.L. Mitchell, Jr. (auch für Sacrum bilateral anterior geeignet)

Positionierung:	Sitz auf Hocker, Knie etwas weiter als schulterbreit, Füsse flach auf dem Boden, die Knöchel senkrecht unter den Knien, Arme vor dem Körper in 90° Ellenbogenflexion.
Ausführung:	Oberkörper nach vorn beugen, soweit es entspannt möglich ist, die Schultern zwischen den Knien, Ellenbogen zielen auf den Fussboden. Tief einatmen, mit der Ausatmung die Ellenbogen weiter nach unten sinken lassen, 3-5 Atemzüge, dann aufrichten. 5-7 Wiederholungen.
Steigerung:	Zwischen den Beinen nach hinten greifen und die Stuhlbeine umfassen, Zug der Arme unterstützt die Rumpfbeugung.
Wirkung:	Positionierung, Muskelentspannung
Prinzip:	direkte Mobilisation

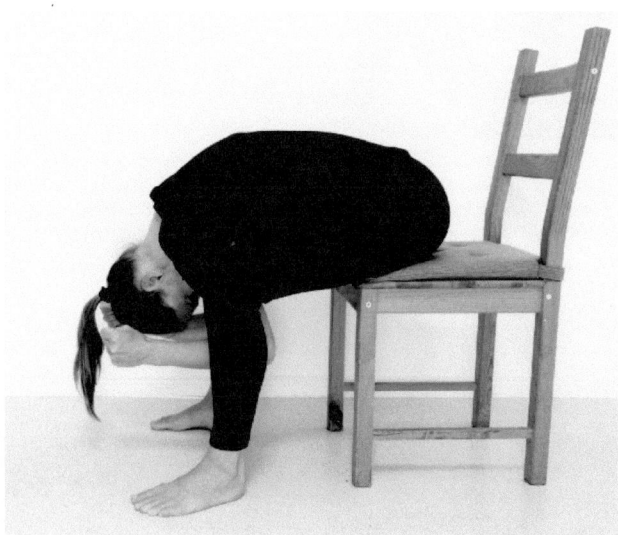

Notizen:

Sacrum R / L

Variante flach liegend

Positionierung: Bauchlage, Kopf in Rotation zur nicht betroffenen Seite,
Bein der nicht betroffenen Seite in ABD,
Bein der betroffenen Seite in ADD,
Hand der nicht betroffenen Seite aufgestützt,
Arm der betroffenen Seite neben dem Kopf abgelegt,
Beckenschaufel auf der betroffenen Seite mit einer weichen Rolle unterlagert.

Ausführung: Einatmen. Ausatmen und Anspannung des Musculus transversus abdominis.
Einatmen und den Arm neben dem Kopf weit zum Kopfende heraus schieben.
Ausatmen und Drehung des Oberkörpers durch das Stützen der anderen Hand,
die Drehung soll bis zum Kreuzbein durchlaufen, das Becken soll liegen bleiben.

Wirkung: Positionierung, Spannung der Bauchmuskeln, Rotation der Wirbelsäule,
Atembewegung des Sacrums

Prinzip: direkte Mobilisation

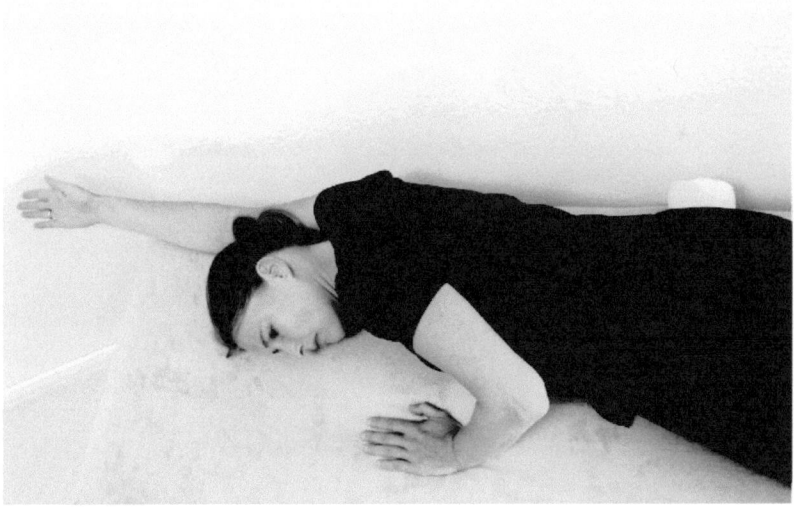

Notizen:

Sacrum R / L

Variante Sphinx mit Rotation

Positionierung: Bauchlage, die flachen Hände unter der Stirn, Ellenbogen neben dem Kopf.
Beckenschaufel auf der betroffenen Seite unterlagert (in Abb. nicht sichtbar).
Bein der nicht betroffenen Seite in ABD, Bein der betroffenen Seite in ADD.

Ausführung: Einatmen. Ausatmen und Anspannung des Musculus transversus abdominis.
Einatmen und hoch stützen in die Sphinx, Bewegung soll bis zum Kreuzbein durch laufen.
Ausatmen, Drehung der Wirbelsäule zur nicht betroffenen Seite, Kopf führt die Bewegung.
Die Rotation soll das Kreuzbein erreichen, das Becken bleibt liegen.
Während einer vollständigen Ausatmung die Symphyse zur Unterlage sinken lassen,
die Bauchspannung bleibt dabei erhalten.

Wirkung: Positionierung, Spannung der Bauchmuskeln, Rotation der Wirbelsäule,
Atembewegung des Sacrums, Schwerkraft

Prinzip: direkte Mobilisation

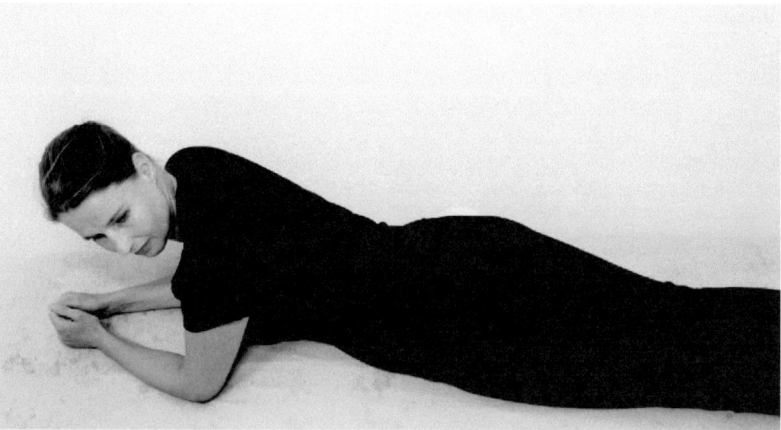

Notizen:

5 Kurzbeschreibung aller Automobilisationen und Stabilisationsübungen

Sacrum L / L

Variante nach F.L. Mitchell, Jr. im Sitz (spiegelverkehrt auch für R/R nutzbar)

Positionierung: Sitz auf Hocker, Lendenlordose ausgleichen, Brustwirbelsäule aufrecht lassen.
Arme zur Seite der betroffenen Achse, Füsse und Knie stehen dicht beieinander.
Beine kippen weg von der Achse (im Beispiel nach rechts), bis zum ersten Widerstand.
Rechter Arm schiebt gestreckt zum Boden zur Einstellung der Rotation von kranial.

Ausführung: Beine drücken mit wenig Kraft ca. 2 sec gegen den stabil gehaltenen Arm,
in der Pause die Beine kippen lassen bis zum neuen Widerstand. 5-7 Wiederholungen.

Wirkung: Positionierung, Entspannung nach Muskelarbeit

Prinzip: Muscle Energy

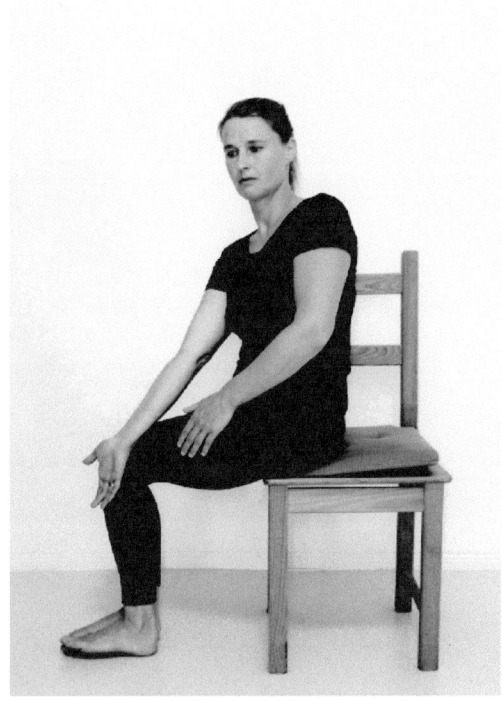

Notizen:

Sacrum L / L

Variante in Rückenlage (spiegelverkehrt auch für R/R nutzbar)

Positionierung: Stufenlagerung, kleine Rolle längs unter dem Sacrum, links von der Mittellinie, unter der kaudalen Hälfte. Hände im Nacken verschränkt.

Ausführung: Einatmen. Ausatmen und Anspannung des Musculus transversus abdominis, dann Curl up mit Rotation nach links, Bewegung bis zum Kreuzbein.

Variante: Wenn Druck nicht auf Rolle fokussiert werden kann, das linke Bein zunächst auf dem Boden aufstellen, nach Anspannung der Bauchmuskeln in die Streckung auf dem Boden ablegen, danach Curl up mit tiefer Einatmung.

Wirkung: Positionierung, Atembewegung des Kreuzbeins, Fulcrum

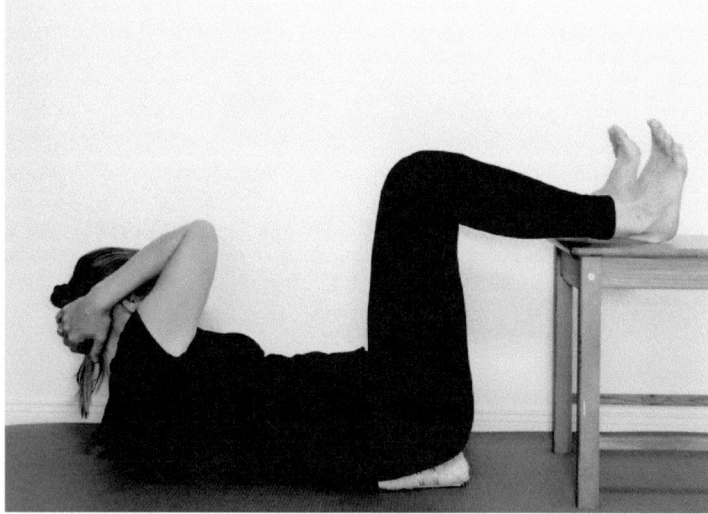

Notizen:

5.1.2. Iliumdysfunktionen

Ilium Outflare

Positionierung: Seitenlage, betroffene Seite oben, LWS unterlagert, Hals und Kopf unterlagert, oben liegendes Bein im Überhang in ca. 90° Flexion, Knie locker gebeugt, oben liegende Hand an lateralem Beckenkamm.

Ausführung: Anheben des Beines gegen die Schwerkraft, dann isometrische Haltearbeit.
Mit der Ausatmung Hüftmuskeln locker lassen, Bauch flach machen,
Druck der Hand am Beckenkamm nach ventral-medial-kranial (zum Bauchnabel).
5-7 Wiederholungen.

Wirkung: Positionierung, Schwerkraft, Muskelzug

Prinzip: Muscle Energy / direkte Mobilisation

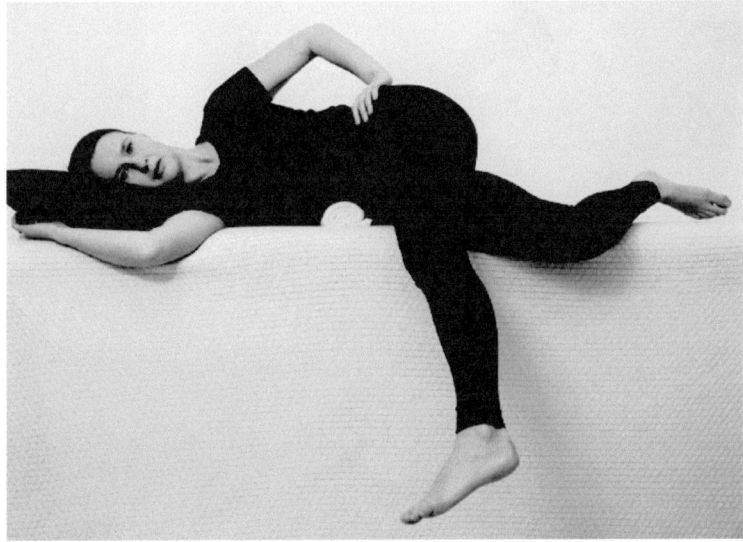

Notizen:

Ilium Inflare

Positionierung: Rückenlage, Bein aufgestellt auf betroffener Seite, Bein liegend auf der Gegenseite, Hand der betroffenen Seite unter dem Kopf, die andere Hand frei.

Ausführung: Curl up mit Hilfe der Hand unter dem Kopf.
Druck von Knie und freier Hand gegeneinander (Adduktion des angehobenen Beines), diese isometrische Spannung 5-7 Sekunden Zeit halten.
Dann Oberköper und Arme ablegen, Bein in Abduktion / Aussenrotation sinken lassen, 7-10 Sekunden für die Mobilisation in der Position verharren. 5-7 Wiederholungen.

Wirkung: Positionierung, Schwerkraft, Muskelentspannung

Prinzip: Muscle Energy

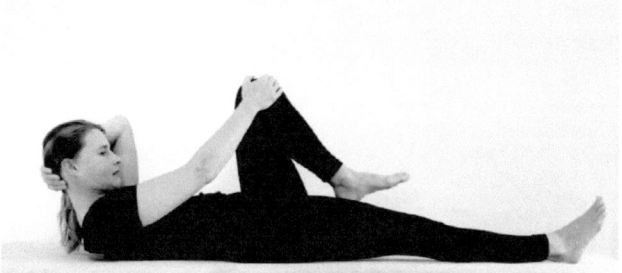

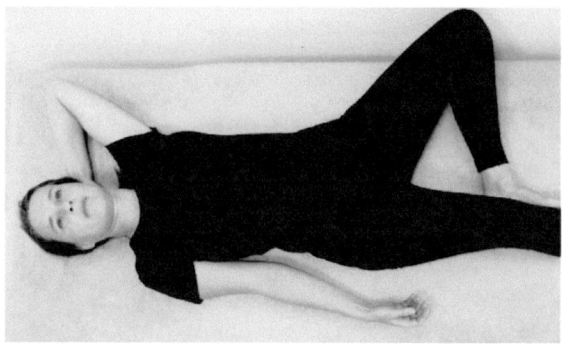

Notizen:

5 Kurzbeschreibung aller Automobilisationen und Stabilisationsübungen

Ilium in anteriorer Rotation

Variante in Rückenlage

Positionierung:	Rückenlage, Bein der nicht betroffenen Seite aufgestellt, Bein der betroffenen Seite gebeugt in den Händen gehalten.
Ausführung:	Knie des gehaltenen Beines drückt gegen die Hände, isometrische Spannung halten. Nach dem Lockerlassen das Bein mit den Händen in die Hüftflexion ziehen (KEINEN Leistenschmerz auslösen!), das andere Bein rutscht in die Streckung, 5-7 Wiederholungen.
Wirkung:	Positionierung, Muskelentspannung, Muskelzug der Arme
Prinzip:	Muscle Energy

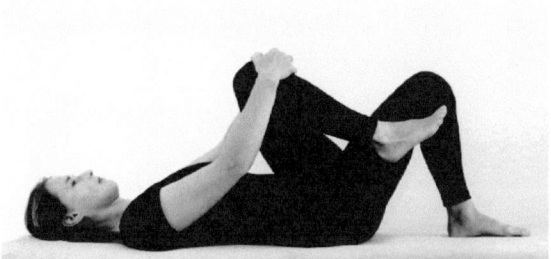

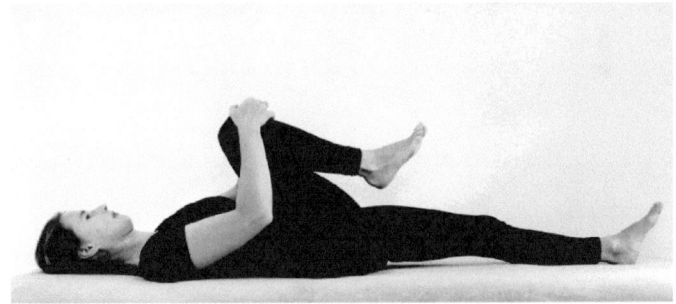

Notizen:

Ilium in anteriorer Rotation

Variante im Stand nach F.L. Mitchell, Jr.

Positionierung: Stand, den Fuss der betroffenen Seite auf einem Hocker in leichter Hüftabduktion abgestellt.

Ausführung: Oberkörper nach vorn beugen, während die Hände auf die Knöchel des gestreckten Beines zielen. 3 tiefe Atemzüge, mit jeder Ausatmung weiter zum Boden sinken.
Das auf dem Hocker stehende Bein darf seine Position nicht verlassen, das Knie des anderen muss gestreckt bleiben. Für eine kurze Pause wieder aufrichten, insgesamt 5-7 Wiederholungen.

Wirkung: Positionierung, Schwerkraft, Muskelentspannung

Prinzip: direkte Mobilisation

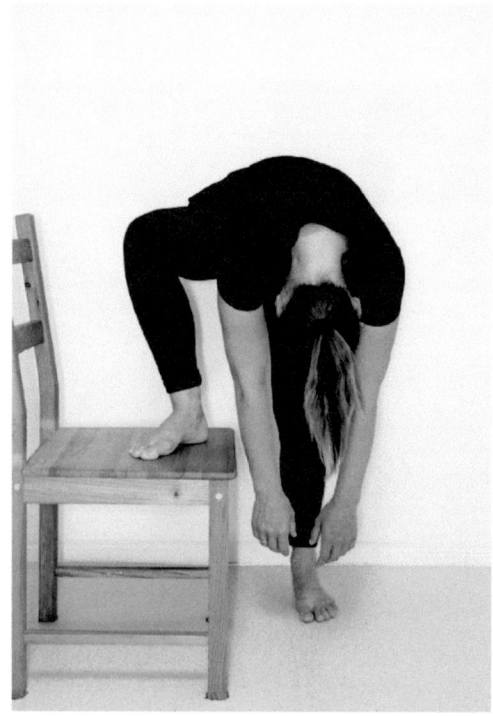

Notizen:

Ilium in posteriorer Rotation

Variante Bein im Überhang nach P.E. Greenman

Positionierung: Rückenlage diagonal auf der Bank, Bein der betroffenen Seite aufgestellt, Bein der Gegenseite im Thomas' Handgriff.

Ausführung: Bein der betroffenen Seite von der Bank herab hängen lassen, das andere Bein bleibt dicht am Bauch zur Fixierung von Lendenwirbelsäule und Becken. Tief atmen. Am hängenden Bein das Gesäss beim Ausatmen anspannen, 5-7 Mal. Pause. Insgesamt 5-7 Serien.

Wirkung: Positionierung, Gewicht des Beines, Muskelkraft

Prinzip: Muscle Energy

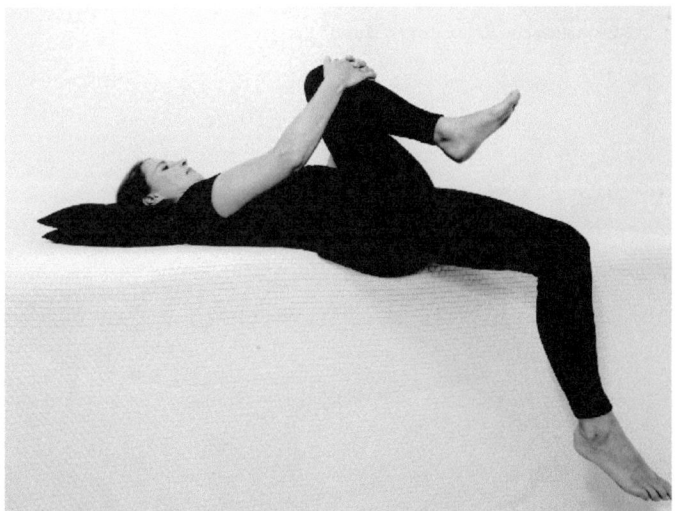

Notizen:

Ilium in posteriorer Rotation

Variante in Bauchlage auf dem Bett oder Sofa

Positionierung: Bauchlage auf Bett oder Couch, nicht betroffene Seite am Rand.
Bein neben dem Sofa in maximaler Hüftbeugung auf den Boden stellen.
Bein der betroffenen Seite in 90° Kniebeugung, kleine Rolle kurz oberhalb des Kniegelenks
(Im Bild ist bereits die Steigerung mit angezogenem Unterschenkel zu sehen.).

Ausführung: Gebeugtes Bein drückt mit Minimalkraft ca. 10 Sekunden auf die Rolle.
Pause und tief atmen,
beim Ausatmen Becken auf der betroffenen Seite zur Matratze sinken lassen.
5-7 Wiederholungen pro Übungseinheit.

Alternative: In den Pausen auf der Mobilisationsseite den Gesässmuskel 5-7 Mal anspannen.

Wirkung: Positionierung, Schwerkraft / Muskelkraft, Fulcrum

Prinzip: Postisometrische Relaxation / Muscle Energy

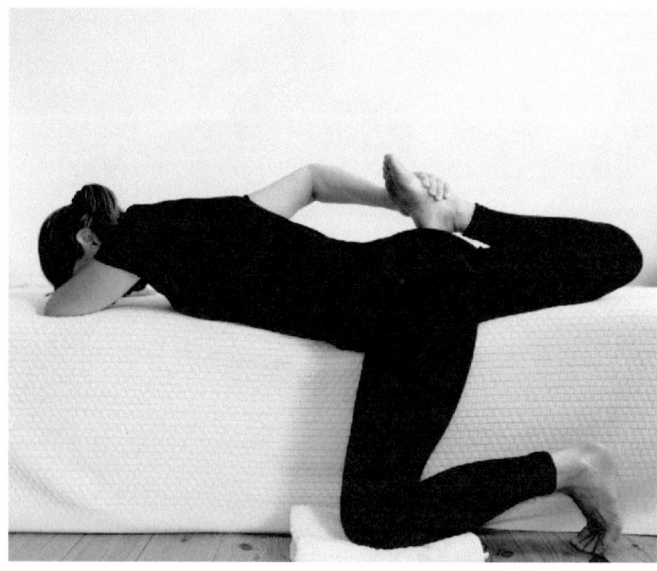

Notizen:

5.1.3. Dysfunktionen der Symphyse

Selbstbehandlung der Symphyse

Technik von P.E. Greenman

Positionierung:	Rückenlage, Beine aufgestellt, ein festes Polster zwischen den Knien.
Ausführung:	Für 5-7 Sekunden das Polster zwischen den Knien zusammen drücken. 5-7 Wiederholungen.
Variante:	8-10 Mal kurz die Knie mit mittlerer Kraft zusammen drücken, 5-7 Serien.
Wirkung:	Muskelzug
Prinzip:	Muscle Energy

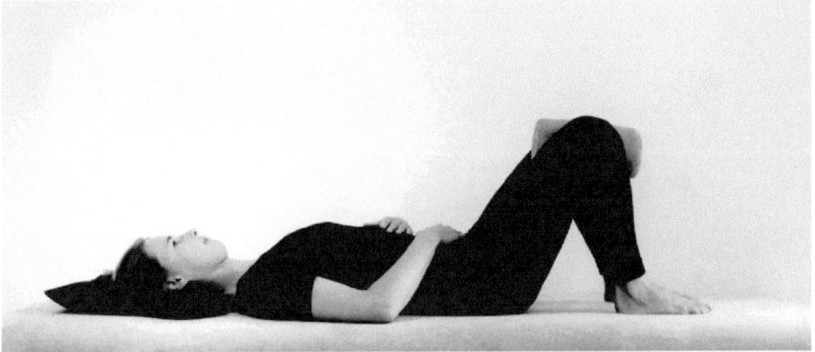

Notizen:

5.2. Segmentale Dysfunktionen der Wirbelsäule

5.2.1. LWS

Technik nach P.E. Greenman in Bauchlage - FRS der LWS bis TLÜ

Positionierung:	Bauchlage, Hände in Schulternähe auf Unterlage abgestützt.
Ausführung:	Langsames Aufrichten zur Sphinx, Rumpfstreckung von den Schultern bis zum betroffenen Segment durchlaufen lassen, Rückenmuskeln entspannen. 5-7 tiefe Atemzüge, beim Ausatmen am dysfunktionellen Segment durchhängen, 5-7 Wiederholungen.
Steigerung:	Positionierung in Richtung zu mobilisierender Seitneige (Beine nach links und Blick über die linke Schulter bei FRS rechts, s. untere Abb.)
Wirkung:	Positionierung, Schwerkraft, Entspannung
Prinzip:	direkte Mobilisation

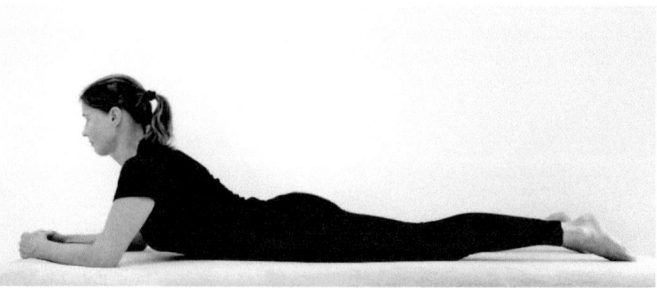

Technik nach Greenman: symmetrische Ausführung

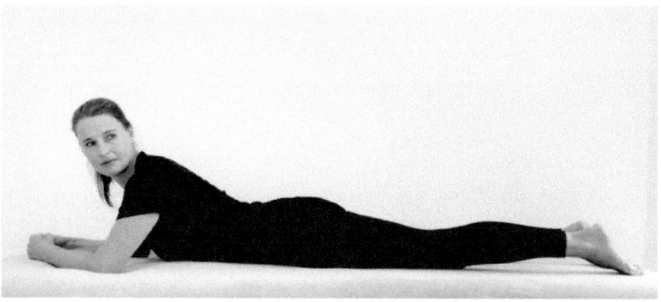

Abwandlung mit Rotation zur betroffenen Seite

Notizen:

5 Kurzbeschreibung aller Automobilisationen und Stabilisationsübungen

Technik nach P.E. Greenman im Stand - FRS der LWS bis TLÜ

Positionierung: Stand vor der Wand, Handflächen in Schulterhöhe abgestützt, Füsse hüftbreit.

Ausführung: Bauch schiebt sich Richtung Wand bis zum ersten Widerstand,
Becken verschiebt sich nach rechts und links im Wechsel,
dabei die Seite der Einschränkung betonen,
5-7 Wiederholungen.

Wirkung: Positionierung, wiederholtes Bewegen

Prinzip: direkte Mobilisation

Praxistipp
Der Bereich der Mobilisation kann noch genauer eingestellt werden, je nachdem, wie der Vorschub für die Extension ausgeführt wird. Wenn das Becken nach vorn geschoben wird, wird v.a. der Bereich L3-L5 erreicht, wenn der Bauchnabel nach vorn geschoben wird, werden bevorzugt L1-L3 in die Extension geführt.

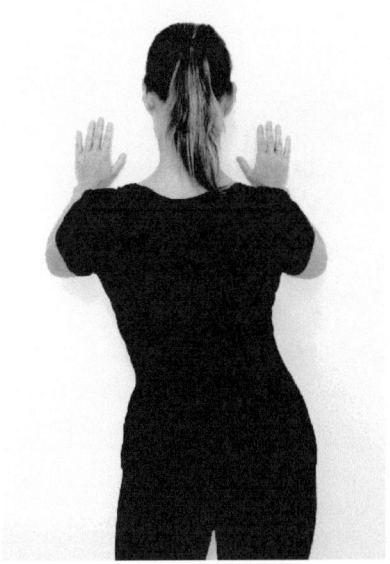
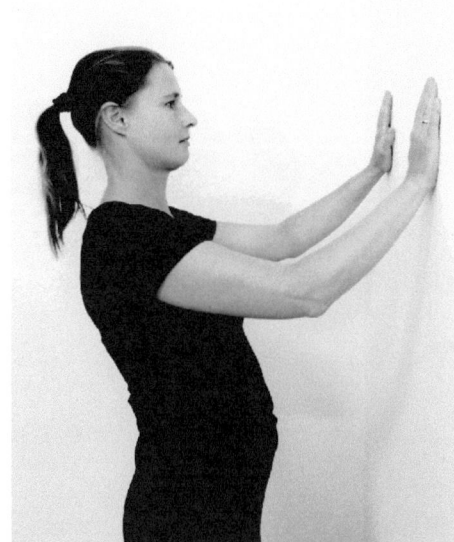

Notizen:

FRS LWS bis TLÜ - Abwandlung der Greenman Technik „Diagonales Hüftabsenken"

Positionierung: Vierfüsslerstand, Knie hüftbreit, Hände schulterbreit.

Ausführung: Bauch durchhängen lassen, das beibehalten und Gewicht auf die Hüften verlagern,
Seitneige über die Beckenbewegung einstellen.
Rotation der Wirbelsäule durch Absenken einer Schulter und dort Ellenbogen beugen,
eventuell zusätzliche Kopfdrehung zur weiteren Verstärkung.
(Bsp. FRS links = Becken zur linken Ferse und die linke Schulter absenken, s. Abb. unten)
Position 5-7 Sekunden halten, beim Ausatmen am betroffenen Wirbel den Rücken entspannen.
Übung 5-7 mal wiederholen.

Wirkung: Positionierung, Schwerkraft, Entspannung

Prinzip: direkte Mobilisation

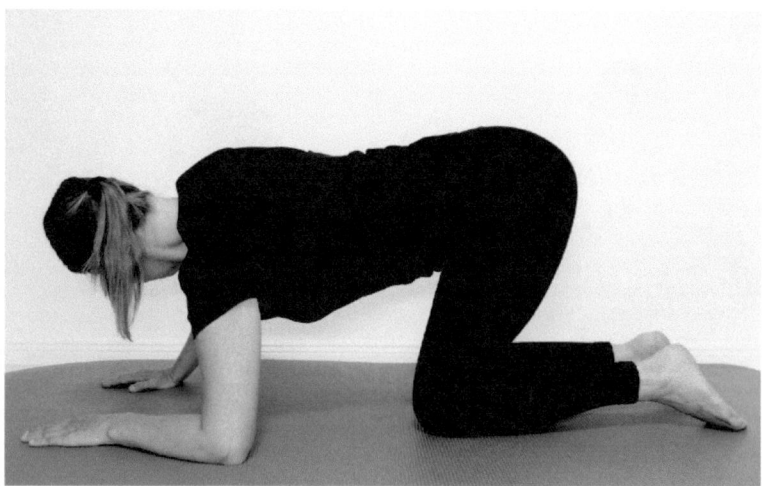

Notizen:

ERS der LWS - Abwandlung der Greenman Technik „Diagonales Hüftabsenken"

Positionierung: Vierfüsslerstand, Knie hüftbreit, Hände schulterbreit, Gewicht gleich verteilt.

Ausführung: Becken zu den Füssen und zu einer Seite hin verlagern
(bei ERS links zum linken Fuss, s. Abb. unten).
Beugung des gleichseitigen Armes für die Drehung der Wirbelsäule.
Position 5-7 Sekunden halten,
tiefe Einatmung in den unteren Rücken unterstützt die Mobilisation.
5-7 Wiederholungen.

Wirkung: Positionierung, Atembewegung

Prinzip: direkte Mobilisation

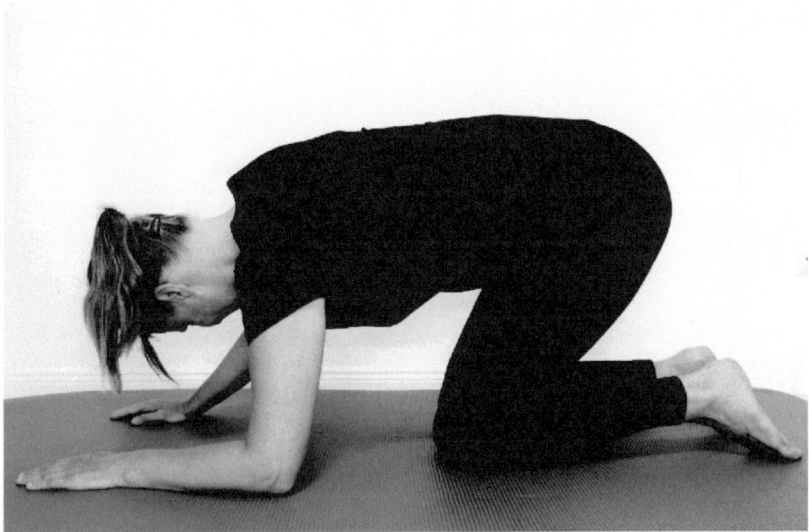

Notizen:

ERS der LWS im Sitz

Positionierung: Sitz auf Stuhl mit fester Sitzfläche, Gewicht seitengleich verteilt.
Unterarme vor dem Körper gekreuzt, Hände an den Schultern.

Ausführung: Gewichtsverlagerung zur Seite und nach hinten bis zum betroffenen Segment,
Drehung des Oberkörpers zur Gegenseite, bis der betroffene Wirbel erreicht ist,
Kopf dreht nur so weit wie der Brustkorb.
In dieser Position eine tiefe Einatmung, Atembewegung zur Stelle der
Mobilisation lenken - dann wieder zurück zur Mittelstellung. 5-7 Wiederholungen.

Steigerung: Becken reicht über den Rand der Sitzfläche hinaus und kann so bei der
Gewichtsverlagerung weiter nach unten sinken. Auf dieser Seite das Bein zur Sicherung
nach hinten stellen, die Hand der Gegenseite hält am Stuhl fest.

Wirkung: Positionierung, Atembewegung

Prinzip: Direkte Mobilisation

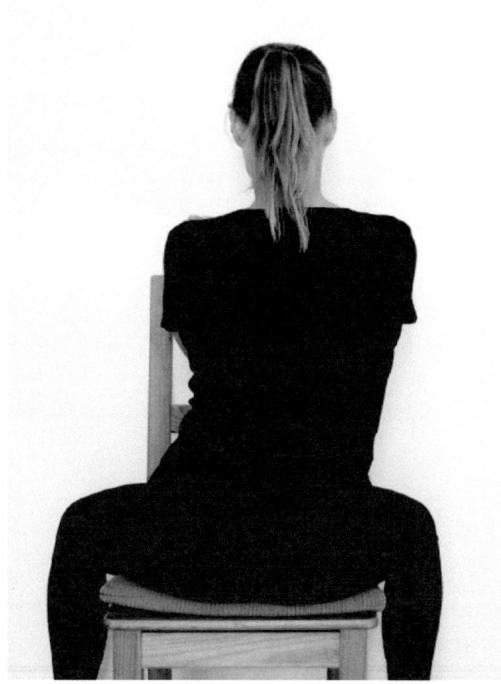

Mobilisation eines ERS rechts, noch ohne Rotation des Oberkörpers

Notizen:

5 Kurzbeschreibung aller Automobilisationen und Stabilisationsübungen

5.2.2. BWS

FRS in Höhe TLÜ - abgewandelte Greenman Technik

Positionierung:	Knien vor einem Stuhl oder Hocker, Hände hinter sich auf der Sitzfläche aufgestützt, Fingerspitzen können nach vorn oder hinten zeigen.
Ausführung:	Gesäßspannung, Brustbein anheben, Gegendruck der Handflächen auf die Unterlage, Drehung des Beckens für Rotation der WS bis zum betroffenen Segment, Rotation in die Gegenrichtung vom Kopf her (bei FRS re dreht das Becken nach rechts und der Kopf nach links, s. Abb.), 5-7 Sekunden halten. 5-7 Wiederholungen.
Wirkung:	Positionierung, Muskelzug
Prinzip:	direkte Mobilisation

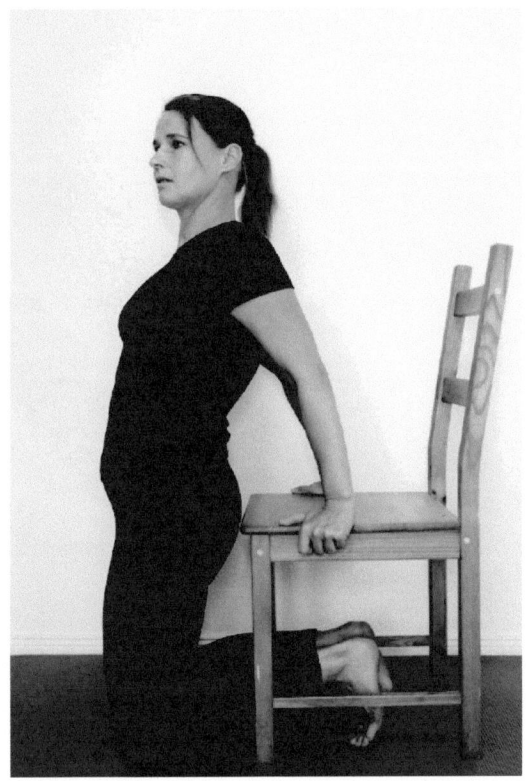

Notizen:

FRS im Bereich TLÜ und BWS - Variante im Sitz

Positionierung: Sitz auf dem Stuhl an einem Tisch, Tischplatte mit Decke polstern.
Unterarme übereinander gelegt, Stirn auf dem Handrücken.
Einstellung der Extension über Abstand zum Tisch.
Einstellung der Seitneige über Translation des Oberkörpers.
Einstellung der Rotation: Füsse wandern zur Seite der Translation.

Ausführung: Gleichmässiger, geringer Druck des Ellenbogens für 7-10 Sekunden, auf der Seite, zu der verschoben wurde. Ellenbogen drückt nach schräg unten zur Gegenseite, eine minimale Anspannung im betroffenen Wirbelsegment soll zu spüren sein.
In der Pause weiter in die Streckung sinken lassen
ODER mit Armen, Schultern, Kopf weiter nach vorn rutschen,
ODER etwas mehr Seitverschiebung
ODER etwa mehr Drehung von den Beinen her.

Wirkung: Positionierung, Muskelkraft, Schwerkraft in der Entspannungsphase

Prinzip: Muscle Energy

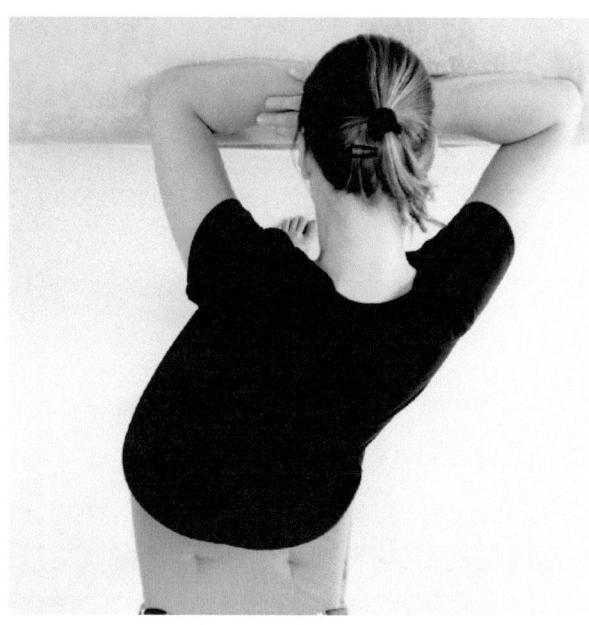

Notizen:

FRS in der BWS - Variante in Rückenlage

Positionierung: Rückenlage, Beine aufgestellt oder in Stufenlagerung,
Hände im Nacken oder hinter dem Kopf verschränkt.
Eine kleine Rolle neben der Wirbelsäule auf der zu mobilisierenden Seite, ODER
eine grosse Rolle quer unter Wirbelsäule, auf Höhe des unteren Wirbels.

Ausführung: Curl up bis zur Rolle mit Hilfe der Bauchmuskeln und dann halten.
Eine tiefe Einatmung zur Stelle der Mobilisation.
Ablegen mit der Ausatmung und Entspannen.

A in der Mittelebene arbeiten
B zur freien Richtung hin Curl up, zur Mobilisationsrichtung hin ablegen
(in der Abb. Mobilisation eines FRS rechts in der unteren BWS)

Wirkung: Positionierung, Muskelentspannung, Fulcrum

Prinzip: Muscle Energy

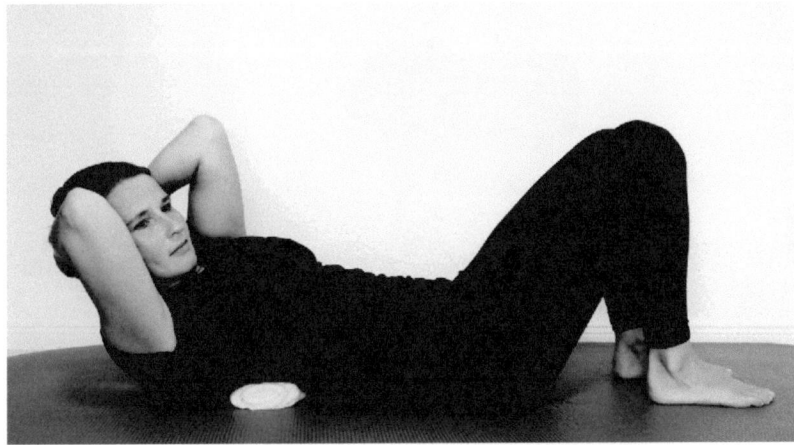

Notizen:

FRS in der BWS - abgewandelte Greenman Technik im Stand

Positionierung: Stand mit Blick zur Wand, Hände stützen vor den Schultern, Arme sind gestreckt.

Ausführung: Körper kippt mit gestreckten Beinen Richtung Wand („Nase will die Wand berühren"), Halswirbelsäule und unterer Rücken bleiben neutral.
Die Schultern werden nach hinten-unten gezogen,
Becken dreht in Richtung der Dysfunktion, Kopf in die Gegenrichtung,
beide Drehungen treffen sich auf Höhe des betroffenen Wirbelsegments (in der Abb. FRS links)
In dieser Position eine tiefe Einatmung, mit dem Ausatmen zurück auf Start.
5-7 Wiederholungen

Wirkung: Positionierung, Muskelzug

Prinzip: direkte Mobilisation

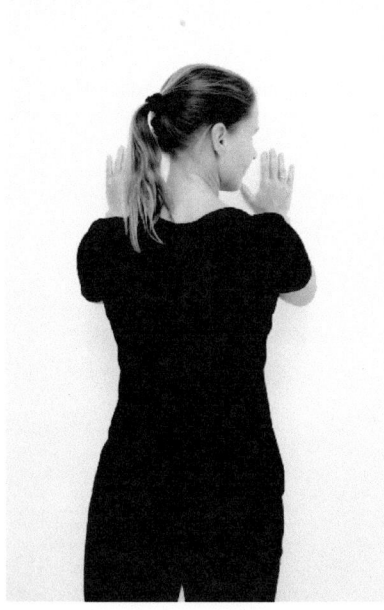
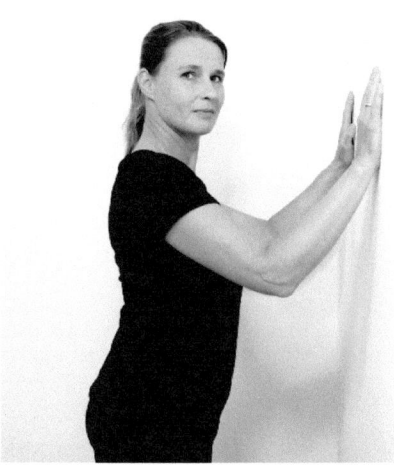

Notizen:

5 Kurzbeschreibung aller Automobilisationen und Stabilisationsübungen   153

ERS in der BWS - Variante in Rückenlage

Positionierung: Rückenlage, Beine aufgestellt,
Hände unter dem Kopf (für die obere BWS) / unter dem Nacken (für die untere BWS).
Einstellung der Seitneige: Beine und Becken wandern zur Gegenseite der Störung,
Einstellung Rotation: Beine kippen zur Störungsseite.

Ausführung: Arme heben den Kopf in die eingeschränkte Richtung bis zum betroffenen Segment.
Eine tiefe Einatmung, gezielte Lenkung der Atembewegung zur Mobilisationsstelle.
Ausatmen und Kopf, Schultern, Arme wieder ablegen.
5-7 Wiederholungen.

Anmerkung: Bei ausgeprägtem ERS zuerst eine Serie ohne Rotation vom Kopfende ausführen.

Wirkung: Positionierung, Muskelkraft, Atembewegung der Wirbelsäule

Prinzip: Direkte Mobilisation

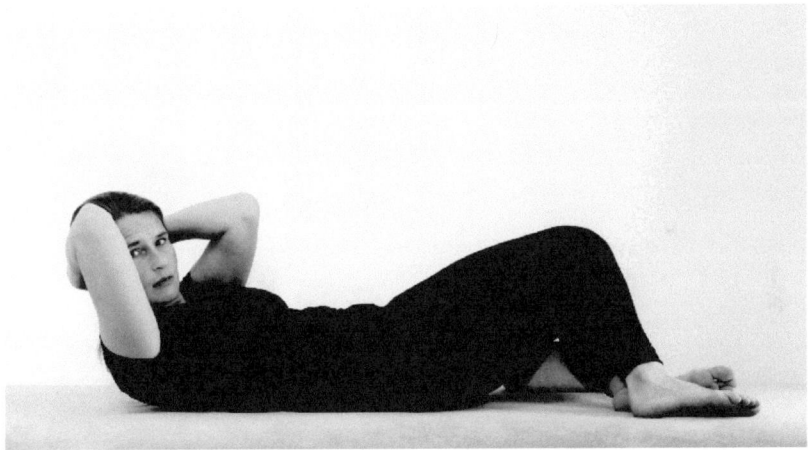

Notizen:

ERS in der BWS - Variante im Sitz

Positionierung: Sitz auf dem Stuhl mit hüftbreit aufgestellten Beinen.
Arm auf der betroffenen Seite angehoben, Ellenbogen gebeugt,
die Hand auf der gegenseitigen Schulter abgelegt.
Die andere Hand hält den Ellenbogen fest, exakt auf Höhe der Dysfunktion.
Den Kopf nach vorn-unten sinken lassen, schräg weg von der betroffenen Seite,
bis Bewegung am richtigen Segment angekommen ist.

Ausführung: Ellenbogen drückt 5-7 Mal rhythmisch mit wenig Kraft horizontal nach aussen,
die haltende Hand gibt einen unnachgiebigen Widerstand.
Eine minimale Muskelanspannung am betroffenen Segment soll zu spüren sein.
In der Pause den Kopf weiter nach schräg vorn-unten sinken lassen,
Bewegung darf dabei nicht unterhalb des betroffenen Wirbels erfolgen!
5-7 Wiederholungen.

Wirkung: Positionierung, Muskelzug, Entspannung mit der Schwerkraft

Prinzip: Muscle Energy

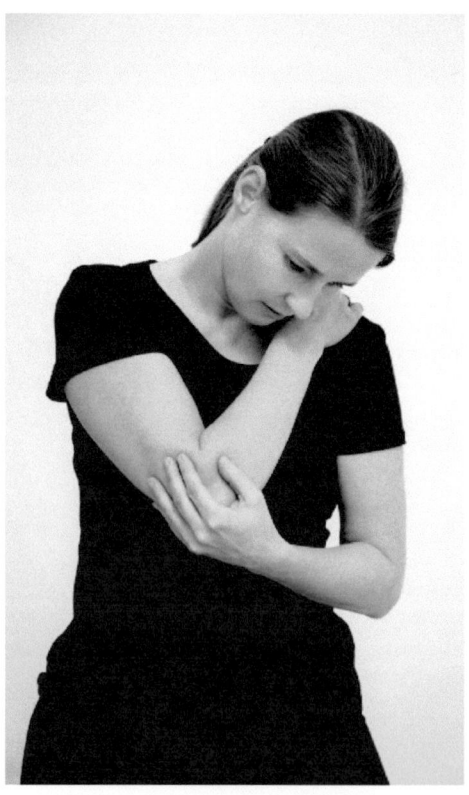

Notizen:

ERS in der BWS - Variante im Sitz nach K. Lewit

Positionierung: Sitz auf dem Stuhl mit hüftbreit aufgestellten Beinen,
festes Polster unter einer Seite des Beckens (bei ERS rechts unter dem linken Becken, s.Abb.).
Hände im Nacken, Ellenbogen nach vorn-aussen.

Ausführung: Schub der Ellenbogen nach vorn-aussen bewirkt Flexion der BWS im betroffenen Segment.
Rotation vom Kopfende her bis zum dysfunktionellen Wirbel (in der Abb. ERS rechts).
Eine tiefe Einatmung mit Atemlenkung in den Rücken zur Höhe des betroffenen Wirbels,
zurück zur Startposition mit der Ausatmung.
5-7 Wiederholungen.

Wirkung: Positionierung, Atembewegung der Wirbelsäule

Prinzip: Direkte Mobilisation

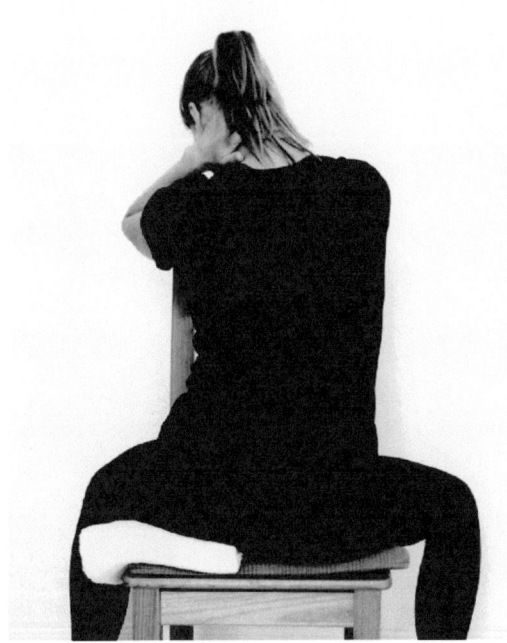

Notizen:

ERS in der oberen BWS - abgewandelte Greenman Technik im Stand

Positionierung: Hüftbreiter Stand mit Blick zur Wand,
Hände stützen bei gestreckten Armen ungefähr auf Schulterhöhe an der Wand.

Ausführung: Aus der aufrechten Stellung zunächst wie bei ERS nach vorn kippen („Nase zur Wand"),
dann mit den Armen wieder abdrücken, Kopf und Nacken beugen, Schultern vorschieben und obere BWS zur Decke ziehen.
Einstellung der Seitneige über Kopf und Hals („Ohr zur Schulter"),
Einstellung der Rotation über das Becken
(in den Abb. unten: ERS re = linkes Ohr zur linken Schulter, Becken dreht nach rechts).
Eine tiefe Einatmung in das betroffene Segment,
mit der Ausatmung zurück zur Startposition.
5-7 Wiederholungen.

Wirkung: Positionierung, Atmung

Prinzip: Direkte Mobilisation

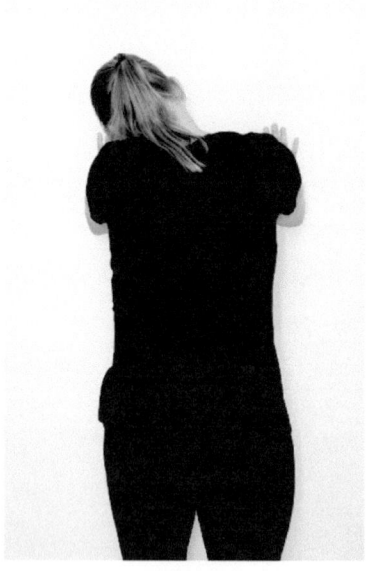 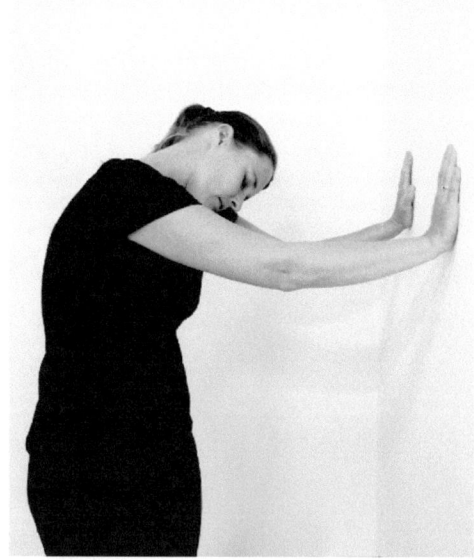

Notizen:

Rotationsmobilisation der BWS - abgewandelte Greenman Technik

Positionierung: Sitz auf dem Hocker oder Stuhl, Beine hüftbreit oder Knie im Kontakt.
Rücken lang machen für eine gute Aufrichtung,
Drehung in die eingeschränkte Richtung bis zum ersten Widerstand.
Bsp. Mobilisation der Linksrotation (s. Abb.).
Rechte Hand an linke Oberschenkelaussenseite,
linke Hand hinter dem Rücken (am Becken oder an der Sitzfläche).

Ausführung: Druck der Hände mit mittlerer Kraft gegen die jeweilige Kontaktstelle,
isometrische Spannung 5-7 Sekunden halten.
In der Pause weiter rotieren bis zur neuen Barriere, dabei die Aufrichtung halten.
5-7 Wiederholungen.

Wirkung: Positionierung, Muskelrelaxation

Prinzip: Muscle Energy

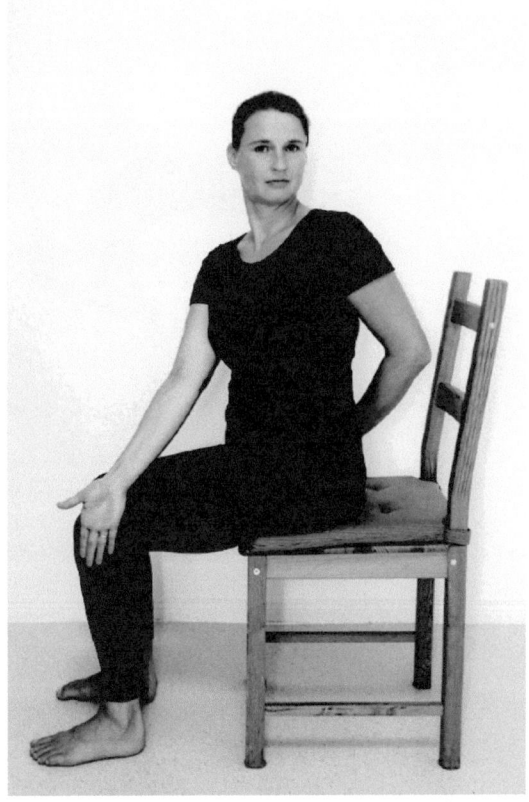

Notizen:

5.2.3. HWS

CTÜ in FRS - Automobilisation im Überhang

Wichtig:
Diese Selbstübung darf nur angeleitet werden, wenn es keine Anzeichen für eine Durchflußstörung der A. vertebralis gibt. Im Rahmen der Behandlung ist dies durch den **de Kleyn-Test** (auch A. vertebralis-Test genannt) abzuklären. Im Zeifelsfall ist die weniger wirksame, aber völlig ungefährliche Variante im Sitz nach K. Lewit eine gute Alternative.

Positionierung:	Rückenlage auf Couch oder Bett, Beine aufgestellt, oder lang (der Patient soll sich sicher fühlen gegen ein Herunterrutschen). Kopf und Hals horizontal im Überhang, Hände unter dem Kopf gefaltet als Sicherung. Kante der Bank kaudal des betroffenen Segments.
Ausführung:	Anheben des Kopfes mit geringer Hilfe der Hände, wenn möglich bewegt das Kinn senkrecht nach oben, Blick zur Decke, oder alternativ Einrollen mit Kinn zum Brustbein, Blick zu den Füssen. Absinken in den Überhang, Hände lassen schrittweise nach, Gewicht des Kopfes spüren. Als Steigerung 30-45° Rotation in die eingeschränkte Richtung, während der Kopf oben ist, **DANN** in den Überhang sinken lassen. 5-7 Wiederholungen.
Wirkung:	Positionierung, Fulcrum, Schwerkraft
Prinzip:	Muscle Energy

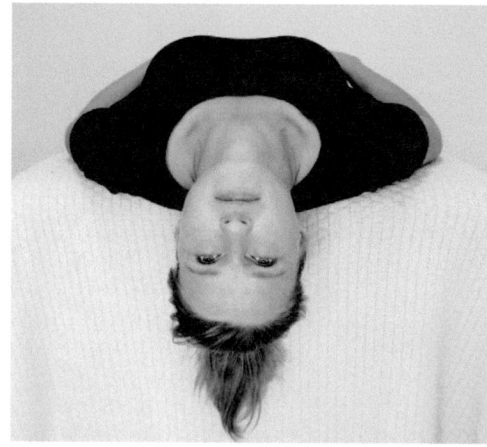

Notizen:

CTÜ in FRS - Variante mit abgelegtem Kopf

Positionierung: Wie bei FRS der BWS im Sitz.
Seitneige einstellen durch Verschieben des Kopfes auf dem Unterarm,
Rotation einstellen durch Kopfdrehung am Kontaktpunkt zum Arm.

Ausführung: Kopf drückt 7-10 Sekunden auf den Unterarm nach schräg-unten in die freie Richtung.
Nach dem Lockerlassen schieben sich die Arme weiter auf die Bank
(Extension auf CTÜ fokussieren, kein Ausweichen ober- oder unterhalb).
Falls Seitneige oder Rotation freier wird, sind auch hier kleine Bewegungen erlaubt.
In der neuen Position Übung wiederholen, 5-7 Wiederholungen.

Wirkung: Positionierung, Muskelentspannung, Schwerkraft

Prinzip: Muscle Energy

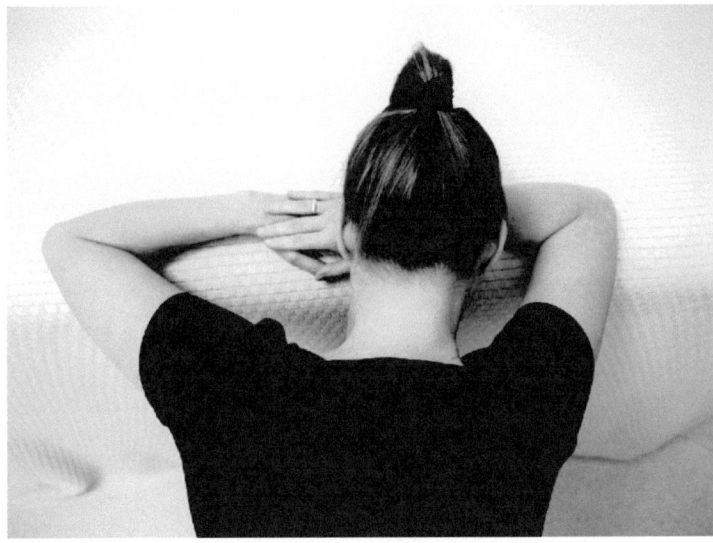

Notizen:

CTÜ in FRS - Automobilisation im Sitz nach K. Lewit

Positionierung: Sitz auf dem Stuhl mit harter Lehne,
unterer Partnerwirbel kurz unterhalb der Kante an der Lehne.
Beine hüftbreit, Unterarme entspannt auf den Schenkeln abgelegt.

Ausführung: Kopf im Wechsel vor- und zurück schieben,
als wenn das Kinn auf einer horizontalen Platte rutschen würde.
Bei der Bewegung nach hinten den Blick geradeaus halten,
der Druck am unteren Partnerwirbel sollte spürbar, aber schmerzlos sein.
Mindestens 5-7 Wiederholungen.

Wirkung: Positionierung, Fulcrum, wiederholtes Bewegen

Prinzip: Direkte Mobilisation

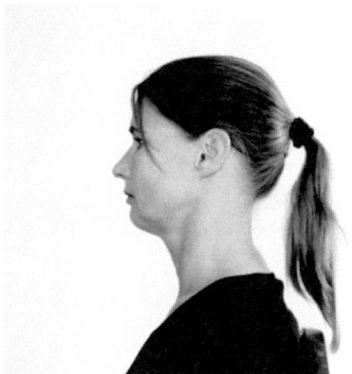 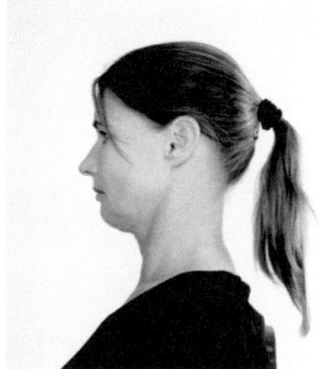

Notizen:

5 Kurzbeschreibung aller Automobilisationen und Stabilisationsübungen

CTÜ Rotationsmobilisation nach K. Lewit

Positionierung: Sitz auf dem Stuhl,
ein weiteres stabiles Möbelstück zur Ablage des Ellenbogens seitlich daneben.
Oberen Wirbel mit Zeige- und Mittelfinger am Dorfortsatz umgreifen,
der Zug der Finger kann den Wirbel in die eingeschränkte Rotation ziehen.
(Bei eingeschränkter Rechtsrotation zieht die linke Hand den Dornfortsatz nach links, s. Abb.)
Unteren Wirbel von der anderen Seite her mit der freien Hand umgreifen.
Auf der Seite, die den oberen Wirbel berührt, den Ellenbogen ablegen
(feste, aber gepolsterte Unterlage).

Ausführung: Abgelegter Ellenbogen drückt wiederholt senkrecht auf die Unterlage,
die Finger übertragen diese Kraft auf den Wirbel.
Die untere Hand hält den Partnerwirbel in Position.
3-5 Serien mit je 5 Wiederholungen.

Steigerung: Kopf dreht in die eingeschränkte Richtung, während die Finger an den Wirbeln sind.
Die Drehung stoppen, sobald der untere Wirbel sich bewegen will.
Das rhythmische Drücken des Ellenbogens w.o. beschrieben.
Für die Pausen zwischen den Serien den Kopf in die Mittelposition zurück führen.

Wirkung: Positionierung, Muskelzug

Prinzip: Direkte Mobilisation

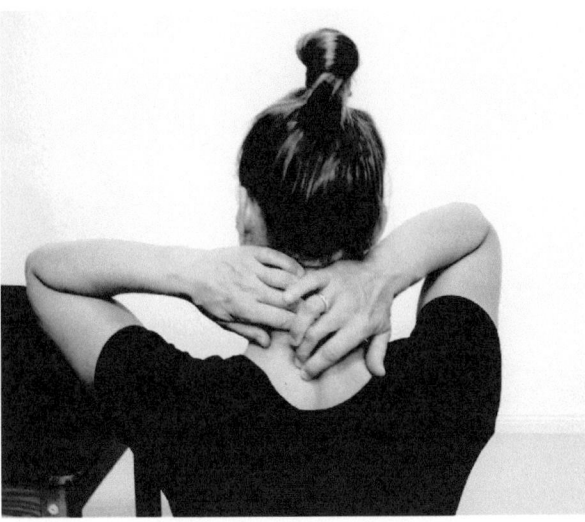

Notizen:

FRS in der HWS - Greenman Technik im Sitz

Positionierung: Sitz auf dem Hocker oder Stuhl, Hand im Nacken,
den unteren Partnerwirbels seitlich-hinten in Mobilisationsrichtung umgreifen,
die Kleinfingerkante ist oben.

Ausführung: Rotation, Seitneige und Extension vom Kopf her ausführen,
bis der obere Partnerwirbel sich bewegt hat,
die haltende Hand stabilisiert den unteren Wirbel.
Blick nach aussen-oben in Bewegungsrichtung.
Position 5-7 Sekunden halten, 5-7 Wiederholungen

Wirkung: Positionierung, Blickführung, Fulcrum

Prinzip: Direkte Mobilisation

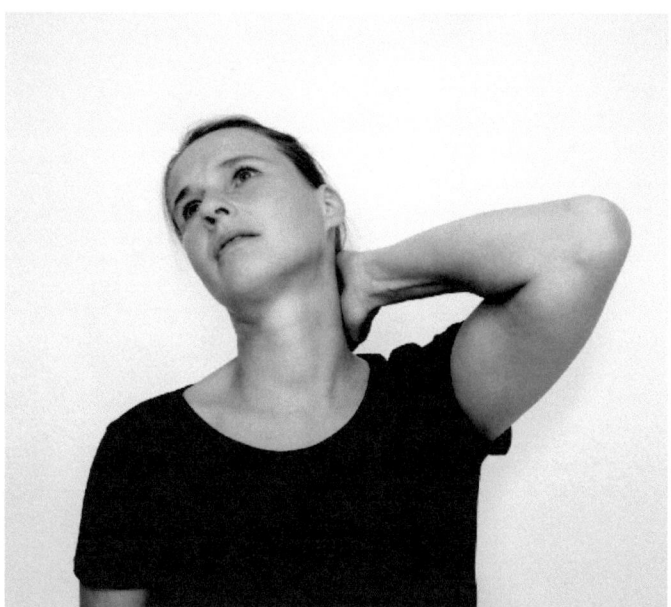

Notizen:

5 Kurzbeschreibung aller Automobilisationen und Stabilisationsübungen

ERS der HWS im Sitz - Greenman Technik

Positionierung: Sitz auf dem Hocker oder Stuhl,
Hand im Nacken, Gelenkfortsatz des oberen Wirbels im betroffenen Segment umgreifen.

Ausführung: Rotation, Seitneige und Flexion der HWS vom Kopf bis zum betroffenen Segment,
Hand hält den oberen Wirbel, Gewicht des Armes unterstützt die Mobilisation.
Blick nach aussen-unten in Bewegungsrichtung,
5-7 Sekunden halten, 5-7 Wiederholungen.

Wirkung: Positionierung, Blickführung, Gewicht des Armes

Prinzip: Direkte Mobilisation

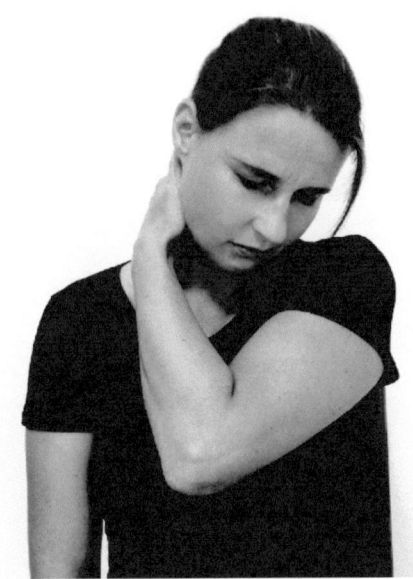

Notizen:

Atlanto-Axial-Gelenk im Sitz - Greenman Technik

Positionierung: Sitz auf dem Hocker oder Stuhl, Beine hüftbreit, Hände seitlich an der Sitzfläche.

Ausführung: Aufrichtung durch Heben des Brustbeins, Arme strecken sich und bilden Gegenhalt, leichter Druck der Fersen in den Boden.
Beugung der Halswirbelsäule um 45°, dann Rotation in die eingeschränkte Richtung, bis zur ersten Barriere. Eine tiefe Ein- und Ausatmung an dieser Stelle.
Rückbewegung: zuerst Drehung, dann Beugung auflösen.
5-7 Wiederholungen

Wirkung: Positionierung, Faziliation durch Atmung

Prinzip: Direkte Mobilisation

Wichtig:
Im Atlanto-Axial-Gelenk findet fast ausschliesslich Rotation statt. Funktionsstörungen in diesem Gelenk sind dementsprechend Rotationsdysfunktionen. Die Flexion zu Beginn der Übung soll nur eine Mitbewegung der unteren HWS Segmente verhindern und die Mobilisation auf das Segment C1-C2 fokussieren.

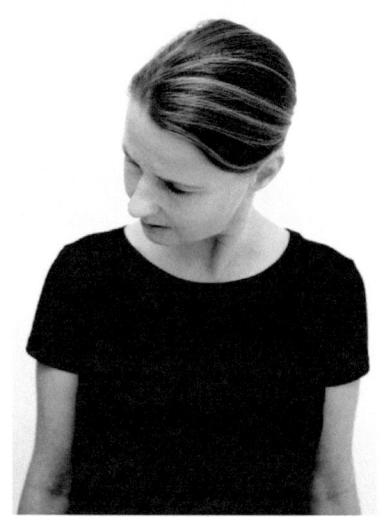

Notizen:

Atlanto-Axial-Gelenk in der Rückenlage

Positionierung: Rückenlage, Beine flach oder leicht unterlagert,
Hände übereinander gelegt unter dem Hinterkopf (Finger nicht verschränken).

Ausführung: Hände heben den Kopf, bis die Halswirbelsäule zu 45° gebeugt ist.
Für eine Drehung nach rechts schiebt linker Ellenbogen in Verlängerung des
Unterarms nach vorn-oben, dadurch dreht sich der Kopf in den Händen auf der Stelle (s. Abb.).
An der ersten Barriere anhalten, einmal tief ein- und wieder ausatmen.
Für die Rückbewegung zuerst die Drehung, dann das Ablegen ausführen.
5-7 Wiederholungen.

Wirkung: Wiederholtes Bewegen an die aktuelle Grenze, Fazilitation durch Atemführung

Prinzip: Direkte Mobilisation

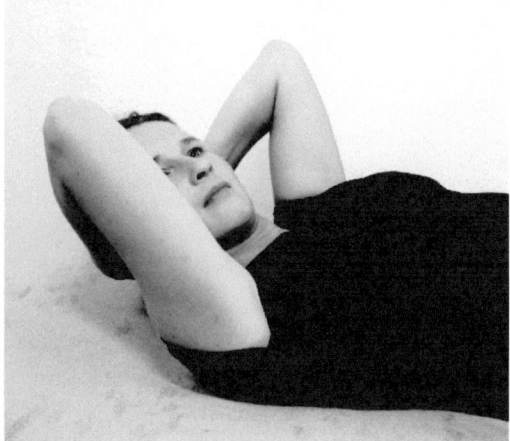

Notizen:

O-A-Gelenk im Sitz - Greenman Technik

Positionierung: Sitz auf dem Hocker oder Stuhl, Beine hüftbreit, Fußsohlen flächig am Boden.
Hände greifen zur Rumpfstabilisierung seitlich um die Sitzfläche.

Ausführung: Rotation des Kopfes um 30° in die eingeschränkte Richtung,
Mobilisierung der Beugung über „Kinn zur Kehle" und Blick geradeaus,
dabei sollte der Nacken lang werden.
Mobilisierung der Streckung über „Kinn nach vorn schieben" und Blick zur Stirn.
Für 5 tiefe Atemzüge an der aktuellen Bewegungsbarriere bleiben,
5-7 Wiederholungen.

Wirkung: Wiederholtes Bewegen an die aktuelle Grenze, Fazilitation durch Atemführung

Prinzip: Direkte Mobilisation

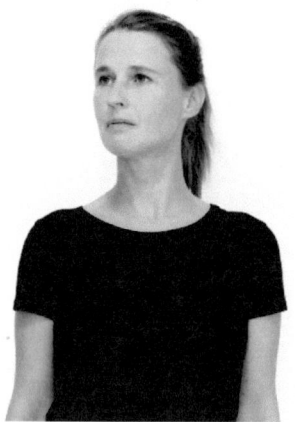 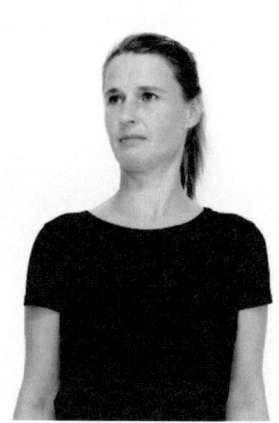

Mobilisation der Streckung   **Mobilisation der Beugung**

Notizen:

5 Kurzbeschreibung aller Automobilisationen und Stabilisationsübungen

O-A-Gelenk in Rückenlage bei Extensionsdysfunktion

Positionierung: Rückenlage, Beine flach oder unterlagert,
Hände umfassen den Kopf an Hinterhaupt und Stirn,
ein flaches, festes Polster liegt unter dem Kopf.
Zug der Hand unter dem Kopf in Richtung Kopfende bewirkt eine leichte Beugung,
beide Hände bewegen gemeinsam in Richtung der eingeschränkten Seitneige,
gegenläufige Handbewegung dreht den Kopf auf der Stelle in Richtung
der eingeschränkten Rotation, alle Bewegungen nur bis zum ersten Widerstand!

Ausführung: Blick der Augen nach oben zur Stirn,
gleichzeitig schräg in Richtung der freien Rotation.
Die Hände halten dabei den Kopf fest, keine Bewegung zulassen!
In dieser Blickrichtung 5 langsame tiefe Atemzüge,
dann zum gegenüber liegenden Schlüsselbein schauen,
Hände verstärken die frei gewordenen Richtungen (v.a. Beugung, etwas Rotation und Seitneige).
5-7 Wiederholungen.

Wirkung: Anspannung der tiefen Nackenstrecker über die Augenbewegung,
Mobilisation des Gelenks nach Entspannen dieser Muskeln.

Prinzip: Muscle Energy

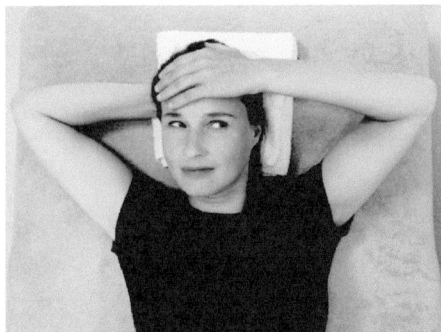 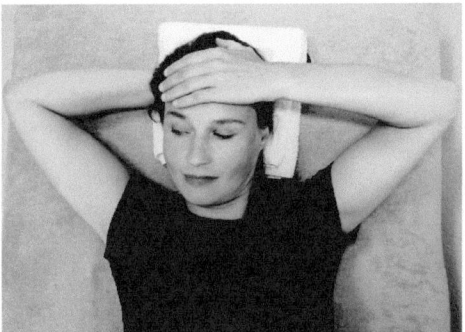

Anspannung   Mobilisation

Notizen:

O-A-Gelenk in Rückenlage bei Flexionsdysfunktion

Positionierung: Rückenlage, Beine flach oder unterlagert,
Hände umfassen den Kopf an Hinterhaupt und Stirn,
dann Einstellung der eingeschränkten Seitneige und Rotation bis zur ersten Barriere.
2-3 aufgestellte Fingerspitzen unter den Nackenmuskeln, knapp unterhalb des Hinterhaupts,
auf der betroffenen Seite zur Mobilisation der Streckung (in Abb. OA FSrRl).
Für die Übung kann die Hand an der Stirn auch gelöst werden, solange der Kopf in der
Anspannungsphase seine Position nicht verlässt (s. Abb. rechts).

Ausführung: Blick schräg nach unten zum Schlüsselbein, zur Seite der freien Seitneige,
für 5 langsame, tiefe Atemzüge dort bleiben,
zur Mobilisation zur Stirn nach schräg-oben in die Gegenrichtung schauen,
auch hier für 5 Atemzüge bleiben.
5-7 Wiederholungen.

Wirkung: Positionierung, Muskelentspannung, Fulcrum

Prinzip: Muscle Energy

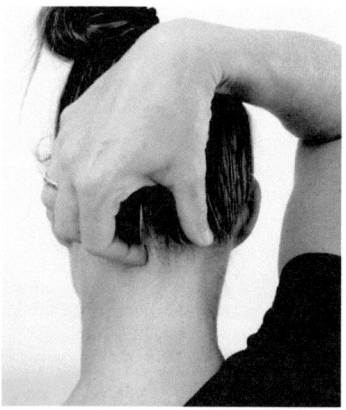

Position der Finger am Atlas

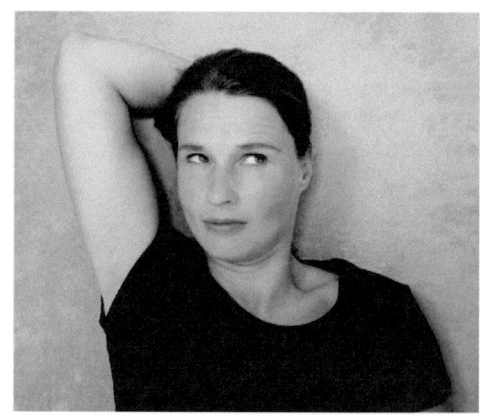

Mobilisation

Notizen:

5.3. Gruppendysfunktionen

NSRr eines Scheitelwirbels - Selbstbehandlung in Seitlage

Positionierung:	Seitlage auf rechter Seite, Handtuchrolle quer unter dem Körper, betroffener Wirbel liegt genau auf der höchsten Stelle der Rolle. Hüftgelenke + Kniegelenke 90° Flexion. Linker Arm liegt ausgestreckt über dem Kopf, Handfläche zeigt zum Boden. Rechter Arm liegt in bequemer Position. Bei NSRl die gleiche Übung seitenverkehrt ausführen.
Ausführung:	Arm schiebt bei der Einatmung in Richtung Kopfende, bis die linken Rippen sich heben. Mit der Ausatmung weiter in die Seitneige sinken lassen, zusätzlich dreht der Rumpf bis zum betroffenen Wirbel nach links. 5-7 Wiederholungen.
Variante:	Für eine Einatmung den Arm zum Kopfende schieben, aber über mehrere Atemzüge in der Rotationsstellung bleiben.
Wirkung:	Positionierung, Fulcrum
Prinzip:	Direkte Mobilisation

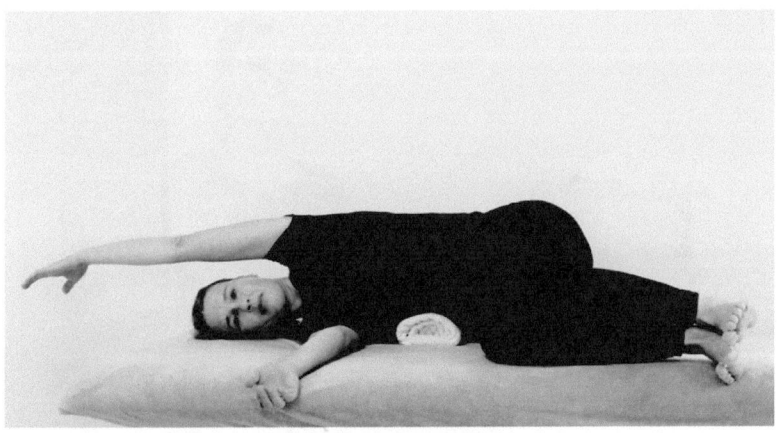

**Armschub in Neutralstellung.
Als nächstes folgt die Drehung des Oberkörpers bis zum betroffenen Wirbel.**

Notizen:

NSRr eines Scheitelwirbels - Selbstübung im Sitz am Tisch

Positionierung: Sitz vor dem Tisch, Unterarme abgelegt, linker Ellenbogen in rechter Hand,
Füsse und Knie dicht beieinander.
Unterarme sollten in Höhe des zu mobilisierenden Wirbels liegen,
über Abstand der Sitzfläche zum Tisch kann die Höhe eingestellt werden.
Verschiebung von Armen und Oberkörper nach links bis zum betroffenen Wirbel.
Drehung des Beckens nach rechts, indem die Füsse nach rechts wandern.
Rotation des Rumpfes nach links bis zum ersten Widerstand am betroffenen Wirbel.

Ausführung: Linker Ellenbogen drückt nach nach rechts-vorn-unten,
die rechte Hand gibt einen unnachgiebigen Widerstand.
Dosierung der Armkraft: eine minimale Muskelkontraktion im Rückenstrecker
auf Höhe des betroffenen Wirbels genügt, 5-7 Sekunden halten.
Nach Entspannung aller beteiligten Muskeln die Seitverschiebung oder Rotation vergrössern,
dann die Übung wiederholen.
5-7 Wiederholungen insgesamt.

Wirkung: Positionierung, Muskelentspannung

Prinzip: Muscle Energy

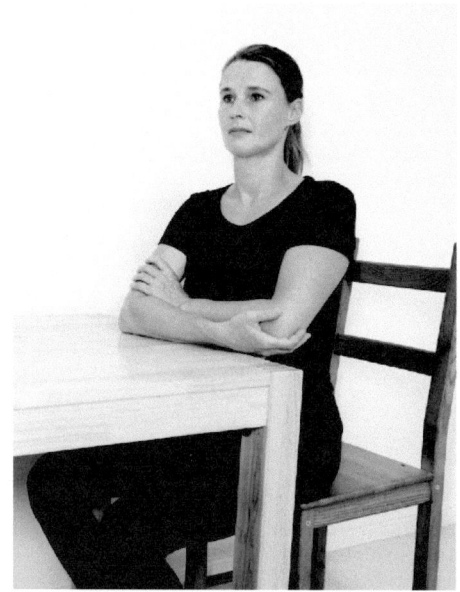

Notizen:

CTÜ

NSRr in Rückenlage

Positionierung: RL, Kopf unterlagert, HWS frei,
nur Einstellung der Seitneige (bei NSRr schmerzfreie Seitneige rechts, s. Abb.),
rechte Hand fixiert HWS und Kopf in der Position.

Ausführung: Linker Arm schiebt mit wenig Kraft zum Fussende, bis zur ersten Barriere,
2-3 Serien von 5-7 Wdh.
Bei NSRl die Übung seitenverkehrt ausführen.

Wirkung: Positionierung, Muskelkraft

Prinzip: direkte Mobilisation

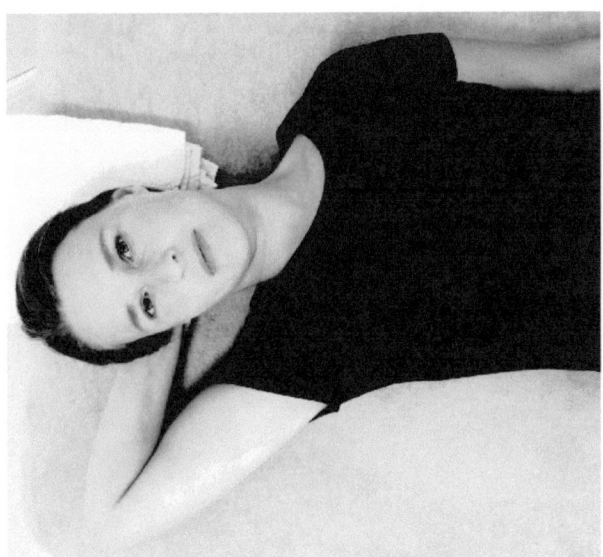

Notizen:

5.4. Rippendysfunktionen

5.4.1. Strukturelle Rippendysfunktionen

Erste Rippe

Selbstbehandlung im Sitz oder Stand

Positionierung:	Rumpf aufrecht, im Stand oder im Sitz auf fester Unterlage. Arm der betroffenen Seite hängt gestreckt neben dem Körper herab, zwischen Mittel- und Ringfinger ein Gewicht von 1-2 kg haltend, die Handfläche zeigt dabei nach vorn. 2-3 Finger der Gegenseite hängen sich von oben am Schlüsselbein ein, der Ellenbogen zieht in Richtung gegenseitige Hüfte (nur das Gewicht des Armes einsetzen).
Ausführung:	Vor- und Zurückpendeln des gestreckten Armes, mit so wenig Anspannung wie möglich (das Gewicht der Hantel soll spürbar sein). Die eingehakte Hand wartet auf ein Absinken des Schlüsselbeins.
Steigerung:	1. Rotation des Kopfes weg von der betroffenen Seite. 2. Seitneigung der Halswirbelsäule weg von der betroffenen Seite.
Wirkung:	Muskeldehnung, Absinken des Schlüsselbeins zieht die erste Rippe mit
Prinzip:	indirekte Mobilisation

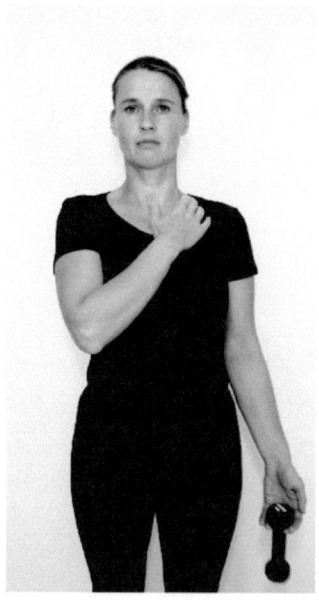

Notizen:

Automobilisation der ersten Rippe nach Sachse / Schildt-Rudloff

Positionierung: Rumpf aufrecht, im Sitz auf fester Unterlage.
Hand der betroffenen Seite seitlich am Kopf hinter dem Ohr oder zusätzlich seitlich am Hals, ohne die Schulter hoch zu ziehen.
Der Unterarm befindet sich ungefähr in der Horizontalen.

Variante: Oberarm liegt auf gepolsterter Unterlage, um die Schultermuskeln zu entspannen

Ausführung: Wiederholtes kurzes Drücken der Hand gegen Kopf / Hals mit mittlerer Kraft, Kopf und Hals bleiben in Position.
Anspannung der Halsmuskeln zieht an der ersten Rippe und mobilisiert diese.
3-5 Serien mit je 5 Wiederholungen.

Wirkung: Mobilisation durch Muskelzug

Prinzip: Muscle Energy

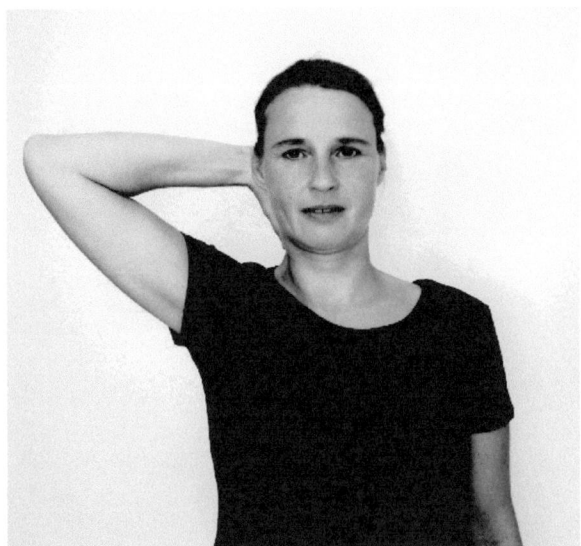

Notizen:

Rippen 3 - 7 in Bauchlage bei posteriorer Subluxation

Positionierung: Bauchlage, Arm der betroffenen Seite in Abduktion (mind. 60° max 90°), die Handfläche zeigt zur Unterlage.
Hand der Gegenseite stützt unter der Schulter, Kopf liegt gedreht zur stützenden Hand.

Ausführung: Schulter der betroffenen Seite drückt mit mittlerer Kraft auf die Unterlage, Spannung für ca. 5 sec halten, dann lösen.
Rotation des Rumpfes zur Gegenseite durch Druck der stützenden Hand, Arm der betroffenen Seite schiebt auf der Unterlage in Richtung Fingerspitzen.
5-7 Wiederholungen insgesamt.

Wirkung: Druck des Schulterblatts mobilisiert die Rippen, Armschub nach Muskelanspannung dehnt die Brustmuskeln.

Prinzip: Muscle Energy / direkte Mobilisation

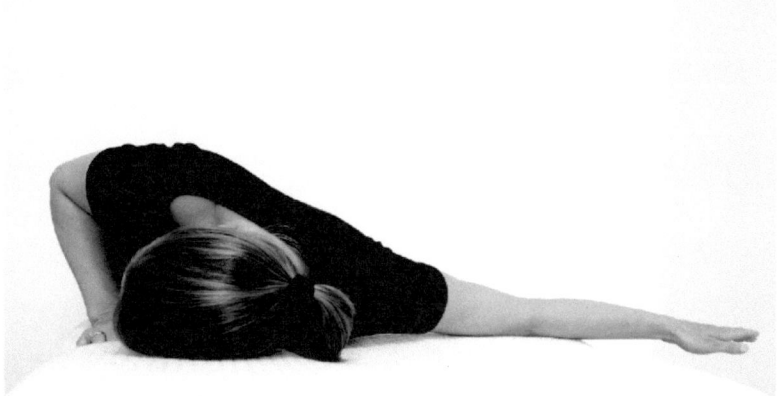

Notizen:

Rippen 6 - 12 in Rückenlage bei posteriorer Subluxation

Positionierung: Rückenlage, Beine hüftbreit aufgestellt, Arme gehoben,
Handflächen berühren sich (Finger gefaltet oder gestreckt),
kleine Rolle unter betroffener Rippe in ihrem Verlauf, neben den Dornfortsätzen.

Ausführung: Kopf, Hals, Arme und Schultern drehen schwungvoll zur betroffenen Seite.
Handflächen halten den Kontakt, Ellenbogen bleiben gestreckt.
3-4 Serien von 5 Wiederholungen.

Wirkung: Positionierung, Fulcrum

Prinzip: Direkte Mobilisation

Variante für die Rippen 11 und 12

Positionierung: Rolle unter der Rippe, wie oben. Ellenbogen stützen auf dem Boden,
Beine angezogen, bis unterer Rücken flach am Boden ist, Füsse und Knie berühren sich.

Ausführung: Oberkörper bleibt liegen, Becken und Beine drehen zur betroffenen Seite (Beine in der Luft),
3-4 Serien von 5 Wiederholungen.

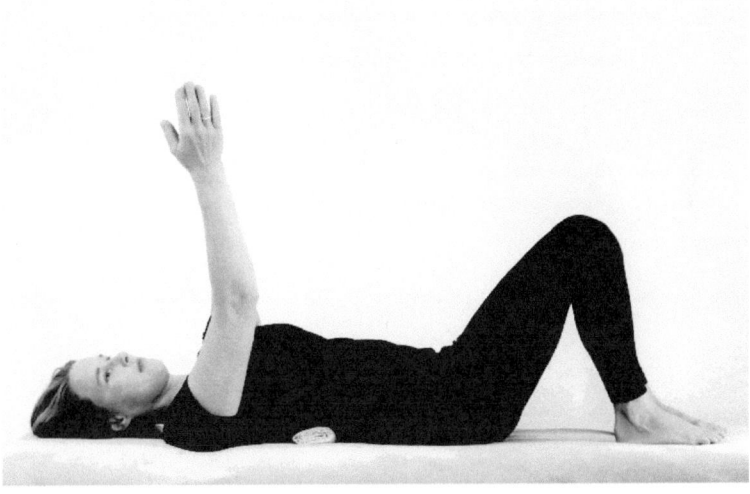

Notizen:

Rippen 3 - 10 in anteriorer Subluxation

Variante in Bauchlage mit kleiner Rolle

Positionierung: Bauchlage, Beine gestreckt,
kleine Rolle längs neben dem Brustbein unter der betroffenen Rippe.
Arm auf derselben Seite liegt neben dem Körper,
Hand der Gegenseite stützt auf Schulterhöhe auf dem Boden.

Ausführung: Druck der stützenden Hand dreht den Oberkörper bis auf Höhe der Rolle,
das Brustbein schwebt nun neben der Rolle in der Luft.
5-7 tiefe Atemzüge mit Fokus auf die Ausatmung,
dabei soll jeweils das Brustbein zur Unterlage sinken.
Die Drehung darf dabei NICHT nachgelassen werden.
Verstärkung der Wirkung durch Drehung des Kopfes zur stützenden Hand.
Dann eine Pause machen in der Startposition. Insgesamt 5-7 Wiederholungen.

Wirkung: Positionierung, Fulcrum, Schwerkraft, Muskelentspannung

Prinzip: Direkte Mobilisation

Variante in Bauchlage mit kleinem Ball

Positionierung, Ausführung und Wirkung s.o.

Vorteil: Mobilisation erreicht genau die betroffene Rippe.

Nachteil: In den meisten Fällen ist diese Variante zu schmerzhaft.

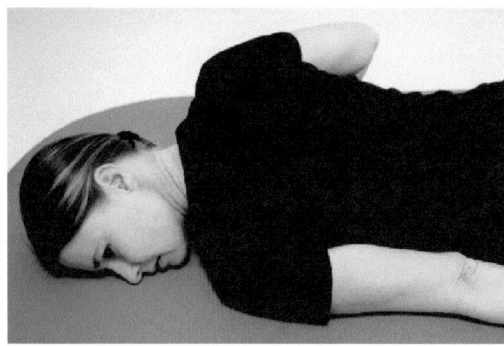
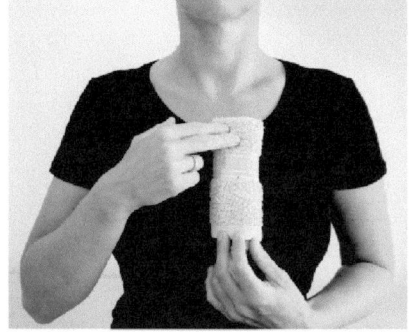

Notizen:

5 Kurzbeschreibung aller Automobilisationen und Stabilisationsübungen

Rippen 2 - 5 in anteriorer Subluxation

Variante im Sitz nach Lewit

Positionierung:	Sitz auf Stuhl mit fester Unterlage, die Beine etwas weiter als hüftbreit. Schräge Vorneige: Arm der betroffenen Seite hängt zwischen den Beinen, Arm der Gegenseite aussen neben dem gleichseitigen Bein. Ausmass der Flexion: betroffene Rippe am höchsten Punkt des Rumpfes. Rotation in der BWS zur betroffenen Seite durch Absenken der nichtbetroffenen Schulter, Kopf macht diese Drehung mit.
Ausführung:	Aktiv einen Buckel machen auf Höhe der dysfunktionellen Rippe, gleichzeitig tief einatmen mit Lenkung der Atembewegung zur Rippe, dabei Arme zum Boden schieben und nach innen drehen. Ausatmen, entspannen, Arme hängen schwer zum Boden. 1-3 Serien mit je 5 Atemzügen.
Wirkung:	Positionierung, Atembewegung
Prinzip:	Direkte Mobilisation

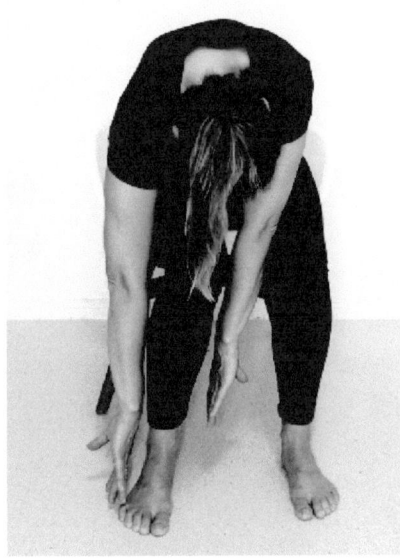

Notizen:

Rippen 6 - 10 in anteriorer Subluxation

Positionierung:	Sitz auf dem Boden, Bein der betroffenen Seite liegt angewinkelt auf seiner Aussenseite, das andere Bein ist aufgestellt. Becken etwas zum aufgestellten Bein gedreht, Kopf etwas zur betroffenen Seite gedreht.
Variante A.	Hände greifen Türrahmen oder schweres Möbelstück.
Variante B.	Hände halten festen Schal, der um Fuss des aufgestellten Beines gewickelt ist.
Ausführung:	Rücken auf Höhe der betroffenen Rippe ausbuckeln, dabei tief einatmen, Atembewegung zur Rippe lenken. Hände bilden einen Gegenhalt für die Bewegung des Oberkörpers, Arme drehen sich dabei leicht nach innen. Ausatmen und in Startposition zurück kehren. 1-3 Serien mit je 5 Wiederholungen.
Wirkung:	Positionierung, Atembewegung
Prinzip:	Direkte Mobilisation mit Nutzung der Atembewegung

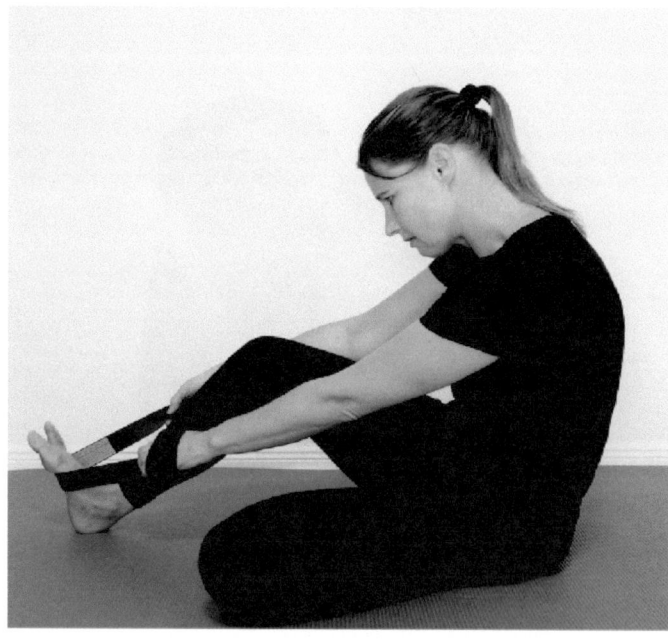

Notizen:

5 Kurzbeschreibung aller Automobilisationen und Stabilisationsübungen

Rippen 5-10 in anterior-posteriorer Kompression in Seitlage

Positionierung:	Seitlage auf betroffener Seite, Hüft- und Kniegelenke in 90° Beugung, unterer Arm in bequemer Lage, oberer Arm umgreift den Kopf vom Scheitel her, Fingerspitzen in Nähe des unten liegenden Ohres. Eine feste Rolle unter der betroffenen Rippe.
Ausführung:	Oben liegender Arm hebt Kopf, Hals und Oberkörper genau seitlich hoch, keine Drehung, keine Beugung. Bewegung beginnt am Schulterblatt, gefolgt von Ellenbogen und Hand. Wenn die betroffene Rippe erreicht ist, tiefe Einatmung, ablegen des Körpers mit der Ausatmung. Jetzt oben liegenden Arm in Richtung Kopfende heraus schieben, zeitgleich mit einer tiefen Einatmung. Insgesamt 5-7 Wiederholungen des ganzen Ablaufs.
Steigerungen:	A. Grössere, feste Rolle (z.B. Faszienrolle) benutzen.
	B. Am Bettende arbeiten, so dass in Phase 2 der Oberkörper herab hängt. Hier muss der Arm nicht heraus geschoben werden, das Armgewicht hilft bei der Mobilisation.
Wirkung:	Muskelentspannung, Fulcrum
Prinzip:	Muscle Energy

Notizen:

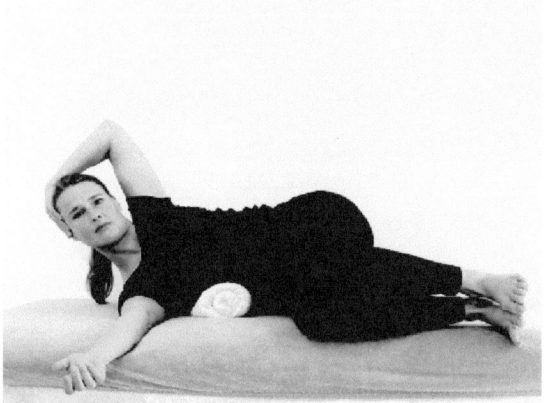

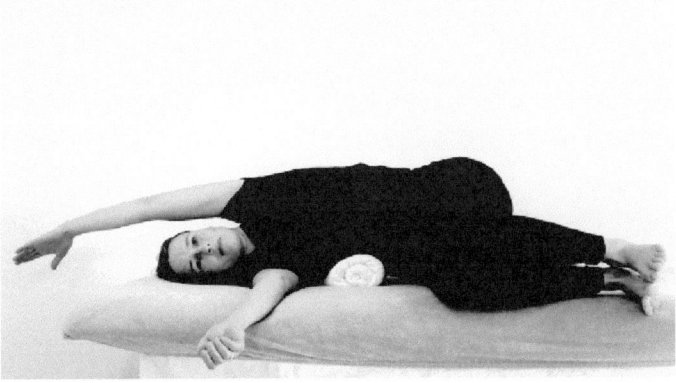

Rippen 5-10 in anterior-posteriorer Kompression - Variante mit Gurt

Positionierung: Rückenlage auf dem Fussboden, höchstens leicht abgepolstert,
Arm auf betroffener Seite in Abduktion, Kontakt zu gepolstertem Möbel,
Seitneige des Rumpfes zur Gegenseite,
Scheitelpunkt auf Höhe der betroffenen Rippe.
Fester Gurt um den Thorax auf derselben Höhe, freie Hand zieht den Gurt bis zur Barriere.

Ausführung: Einatmen. Atem anhalten und Arm mit mittlerer Kraft gegen Möbelstück drücken.
Ausatmen, Arm entspannen, durch Zug am Gurt an die neue Barriere gehen.
5-7 Wiederholungen

Wirkung: Positionierung, Muskelentspannung, Druck

Prinzip: Muscle Energy

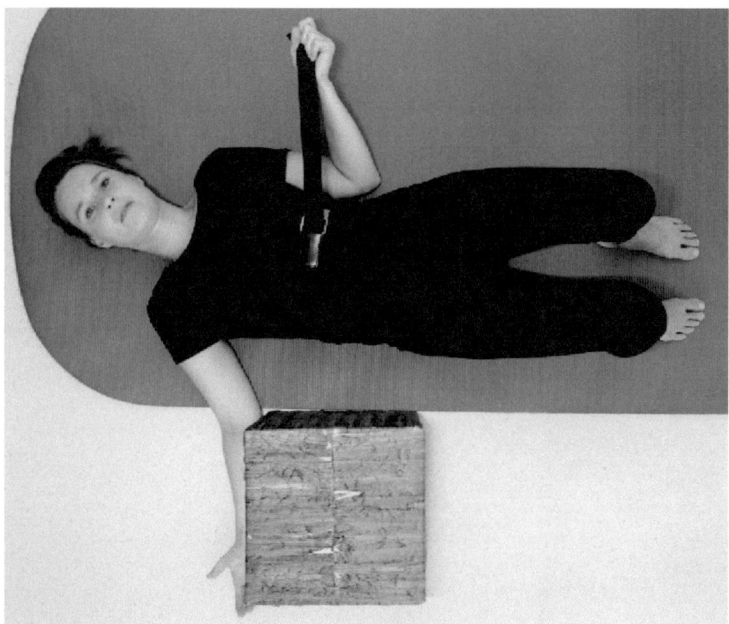

Notizen:

5 Kurzbeschreibung aller Automobilisationen und Stabilisationsübungen

Rippen 5-10 in lateraler Kompression

Positionierung: Rückenlage auf dem Fussboden, höchstens leicht abgepolstert,
Arm auf betroffener Seite in Abduktion, Kontakt zu gepolstertem Möbel,
fester Gurt um den Brustkorb auf Höhe der betroffenen Rippe,
Arm der Gegenseite ist damit am Körper fixiert.

Ausführung: Einatmen. Atem anhalten und Arm mit mittlerer Kraft gegen Möbelstück drücken.
Ausatmen, Arm entspannen.
Arm der Gegenseite zieht nach unten, der Gurt überträgt den Zug auf die Rippe,
an der Rückseite bietet die feste Unterlage einen Gegenhalt.

Wirkung: Positionierung, Muskelentspannung, Druck

Prinzip: Muscle Energy

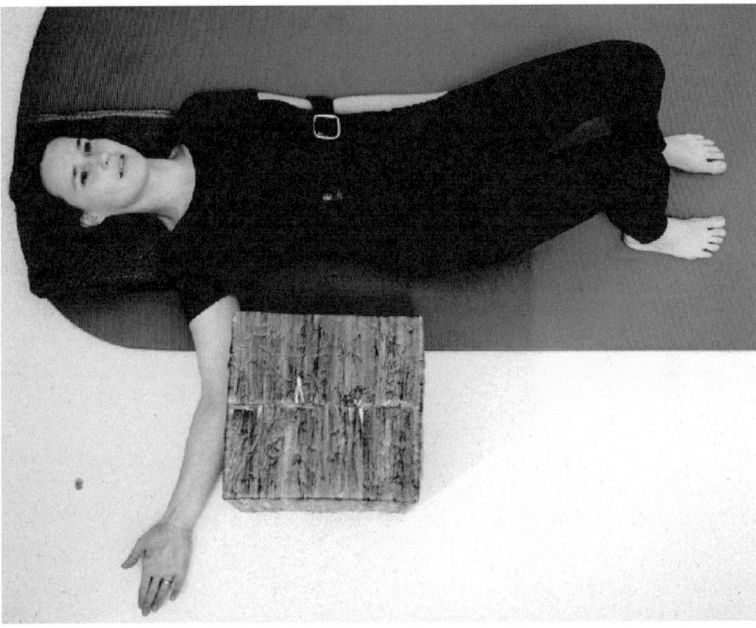

Notizen:

5.4.2. Respiratorische Rippendysfunktionen

Inspirationsdysfunktion Rippen 1 - 4

Positionierung:	Rückenlage, Arm der betroffenen Seite liegt neben dem Körper, Handfläche zum Becken. Hand der anderen Seite hält Hals und Hinterkopf.
Ausführung:	Bei gleichzeitiger Ausatmung schiebt der gestreckte Arm in Richtung Fussende, bis der erste Widerstand an der Schulter oder der Halsseite zu spüren ist. Beim Einatmen den Arm wieder entspannen, NICHT die Schulter zum Kopf ziehen! Die andere Hand fixiert Kopf und Hals. 3 Serien von 5 Wiederholungen.
Steigerung:	A. Kopf wird von der betroffenen Hand weg gedreht und dort fest gehalten.
	B. Hals wird zur nicht betroffenen Seite geneigt und dort fest gehalten.
Wirkung:	Positionierung, Muskelzug
Prinzip:	Direkte Mobilisation

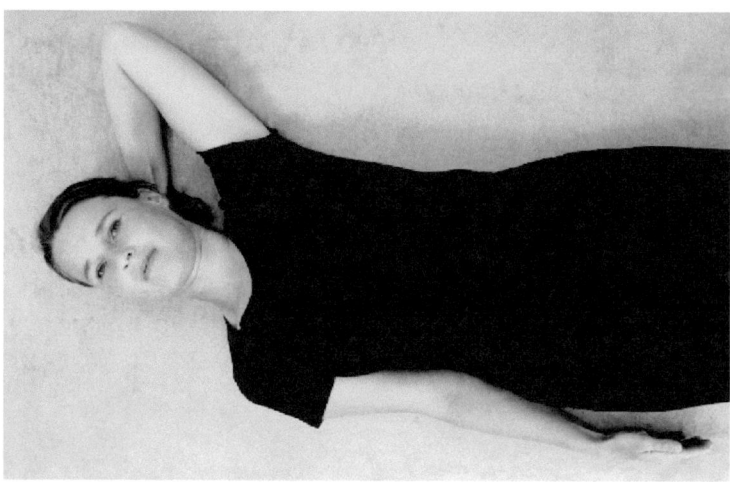

Notizen:

5 Kurzbeschreibung aller Automobilisationen und Stabilisationsübungen

Inspirationsdysfunktion Rippen 5 - 7
(v.a. Eimerhenkelbewegung betroffen)

Positionierung:	Rückenlage, aufgestellte Beine. Füsse, Beine und Becken wandern zur betroffenen Seite, bis Bewegung der Wirbelsäule an dysfunktioneller Rippe ankommt. Arm der betroffenen Seite liegt gestreckt neben dem Körper, Handfläche zum Becken.
Ausführung:	Zeitgleich mit der Ausatmung gestreckten Arm zum Fussende schieben, bis die erste Barriere erreicht wird, dann den Arm entspannen und dabei einatmen (Nicht die Schulter zum Kopf ziehen, der Arm bleibt, wo er durch das Entspannen zu liegen kommt.). 3 Serien von 5 Wiederholungen.
Steigerung:	Den Arm der Gegenseite gleichzeitig zum Kopfende heraus schieben.
Wirkung:	Positionierung, Atemführung, wiederholtes Bewegen
Prinzip:	Direkte Mobilisation

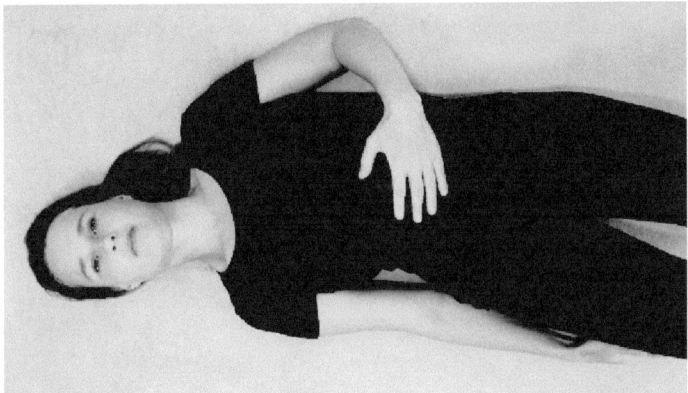

Notizen:

Inspirationsdysfunktion Rippen 5 - 10
(v.a. Pumpschwengelbewegung betroffen)

Positionierung: Rückenlage mit aufgestellten Beinen,
Querrolle unter dem Rücken, OBERHALB der betroffenen Rippe.
Handfläche liegt vorn auf der Rippe, Fingerspitzen zeigen zum Bauchnabel.
Die andere Hand kann auf der Gegenseite des Brustkorbs liegen,
sie hilft nicht bei der Mobilisation, aber kann die Normbeweglichkeit ertasten.

Ausführung: Einatmen.
Ausatmen und Curl up, bis betroffene Rippe sich Richtung Becken bewegt hat,
gleichzeitig Schub mit der Hand in Richtung Bauchnabel,
gleichzeitig Bauchnabel zur Wirbelsäule ziehen.
Einatmen und Rumpf ablegen, dabei Rippen in Ausatemposition halten.
Wenn die Rippen unter der Hand sich heben wollen, Rumpfbewegung beenden und
erneuter Curl up.

Steigerung: 1. Ablegen zur Mittelposition und Rippen in Position des Curl up halten, dann
Arm der betroffenen Seite in Überhang, Rippe mit der anderen Hand in Position halten.
2. Arm, Kopf und Hals in Überhang, Rippe mit der anderen Hand in Position halten.

Wirkung: Positionierung, Fulcrum, Muskelkraft

Prinzip: Muscle Energy

Notizen:

Anspannung

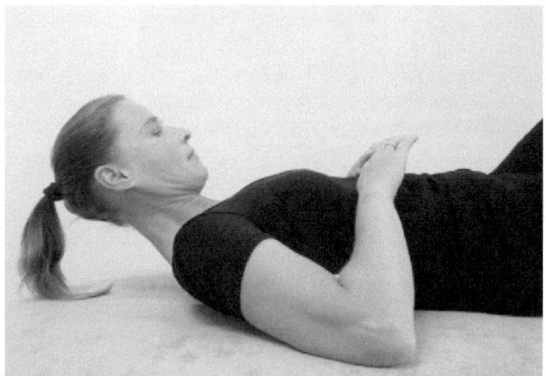

Mobilisation

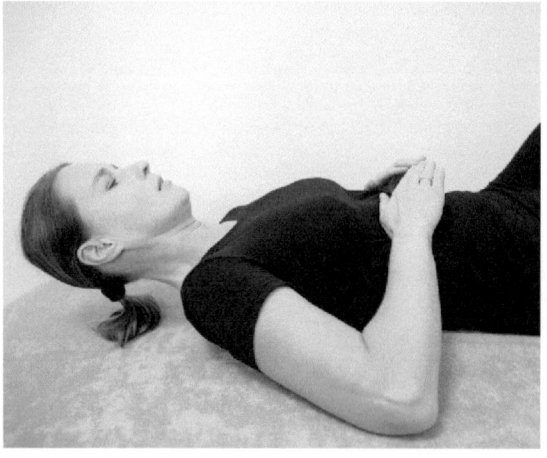

5 Kurzbeschreibung aller Automobilisationen und Stabilisationsübungen

Inspirationsdysfunktion Rippen 7 - 10
(v.a. Eimerhenkelbewegung betroffen)

Positionierung:	Seitlage auf Gegenseite der betroffenen Rippe, Kissen unter dem Kopf, Polster unter den Rippen oberhalb der betroffenen Rippe oder in der Taille. Hüft- und Kniegelenke in 90° Beugung. Hand der oben liegenden Seite liegt seitlich auf der dysfunktionellen Rippe.
Ausführung:	Einatmen. Ausatmen und Bauchnabel nach innen ziehen, diese Spannung halten. Einatmen. Ausatmen und Oberkörper genau seitlich anheben, keine Beugung, keine Drehung! Bewegung stoppt, wenn Rippe sich Richtung Becken bewegt hat. Die Hand geht mit und hält die Rippe dort. Ablegen des Oberkörpers unter tiefer Einatmung, Hand und seitliche Bauchmuskeln halten die Rippe an ihrem Platz. 5-7 Wiederholungen.
Steigerung:	Für das Ablegen das Kissen unter dem Kopf entfernen, dadurch wird der Weg grösser, der Zug der Rippen oberhalb der betroffenen Rippe wird verstärkt (s. Abb.).
Wirkung:	Positionierung, Fixierung, Schwerkraft
Prinzip:	Muscle Energy

Notizen:

Anspannung

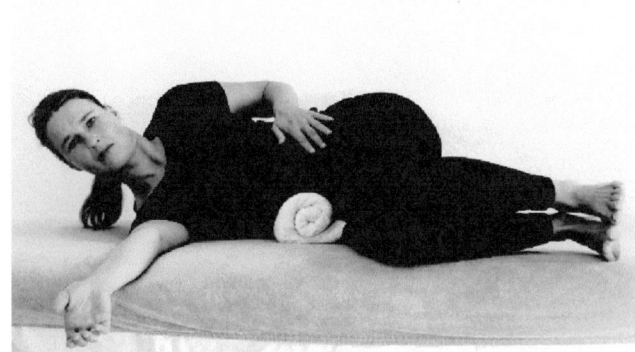

Mobilisation

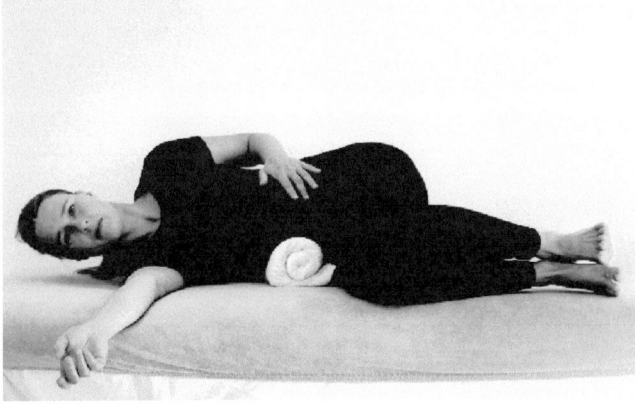

Inspirationsdysfunktion und Exspirationsdysfunktion Rippen 11 - 12

Positionierung:	Rückenlage mit hüftbreit aufgestellten Beinen, Arme gestreckt neben dem Körper oder Ellenbogen aufgestellt. Jonglierball oder Tennisball in Reichweite.
Ausführung:	In die Brücke gehen und Ball unter betroffener Rippe platzieren. Auf DIESER SEITE den Rücken schrittweise ablegen, bis Druck an der Rippe spürbar ist. Schmerzen müssen erträglich sein (Entspannen geht noch), sonst das Gewicht wieder etwas vom Ball nehmen. Tiefe Ausatmung hilft beim Entspannen und der Mobilisation. Dann wieder in die Brücke gehen und erneut dieselbe Seite des Rückens ablegen. 5-10 Wiederholungen
Hinweis:	Auf der Seite, wo der Ball liegt, kann die Hand ihn am Wegrollen hindern.
Wirkung:	Fulcrum, wiederholter Druck
Prinzip:	Direkte Mobilisation

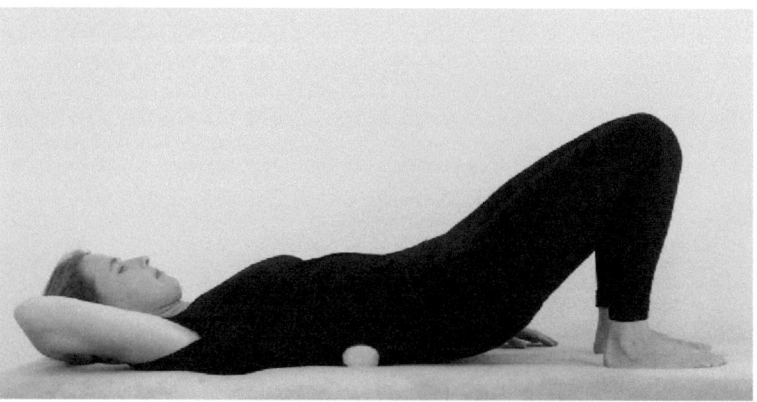

Für die Sichtbarkeit des Polsters wurde der rechte Arm neben dem Kopf abgelegt.

Notizen:

Exspirationsdysfunktion Rippen 1 - 2

Positionierung: Rückenlage, Beine gestreckt, bei Beschwerden im unteren Rücken aufgestellt.
Arm auf der betroffenen Seite neben dem Kopfende abgelegt
(bei Schmerzen in der Schulter den Oberarm unterlagern),
Arm der Gegenseite liegt neben dem Körper.

Ausführung: Arm der betroffenen Seite schiebt zum Kopfende,
bei gleichzeitigem Schub des anderen Armes zum Fussende,
dabei tief Einatmen mit Betonung der Bewegung der oberen Rippen.
5-10 Wiederholungen

Wirkung: Wiederholtes Bewegen, Atembewegung der Rippen

Prinzip: Direkte Mobilisation

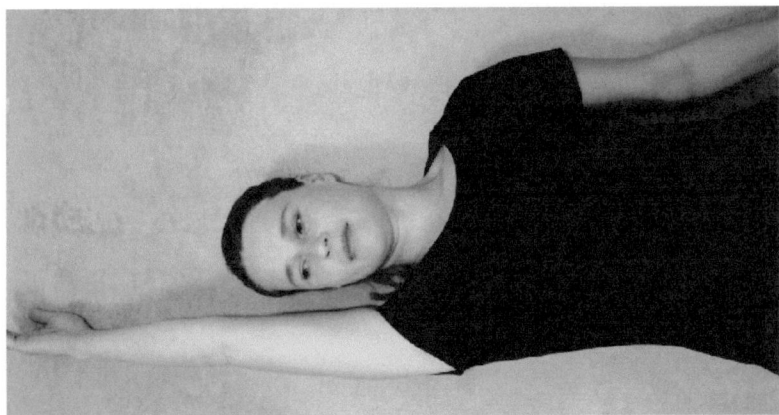

Notizen:

Exspirationsdysfunktion Rippen 3 - 10
(v.a. Pumpschwengelbewegung betroffen)

Positionierung: Rückenlage, Beine hüftbreit aufgestellt oder Unterschenkel auf Sessel / Couch abgelegt
Arm der betroffenen Seite angehoben:
für Rippen 3 - 6 neben dem Kopf, im Winkel von 45° zum Fussboden
für Rippen 7 - 10 so flach wie schmerzfrei möglich neben dem Kopf.
Ellenbogen 90° gebeugt.

Widerstand für den Arm:

A. Die freie Hand hält den Ellenbogen
B. Der Ellenbogen lehnt an einem Möbelstück (Sofa, Sessel)
C. Ein fester Gurt um den Ellenbogen ist oberhalb des Kopfes fixiert.

Ausführung: Ellenbogen drückt mit kleiner - mittlerer Kraft 5-7 sec in Richtung Beine.
Pause machen und Arm zu Boden sinken lassen,
dort 5 Mal zum Kopfende raus schieben, gleichzeitig jedes Mal tief einatmen.
Dann wieder in der alten Position 5-7 sec drücken...
5-7 Wiederholungen des gesamten Ablaufs.

Wirkung: Muskelzug, heben der Rippen durch Armbewegung und Atmung

Prinzip: Muscle Energy

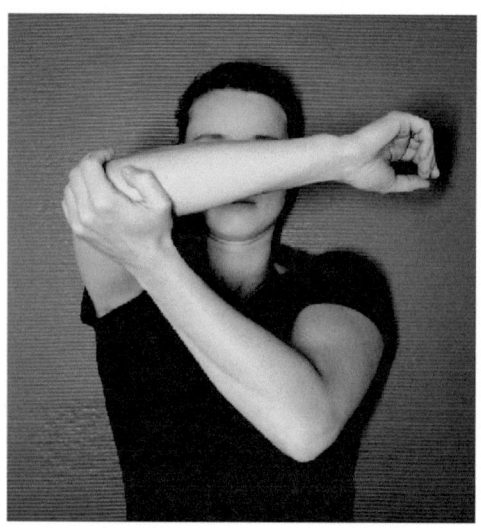

Notizen:

5   Kurzbeschreibung aller Automobilisationen und Stabilisationsübungen

Exspirationsdysfunktion Rippen 3 - 10
(v.a. Eimerhenkelbewegung betroffen)

Positionierung: Rückenlage mit gestreckten Beinen,
Verschiebung von Kopf, Hals und Schultern oder Becken und Beinen
in eine Seitneige zur Gegenseite,
damit betroffene Rippe am meisten nach aussen gewölbt wird.
Arm auf betroffener Seite rutscht Richtung Kopfende,
bis eine leichte Spannung an dieser Rippe zu spüren ist.
Dort muss nun ein schweres Möbelstück oder ein Gurt den Ellenbogen fixieren.

Ausführung: Druck des Armes zum Fussende mit kleiner bis mittlerer Kraft, für 5-7 sec.
Pause machen und 5-7 tiefe Atemzüge,
mit Betonung der Einatmung in den seitlichen Brustkorb.
danach testen, ob der Arm weiter zum Kopfende rutschen kann,
bis die Spannung an der Rippe zunimmt.
5-7 Wiederholungen.

Wirkung: Positionierung, Muskelzug, Atembewegung der Rippen

Prinzip: Muscle Energy

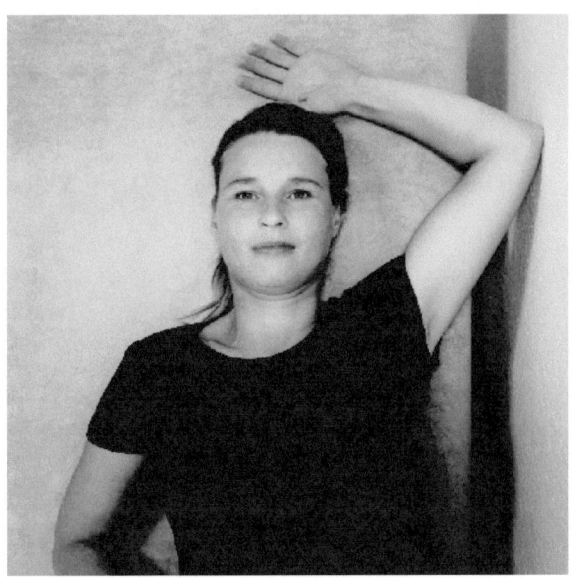

Notizen:

5.5. Stabilisationsübungen

5.5.1. LWS in Seitneige links, BWS in Seitneige rechts, CTÜ in FRS rechts, erste Rippe links in Inspirationsstellung

Variante 1: in Bauchlage

Positionierung:	Bauchlage, Beine gestreckt, Zehen links aufgestellt, rechter Arm neben dem Kopf, linker Arm neben dem Körper, Kopf liegt mit Stirn auf Unterlage.
Ausführung:	Bauchdecke zur WS heben (Transversus abdominis), linke Ferse über die Zehen nach distal schieben (Knie- und Hüftextension, LWS Neutralisierung), Schulterblattspitzen ziehen zur Mitte des Rückens (BWS Extension), damit auch den Kopf anheben und Kinn zur Kehle, Scheitel zum Kopfende (HWS Aufrichtung), rechter Arm schiebt zum Kopfende, linker zum Fussende, HWS-Rotation nach links unter konsequenter Beibehaltung der horizontalen Achse (weitere Mobilisation über Kaudalschub des linken Armes).

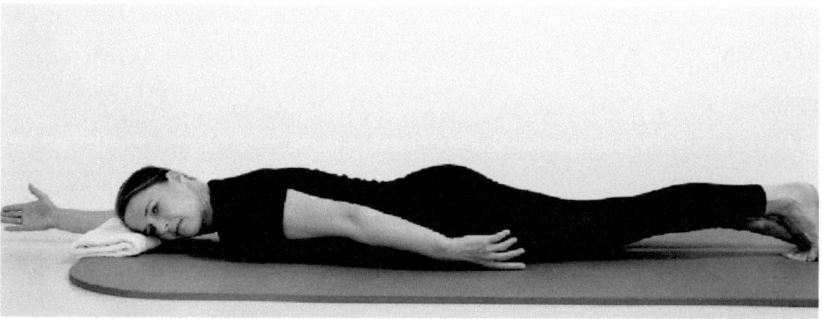

Notizen:

5 Kurzbeschreibung aller Automobilisationen und Stabilisationsübungen

Variante 2: aus dem Sitz in den Ausfallschritt

Positionierung: Sitz mit rechter Beckenhälfte auf dem Stuhl, die linke ragt seitlich über die Kante, auf dieser Seite Hüftextension bei aufgestellten Zehen, Arm hängt neben dem Körper. Arm der rechten Seite ist erhoben, Fingerspitzen zeigen zur Decke, Daumen nach hinten.

Ausführung: Einatmen. Ausatmen und Bauch flach. Knie auf der linken Seite schiebt zum Boden und die Ferse gleichzeitig nach hinten - Anspannen des Gluteus maximus!
Wenn der Kraftzuwachs ausreicht, kann damit Becken von der Sitzfläche gehoben werden.
Rechter Arm schiebt nach kranial, der linke Arm unter AR zum Boden, dadurch wird der Weg für die HWS zur Linksrotation frei (Nackenaufrichtung beibehalten).

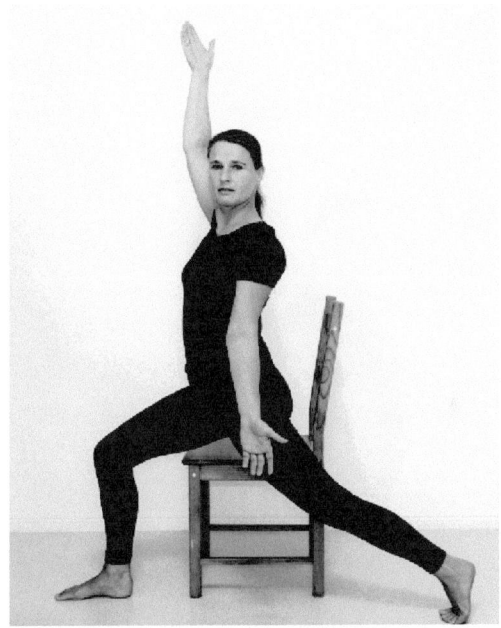

Notizen:

Variante 3: im Einbeinstand mit Dehnung der linken Hüftflexoren

Positionierung: Einbeinstand auf rechtem Fuss, neben einer Wand zur Sicherung für die rechte Hand. Linke Hand hält den linken Unterschenkel, das Knie zeigt zum Boden.

Ausführung: Spannungsaufbau s.o. dann Schub des linken Oberschenkels in Richtung Fussboden, Anspannung des linken Gesässmuskels, Streckung der Flanke.
Stabilität im Standbein über Druck des Grosszehenballens in die Unterlage und AR im Hüftgelenk. Schub des rechten Armes nach oben, aktiver Zug der linken Scapula nach medial-kaudal. Linksrotation der HWS bis zum ersten Widerstand, über weitere Arbeit der Scapulafixatoren kann die Rotation evtl. noch erweitert werden.

Steigerung: Stand auf instabiler Unterlage (z.B. Balance Pad, Gymnastikmatte, gefaltete Decke).

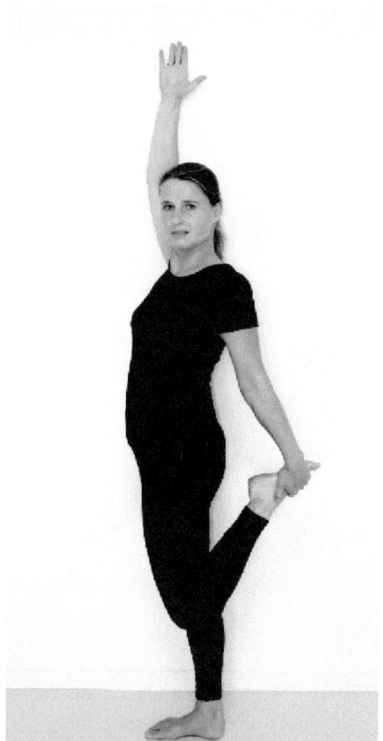 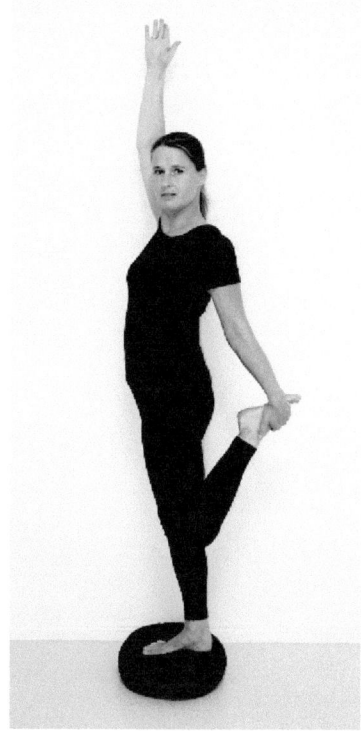

Notizen:

5 Kurzbeschreibung aller Automobilisationen und Stabilisationsübungen

5.5.2 Becken in Rechtsrotation, Thorax in Linksrotation, HWS in Rechtsseitneige, Hüftbeuger und Adduktoren rechts fest, dorsale Muskelkette am linken Bein fest

Variante 1: Übung in Bauchlage

Positionierung: BL mit hüftbreiten, gestreckt liegenden Beinen. Linker Arm in 90° ABD, Handfläche zur Unterlage, Kopf (im schmerzfreien Bereich) nach links gedreht. Rechte Hand in Nähe der Schulter aufgestützt.

Ausführung: Einatmen. Ausatmen und Bauch flach. Rechtes Knie löst sich von Unterlage, da Ferse über die Zehen zum Fussende schiebt. Gluteus maximus anspannen, Becken soll sich der Unterlage nähern.
Rechte Hand stützt auf Unterlage, dadurch hebt sich die Schulter, Scapula aktiv nach medial-kaudal ziehen. Position für 3-5 Atemzüge halten, dabei Muskelspannung in allen Bereichen kontrollieren.

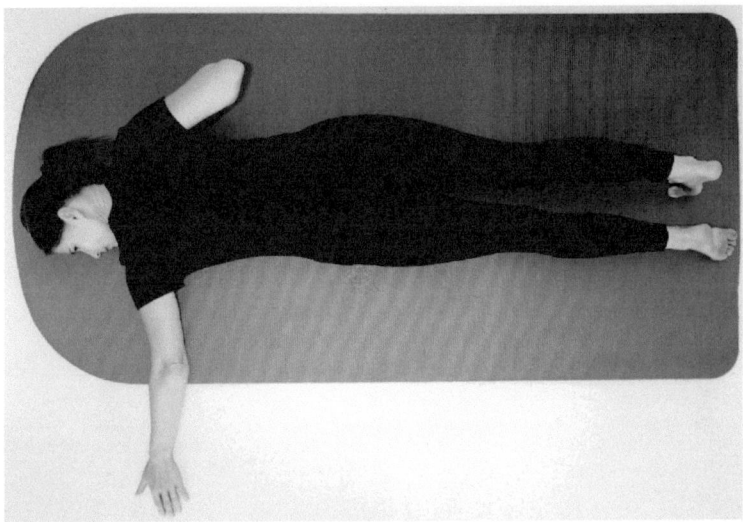

Notizen:

Variante 2: Übung in Seitlage

Positionierung: Seitlage auf links, rechter Arm steht senkrecht über der Schulter, Handfläche zeigt nach vorn. Beine in Hüft- und Kniegelenken 90° gebeugt.

Ausführung: Einatmen. Ausatmen und Bauch flach. Dann rechtes Bein mit 90° gebeugtem Knie nach hinten führen, bis zur aktuell mgl Hüftstreckung. Dabei KEINE Beckenrotation! Nun rechtes Knie zum Fussende schieben, bis rechte Flanke sich streckt.
Position halten und linkes Bein im Kniegelenk strecken, bis Fußsohle nach vorn zeigt.
Rechte Schulter vom Kopf entfernen (posteriore Depression der Scapula) und Rotation des Rumpfes nach rechts, Arm führt die Bewegung, Kopf folgt (Blick zur Hand).
Position für 3 tiefe Atemzüge halten, Rotation verstärken, falls möglich.

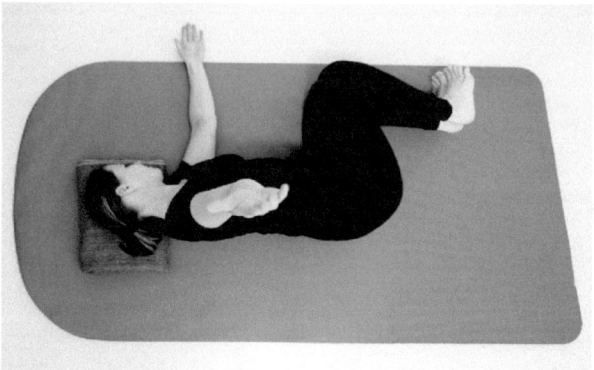

Startposition

Notizen:

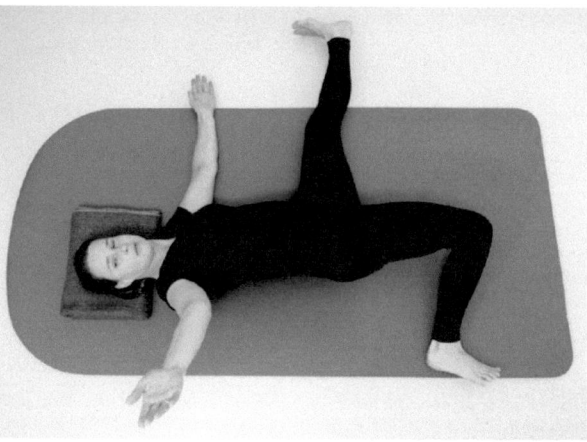

Endposition

5 Kurzbeschreibung aller Automobilisationen und Stabilisationsübungen

Variante 3: Sitz auf dem Boden

Positionierung: Sitz auf dem Boden oder einer Matte, linkes Bein nach vorn gestreckt, rechte Hüfte in Flexion/Abduktion/Innenrotation mit gebeugtem Knie. Rechte Hand am Hinterkopf, die Linke stützt seitlich auf dem Boden zur Sicherung der Balance.

Ausführung: Einatmen. Ausatmen und Bauch flach. Rechte Beckenseite dreht nach vorn (bis Dehnung an den rechten Hüftflexoren und Adduktoren zu spüren ist).
Die Drehung beibehalten und über eine Beckenkippung den Rumpf nach vorn neigen (BWS bleibt gestreckt, Nacken bleibt lang). Aktive Streckung im linken Kniegelenks und Fussgelenk.
Rechter Ellenbogen geht nach hinten, dadurch Rechtsrotation der BWS, ohne zusätzliche Drehung der HWS (Drehachse bleibt dabei nach links-vorn geneigt).

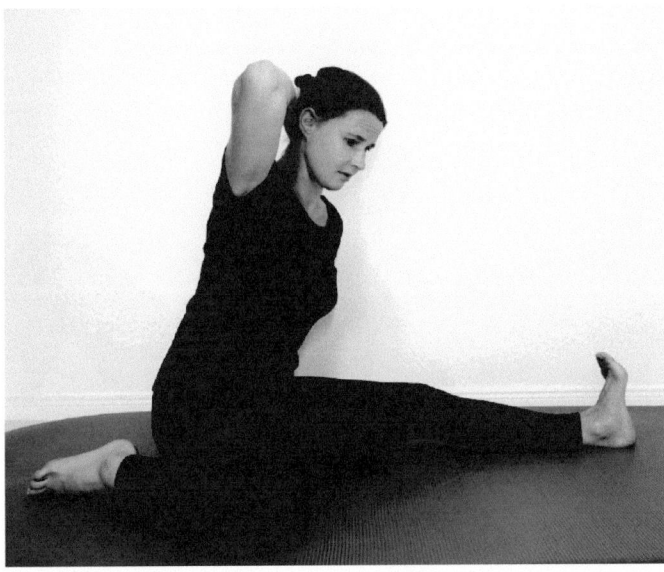

Notizen:

5.5.3 LWS in Hyperlordose, BWS in Hyperkyphose, Kopf im Vorschub, Hüftbeuger verspannt

Variante 1: Übung in Rückenlage

Positionierung:	RL mit hüftbreit aufgestellten Beinen, Kopf unterlagert. Arme in Schulterbreite senkrecht gestellt, Handflächen zeigen zueinander.
Ausführung:	Einatmen. Ausatmen und Bauch flach. Dann Becken Richtung Kopfende rollen, bis Lendenlordose vollständig aufgehoben ist. Bauchmuskeln und Gluteus maximus übernehmen jeweils 50% der Arbeit (Hüftbeuger entspannt lassen!). Danach Arme langsam zum Kopfende / Richtung Fussboden sinken lassen, bis zum ersten Widerstand. Dort Arme in Verlängerung ihrer Längsachse heraus schieben, Weitung von Thorax und Flanken, am besten zeitgleich mit tiefer Einatmung. Ausatmen und Arme tiefer sinken lassen, dabei Beckenposition halten.
Steigerung:	Schrittweise Erhöhung des Abstands zwischen Becken und Füssen.

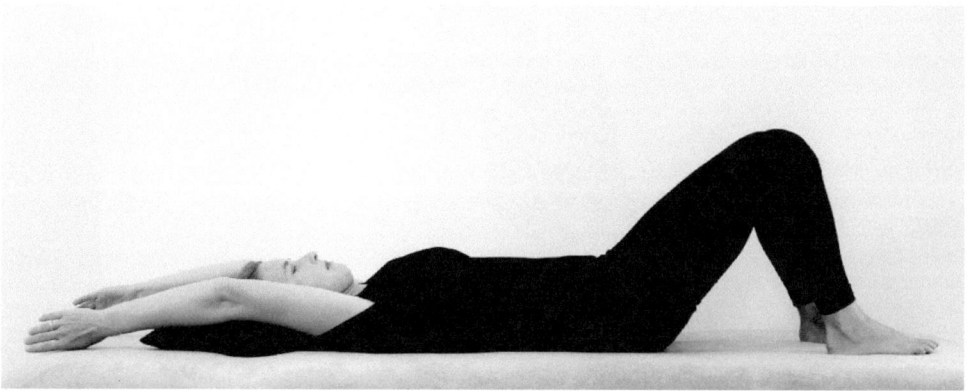

Notizen:

5 Kurzbeschreibung aller Automobilisationen und Stabilisationsübungen

Variante 2: Stützende Hände oder Unterarme

Positionierung: Stand vor gepolstertem Möbel, Unterarme abgelegt. Oberkörper nach Möglichkeit waagerecht, damit Hüftbeugung von 90°, Beine hüftbreit, Fusslängsachse zeigt nach vorn.

Ausführung: Teil 1 Einatmen. Ausatmen und Bauch flach. Füsse in Pronation spannen.
BWS durchhängen lassen, Nacken lang, Blick zum Boden. Becken über die Füsse nach hinten schieben. Arme drücken dabei aktiv von der Unterlage weg. Diese Bewegung zusammen mit der Ausatmung, beim Einatmen zurück kehren.
Hier überprüfen, ob das Durchhängen verstärkt möglich ist. Mehrere Wiederholungen.

Steigerung durch Erhöhung des Abstands von Füssen zum Möbel.

Teil 2 Startposition wie oben, aber die Füsse stehen nun dicht beieinander.
Bewegung identisch zu Teil 1, aber ein Bein wird gestreckt nach hinten angehoben.

Praxistipp:
Falls der Gesässmuskel anfangs zu schwach ist um gegen einen verspannten Iliopsoas zu arbeiten, neigen die rückseitigen Muskeln am Oberschenkel zum Krampf. In diesem Fall zunächst das Bein mit 90° gebeugtem Knie anheben, später die Übung auch mit gestrecktem Bein ausführen.

Notizen:

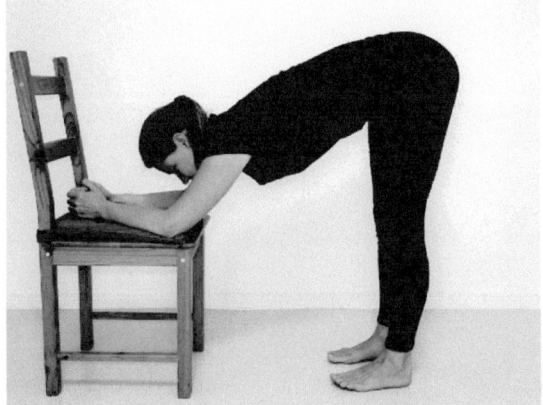

Teil 1

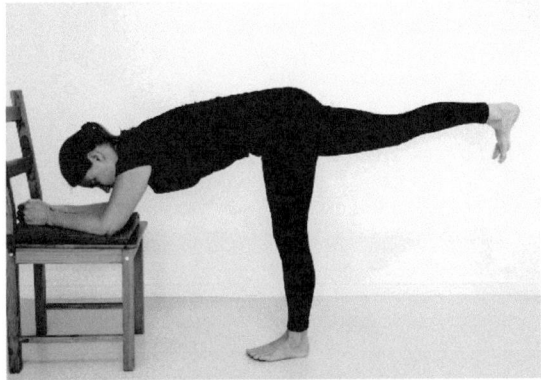

Teil 2

Variante 3: Übung im Kniestand

Positionierung: Kniend vor Möbelstück oder hohem Polster. Unterarme hinter dem Körper abgestützt.

Ausführung:

Level 1: Körper in Schräglage, Unterarme stützen hinter dem Rumpf. Einatmen. Ausatmen und Bauch flach. Becken nach vorn-oben schieben mithilfe Anspannung der Gesässmuskeln, der Rumpf folgt der Bewegung, Brustbein nach vorne und Richtung Kopf anheben. Eine Relativbewegung zwischen Thorax und Schultern dehnt die pectorale Muskulatur. Nacken in Verlängerung der BWS ausrichten. Die Übung kann auch statt mit Polster und gebeugten Armen mit gestreckten Ellenbogen ausgeführt werden (s. Abb.).

Level 2: Polster schrittweise abflachen, bis am Ende die Unterarme auf dem Boden angelangt sind. Ansonsten die Übung wie oben ausführen.

Level 3: Kniestand ohne Möbel oder Polster. Hände stützen am oberen Becken oder mit Zeigefingern auf Höhe der queren Gesässfalte (Schulterbewegung nach hinten-unten muss noch möglich sein). Anspannung von Bauch- und Gesässmuskeln sowie Verlängerung des Nackens leiten Bewegung ein. Augen starr stellen, damit der Blick mit der Körperbewegung durch den Raum wandert. Nun Körper nach hinten kippen, wobei Bewegung NUR in den Kniegelenken erfolgt. Stopp am ersten Widerstand (meist in den vorderen Oberschenkelmuskeln), dann Schultern nach hinten-unten ziehen, wodurch sich das Brustbein hebt.

Notizen:

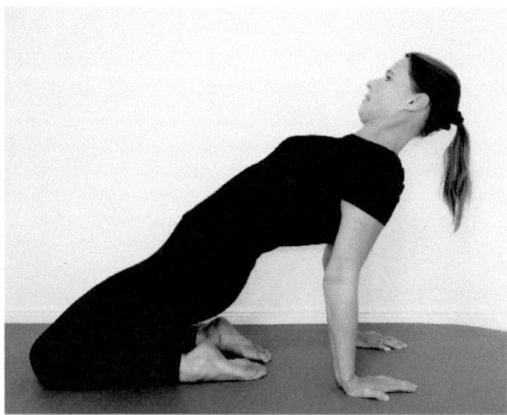

Level 1

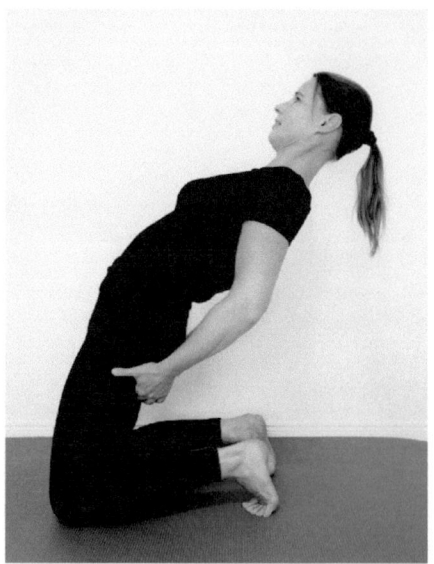

Level 3

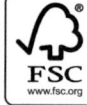

MIX
Papier aus verantwortungsvollen Quellen
Paper from responsible sources
FSC® C105338

If you have any concerns about our products,
you can contact us on
ProductSafety@springernature.com

In case Publisher is established outside the EU,
the EU authorized representative is:
**Springer Nature Customer Service Center GmbH
Europaplatz 3, 69115 Heidelberg, Germany**

Printed by Libri Plureos GmbH
in Hamburg, Germany